广东治未病
GDHCA
GUANGDONG
Health Construction
Administration

高三德　杜文坚　主编

中医慢性病防控
治未病服务实践

SPM
南方传媒

广东科技出版社
全国优秀出版社

· 广 州 ·

图书在版编目（CIP）数据

中医慢性病防控治未病服务实践 / 高三德，杜文坚主编. —广州：广东科技出版社，2023.5

ISBN 978-7-5359-8062-5

Ⅰ．①中… Ⅱ．①高…②杜… Ⅲ．①慢性病—中医治疗法 Ⅳ．①R242

中国国家版本馆CIP数据核字（2023）第038700号

中医慢性病防控治未病服务实践

Zhongyi Manxingbing Fangkong Zhiweibing Fuwu Shijian

出　版　人：严奉强
责任编辑：王　珈　尉义明
封面设计：柳国雄
责任校对：陈　静　曾乐慧
责任印制：彭海波
出版发行：广东科技出版社
　　　　　（广州市环市东路水荫路11号　邮政编码：510075）
销售热线：020-37607413
https://www.gdstp.com.cn
E-mail：gdkjbw@nfcb.com.cn
经　　销：广东新华发行集团股份有限公司
排　　版：创溢文化
印　　刷：广州一龙印刷有限公司
　　　　　（广州市增城区荔新九路43号1幢自编101　邮政编码：511340）
规　　格：889 mm×1 194 mm　1/32　印张13.375　字数350千
版　　次：2023年5月第1版
　　　　　2023年5月第1次印刷
定　　价：80.00元

如发现因印装质量问题影响阅读，请与广东科技出版社印制室联系调换
（电话：020-37607272）。

《中医慢性病防控治未病服务实践》
编委会

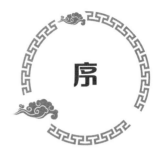

序

　　中医治未病是《黄帝内经》提出的预防医学观点，虽距今时代久远，但其对后世的影响深远。治未病思想包含"未病先防，既病防变，瘥后防复"三个内容。未病先防就是说人们在没有患病的时候，就要积极预防疾病的发生；既病防变就是强调在患病之后，要积极采取措施预防疾病加重；瘥后防复就是指在病愈后，要注意预防复发。治未病思想在新时代健康中国的战略中发挥重要作用，在慢性病的防控管理方面也大有可为。

　　慢性病全称是慢性非传染性疾病，是一类病因复杂、起病隐匿、病程长且病情迁延不愈的疾病的概括性总称。常见的慢性病主要有心脑血管疾病、肿瘤、糖尿病、慢性呼吸系统疾病等。慢性病的危害主要是造成患者脑、心、肾等重要脏器的损害，易造成伤残，影响劳动能力和生活质量，且医疗费用极其昂贵，增加了家庭和社会的经济负担。

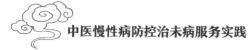

广州市卫生健康委员会于2019年设立4个治未病技术指导中心，并委托广州医科大学附属中医医院建设广州市中医治未病技术指导中心（慢性病防控），旨在探索运用中医治未病的思想防控慢性病。我院依托国家、省市重点专科技术力量组建综合性慢性病防控团队，将治未病思想融入各专科慢性病的诊疗和管理中，为慢性病患者提供治未病分级分层闭环服务。近日喜闻各慢性病防控团队已经小有所获，故将临床实践探索经验撰写成规范，并准备把11种慢性病中医防控规范汇总出版，以供同行交流借鉴。乐为作序。

全国老中医药专家学术经验继承工作指导老师

邓铁涛中医医学奖获得者

广东省名中医

广州市中医医院原院长

2022年11月

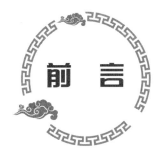

前言

　　慢性病是指一种长期存在的疾病状态，表现为逐渐的或进行性的组织器官结构病理改变或功能异常，其特点是起病隐匿、病因复杂、病程长（＞3个月），疾病后期的致死率、致残率高，大大增加了家庭和社会的经济负担，慢性病主要包括糖尿病、高血压、慢性肾病、慢性阻塞性肺疾病、骨质疏松症、中风、痴呆等。

　　很多慢性病的危险因素都与不良生活方式有关，如吸烟、饮酒、高油高盐高糖饮食、运动少、久坐、精神压力大等。经研究发现，不良生活方式导致的慢性病占三分之二，其中，不健康的饮食习惯和吸烟更是慢性病致死的主要原因。慢性病病程较长，在正邪斗争的过程中容易导致脏腑虚弱，气血亏虚，从而形成气滞、血瘀、痰浊，进一步损耗气血，互为因果转变，致使病势缠绵难愈。

　　中医治未病学具有非常悠久的发展历史，它是中华民族历代民众在适应自然、改造自然、生存繁衍、生产生活、同疾病做斗争的过程中，对防治疾病、维护健康实践

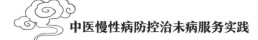

经验的总结和理论升华。广州市卫生健康委员会于2019年设立4个治未病技术指导中心，并委托广州医科大学附属中医医院建设广州市中医治未病指导中心（慢性病防控），培养治未病基层服务人才，拓展中医药健康服务领域和服务模式。广州医科大学附属中医医院组建中医慢性病防控专家团队，共同致力于探索慢性病的中医治未病分级分层闭环管理，实现慢性病的"未病先防，既病防变，瘥后防复"。经过3年的实践和探索，总结出了一些较为成熟的、具有广州特色的中医治未病慢性病防控管理经验，现将其付梓出版，供同道交流使用。

本书的出版得到广州市卫生健康科技重大项目"构建广州特色中医'治未病'闭环管理模式的研究"（项目编码：2021A031001）的资助。

编　者

2022年11月

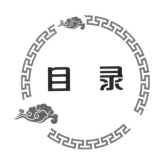

目 录

第一章　绪论 / 001

第一节　慢性病防控的管理概念与模式 / 002

第二节　我国慢性病管理模式的探索 / 004

第三节　慢性病防控与中医治未病的关系 / 006

第四节　慢性病防控治未病服务实践 / 009

第二章　中医治未病学的概念与发展 / 013

第一节　中医治未病学的源流与发展 / 014

第二节　中医治未病学的内涵 / 021

第三章　中医慢性病防控治未病服务规范 / 029

第一节　慢性肾功能衰竭中医防控治未病服务规范 / 036

第二节　糖尿病中医防控治未病服务规范 / 070

第三节　原发性高血压中医防控治未病服务规范 / 101

第四节　胃痛中医防控治未病服务规范 / 124

第五节　慢性阻塞性肺疾病中医防控治未病服务规范 / 151

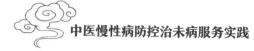

第六节　中风中医防控治未病服务规范 / 178

第七节　痴呆中医防控治未病服务规范 / 201

第八节　肺结节中医防控治未病服务规范 / 226

第九节　乳腺疾病中医防控治未病服务规范 / 257

第十节　贫血中医防控治未病服务规范 / 289

第十一节　骨质疏松症中医防控治未病服务规范 / 320

第四章　中医慢性病防控治未病服务适宜技术 / 341

第一节　艾灸 / 342

第二节　穴位贴敷 / 353

第三节　耳针 / 360

第四节　中药熏洗 / 364

第五节　拔罐 / 370

第六节　刮痧 / 380

第七节　穴位埋线 / 397

第八节　腹针 / 403

第九节　节气固元灸 / 409

第十节　穴位注射 / 412

第一章

绪　论

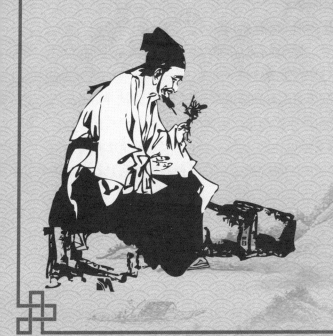

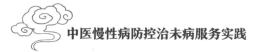

第一节　慢性病防控的管理概念与模式

慢性病是慢性非传染性疾病的简称，包括心脑血管疾病、糖尿病、肿瘤、慢性呼吸系统疾病等。慢性病已成为当前人类健康的首要威胁。世界卫生组织在《2014年全球非传染性疾病现状报告》中指出，非传染性疾病是人类死亡的主要原因，低收入国家的增速高于高收入国家。据《中国卫生和计划生育统计年鉴（2016）》指出，2015年中国城乡居民主要死因中排在前三位的是恶性肿瘤、心脏病和脑血管病。2012年全国居民慢性病死亡人数占总死亡人数的86.6%，至2030年我国患慢性病人数还将持续攀升。这将大大加重居民的疾病负担，并带来一系列卫生经济问题和造成地区经济损失，慢性病管理刻不容缓。

慢性病管理是指政府、医疗机构以及参与慢性病管理的其他社会主体向慢性病患者、慢性病高危人群和全社会其他人群提供慢性病预防、诊断、治疗和控制等一系列主动、有效和连续的慢性病服务，从而延缓慢性病患者病程、降低全社会慢性病发病率、减少慢性病疾病负担的一种健康管理手段。相较于传统的慢性病诊疗工作，慢性病管理的主体更加多元化、受众更广，其更重视慢性病预防与控制而非仅局限于慢性病治疗，对控制慢性病具有更好的效果。

国外已设计多种慢性病管理模式，他们根据不同病种或实际情况对现行模式进行改进或相互结合，并出台了一系列相关政策，对各种慢性病进行管理。近年来，慢性病管理开始逐渐被国际社会认可和重视。2000—2010年联合国世界卫生大会先后通过的《预防和控制慢性非传染性疾病全球战略》《烟草控制框架公约》《饮食、身体活动和健康全球战略》《预防和控制慢性病：全球战略的实施》《减少有害使用酒精全球战略》等文件，初步构建了慢性病管理的全球性战略框架。而2011年《关于预防和控制非传染性疾病的政治宣言》则使各国就慢性病管理的重要性和迫切性正式达成共识，开始更主动地推进慢性病管理工作。全球范围内，发达国家慢性病管理体系普遍较完善，而发展中国家慢性病管理水平仍普遍较低。

第二节　我国慢性病管理模式的探索

我国慢性病防治工作始于20世纪50年代，以在个别地区针对特殊病种进行管理和流行病学研究为主的慢性病专病防治为标志。1997年中华人民共和国卫生部推行《全国社区慢性非传染性疾病综合防治方案》，标志着我国正式开启慢性病系统管理工作，慢性病管理进入综合防治阶段。之后相关部门相继开展了一系列慢性病防治工作，如印发各类慢性病防治指南、开展对高危人群的早期筛查和健康教育、对吸烟等共同危险因素进行持续干预、建立慢性病监控信息系统、完善规范和法规等。自2009年新医改启动以来，我国慢性病管理及防控工作得到了更多重视。2010年《医药卫生体制五项重点改革2010年度主要工作安排》将老年人保健、慢性病管理等基本公共卫生服务项目列为主要工作目标，2012年《中国慢性病防治工作规划（2012—2015年）》是我国政府针对慢性病指定的第一个国家级综合防治规划。2016年的《"健康中国2030"规划纲要》首次提到了对慢性病的综合防控，2017年初的《中国防治慢性病中长期规划（2017—2025年）》强调要加强对慢性病的预防和控制。在"实现政府主导、跨部门合作和社会参与体系"的建设目标下，各地纷纷开展对慢性病管理的实践和探索，取得了很多优秀成果，形成了较为完整的慢性病管理体系，慢性病防控水平得到不断提升，也获得了宝贵经验教训。目前我国的慢性病管理主要集中在社区，研究者对慢性病管理的现状评估、理论框架、适宜技术、管理平台等方面均作出了探索，北京已出台了慢性病社区管理的相关规范，但是至今还未形成科学有效、得到普遍认可的慢性病管理模式，现行模式也存在很多问题。

广州市也进行了积极的探索，广州市卫生健康委员会在2019年制订实施了《广州市卫生健康委关于推进广州市中医治未病服务行动计划及4个配套实施方案》，2021年在《广东省中医药条例》的推进下，全市中医治未病健康工程升级，初步探索出一套具有区域特色的，覆盖全民、全方位、全生命周期的中医治未病慢性病服务闭环管理模式。以广州医科大学附属中医医院作为广州市中医慢性病防控治未病指导中心，主导并研制出多个中医慢性病防控治未病服务规范，其内容涵盖个性化档案建设、中医体质辨识、健康状态评估、防控调养方案、中医适宜技术干预等方面，覆盖各级医院和社区卫生服务中心，在中医慢性病防控治未病服务的探索道路上不断创新前行。

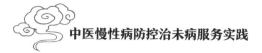

第三节　慢性病防控与中医治未病的关系

随着社会经济的发展和大健康时代的到来，现代医学模式不断转变，人们的健康需求不断增加，人口老龄化不断加剧，现有的卫生服务模式正从以治病为中心向以健康为中心转移，"预防为主"已成为我国的卫生工作方针，已有两千多年历史的中医治未病思想理论和方法已逐渐显现出防治疾病的宝贵价值和优势，中医治未病学也已成为一门独立的学科。中医治未病是慢性病时代的"中国方案"。

一、健康管理学与中医治未病学的关系

健康管理学是关于健康管理的学科理论体系，通过对个人的健康状况以及影响健康的风险因素进行全面检查、监测，收集躯体、心理、社交、心灵、智力、环境等多方面的信息，了解、掌握影响健康的生理、心理及行为风险因素的现状，进行分析、评估，给予信息反馈、提供咨询、行为干预、指导健康文明科学的生活方式等，提供带有前瞻性的全程服务，以期提高服务对象的自我保健和自我调适的意识和能力，充分发挥其个人、家庭、社会的健康潜能，以求提高健康素质。健康管理学是临床医学与现代管理学的有机结合，体现了防治结合的原则。

治未病是中医追求健康的最高境界，中医治未病学以中医理论为指导思想，秉承"天人一体"的整体观念，结合中医养生学、中医康复学等理论和方法，形成了"未病先防，既病防变，瘥后防复"的思想内涵，遵循动态调节阴阳平衡、扶正与避邪兼顾、防止

疾病传变等基本原则，并采用相关的中医适宜技术服务于中医治未病的理论体系。将中医治未病学的理念——"重在预防、治其萌芽"贯彻在临床诊疗工作中，对于及时发现疾病，尽早制订干预和治疗方案，有效阻止病情发展和传变，改善患者病后生活质量具有重要和现实的意义。健康管理与治未病在理念上不谋而合，与我国现阶段医疗卫生工作方针及《"健康中国2030"规划纲要》战略方向一致。两者在维护健康、去除危险因素及促进健康理念等诸多方面是相通的。中医治未病学和健康管理学都崇尚健康理念，旨在通过前瞻性的早期最小防治成本获得最大的健康效益。

二、预防医学与中医治未病学的关系

首先，中医治未病学与预防医学在宗旨上均以预防为主导思想，重视预防疾病的发生。中医治未病学强调"未病先防，既病防变，瘥后防复"的防治理念，与预防医学中的"三级预防"理念不谋而合。"未病先防"是指在疾病未发生之前采取有效措施，预防疾病发生。预防医学中的一级预防是指通过采取措施来消除致病因素对机体的危害，或者提高机体的抵抗力，预防疾病的发生。从这一点看，治未病的"未病先防"与预防医学的一级预防是相通的。"既病防变"是指发病时除正确治疗疾病外，还需预防病邪深入，防止传变，避免疾病的深化和复杂化。这一层的内涵与预防医学的二级预防和三级预防是基本一致的。二级预防又称临床前期预防，即通过采取早期发现、早期诊断、早期治疗的"三早"预防措施，控制疾病的发展和恶化。三级预防又称临床预防，主要是针对已患某种疾病者，采取及时有效的治疗措施，终止疾病的发展，防止病情恶化，预防并发症和伤残的发生。然而，中医治未病还有"瘥后防复"第三层内涵。"瘥后防复"是指在疾病初愈或康复阶段，针

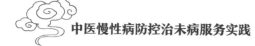

对患者此时气血衰少，正气未复（人体各个方面受损的功能尚未完全恢复到病前的正常状态），疾病容易复发或体虚易再感其他病邪的特点，采取综合措施，促使脏腑组织功能尽快恢复正常。这一内涵是中医治未病学所特有的，没有被预防医学提出，但又与临床医学、康复医学等学科的内容有交叉。中医治未病思想很早就明确提出了"瘥后防复"概念，现已形成独特的、较为系统的"瘥后防复"理论和方法。可见，中医治未病学与预防医学相比，涵盖的范围更广，对预防体系的总结更加全面周到。

其次，中医治未病学以"天人相应"的整体观念研究自然环境对健康的影响，预防医学是防范社会公共环境卫生对健康的影响，两者均重视对疾病的预防，防治结合；同时两者均重视人与环境的关系，中医治未病学体现了"天人相应"和"形神合一"的预防观，而预防医学则是重点关注环境和人体健康的关系，研究人与环境的对立统一关系。故可将中医治未病思想理念融入预防医学中，提高疾病预防效率。

总的来说，中医慢性病防控治未病服务是健康管理学、预防医学以及中医治未病学的有机结合，旨在实现全面健康管理。由专业的健康管理人员利用西医学、中医治未病学及药理学等多方面的学科知识，根据相关人群的健康状态给予相应的健康教育、健康指导、健康干预等具有针对性的措施，使患者的生活质量显著提高，生命过程得到延长。

第四节　慢性病防控治未病服务实践

当今，多数地区疾病的形式正在发生巨大的变化，逐步由以传染性和营养不良性疾病为主转为以心脑血管、肿瘤等慢性非传染性疾病为主。慢性病病因复杂，病程缠绵日久，病情日趋复杂，经久难愈，治疗费用高昂，严重影响患者的生活质量和社会经济的发展。近年来，医学界对慢性病的病因进行调查研究，发现慢性病多与不健康的生活习惯有关。慢性病的形成是一个不断积累的量变过程：植根在少年，发展在中年，表现在晚年。中医治未病首先遵循未病先防、整体调治、辨体（证）防治、三因制宜等原则，指导人们顺四时而适寒暑；通过运动、起居、饮食、情志调摄，养成健康的生活方式，减少诱发慢性病的危险因素。其次，在治疗慢性病的过程中，基于"既病防变"理论，根据患者体质特点、病情状况，制订一套适合患者的个性化保健治疗方案，指导患者戒烟戒酒、食饮有节、起居有常。此外，在治疗慢性病的过程中可采用针灸、药膳、功法锻炼等中医治未病方法，防止病情进一步加重。故将中医治未病理论运用于慢性病防治中，条达气血，平衡阴阳，强筋壮骨，调节形神，以达到防控和治疗疾病的目的，从而有效地降低慢性病的发生率。

以广州市中医治未病指导中心为例，至2020年底，在中医治未病质控中心的统筹下，成立了以中医慢性病防控、神志病、母婴安康、中西医协作为重点的4个市级治未病技术指导中心，以区属中医医院治未病中心为桥梁，186个社区卫生服务中心为网底，中医养生保健机构为补充，进一步形成了四位一体的区域性中医治未病健康管理服务平台，治未病闭环管理体系。广州市中医治未病质控中心作为统筹，分级制定区域内的中医治未病服务的诊疗方案、技术标准、养生保健方案、培训方案、宣教指南等；编撰中医治未病相关教材；督导各医院、社区卫生服务中心做好医疗、培训、宣传等工作及协助下级持续改进。

广州医科大学附属中医医院作为广州市中医慢性病防控治未病指导中心，其主导研制的《胃痛中医慢性病防控"治未病"服务规范》等多个慢性病服务规范，以中医治未病三级防控（"未病先防，既病防变，瘥后防复"）及闭环模式管理为特点。三级防控中明确提出，对"未病先防"群体实施体质调养方案，并由社区胃病防控团队进行随访跟踪管理；对"既病防变"群体实施体质调养方案结合慢性病调养方案联合中西药物及相关项目的治疗；"瘥后防复"人群若出现病情急性加重或不缓解，则马上采取应急就诊方案，必要时转诊到上级医院进一步治疗。该防控过程充分体现治未病分级管理思维；各级中心环环相扣，形成闭环服务模式，为中医治未病服务提供技术保障。

人才建设是中医慢性病防控治未病服务的基石。广州市中医慢性病防控治未病指导中心积极构建中医治未病人才梯队，相互交流，总结经验，持续改进，大幅提升治未病中医药服务能力。广州市卫生健康委员会定期举办中医治未病高层次人才培训，全市各区卫生健康局、各治未病指导中心和示范单位派出人员参加培训，接受培训场均人数约150人。广州市中医慢性病防控治未病指导中心每年举办两期专题师承培训班，通过为期半年的跟师教学、培训考核等形式培养基层中医治未病专业人才。各级中医慢性病防控团队进行月度培训会，使其熟悉工作流程，熟练运用中医药特色技术方法开展中医治未病服务。

为不断提升治未病诊疗技术和服务质量，广州医科大学附属中医医院（广州市针灸医院）每年面向各区级医院、社区卫生服务中心举办治未病和慢性病中医防控学习班及中医适宜技术培训，每期参加人次约200人，讲座内容包括治未病相关理论、慢性病指南最新解读、慢性病管理专题等，力求达到同质化和标准化服务与管理。

中医慢性病防控治未病服务实践离不开电子信息化管理平台的搭建。为促进治未病与电子健康信息管理平台的智能化应用，构建"医院—社区—家庭"区域性多级多中心的移动健康闭环管理系统，将健康服务从医院向家庭健康管理、社区保健管理、医疗机构诊疗管理及公共卫生管理等领域延伸，广州市中医慢性病防控治未病指导中心与深圳政康科技有限公司合作开发智能慢性病和治未病管理系统V2.0，搭建"治未病与健康管理"网络平台，进行健康数据的采集、跟踪、远程监控，互联共享，交互研究。该系统目前针对11种慢性病人群，包括肿瘤、糖尿病、原发性高血压（高血压）、冠状动脉粥样硬化性心脏病（冠心病）、慢性阻塞性肺疾病（慢阻肺）、胃痛、中风等，开展建立健全健康档案、慢性病门诊预约复诊、随访等服务，并对患者的健康状态进行动态分析与评估，提供中医"治未病"健康指导方案。

线上服务方面，已开发移动慢性病管理平台，可通过管理系统平台和微信小程序实现用户的实时健康监测及慢性病健康风险评估，同时可进行医患沟通、健康咨询。线下服务方面，慢性病患者可通过管理平台实现就诊预约，到指定医院和基层医疗机构进行健康咨询和干预。

为深度优化健康数据采集和分析，基于现有医疗机构临床诊疗系统（HIS、LIS等），下一步将对目标人群基本信息、危险因素、疾病史、家族史、治疗史及治疗前后信息进行更个体化的分析和统计，结合传感与信息分析技术（如新型可穿戴式健康感知设备）记录膳食日记和运动数据等。对汇总后的大数据将进行营养均衡、饮

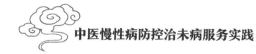

食习惯、运动能耗等方面的分析，生成健康状况变化曲线图，可视化地展示其发展趋势，为实现临床科研一体化闭环有效化管理提供数据支持。

促进中医宣传，从治病到防病的健康观念转变是中医慢性病防控治未病服务的催化剂。广州市卫生健康委员会指导、广州医科大学附属中医医院承办的2020年治未病与膏方节活动，现场参与群众过千人，线上直播观众达30万人，以及2021年10月在广州塔举行的广州市中医药传统文化展示推广活动，均展示了中医药传统文化的魅力，传播了中医治未病理念。此外，广州医科大学附属中医医院治未病科与广东广播电视台合作推出12期特搜靓汤视频，不仅增强了群众对中医药健康养生知识的认知度，而且营造了良好的中医药健康文化氛围。

第二章

中医治未病学的概念与发展

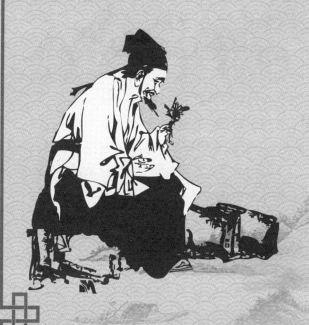

第一节　中医治未病学的源流与发展

中医治未病学具有非常悠久的发展历史，它是中华民族在适应自然、改造自然、生存繁衍、生产生活、同疾病做斗争的过程中，对防治疾病、维护健康实践经验的总结和理论升华。从远古时期中医治未病的萌芽开始，历经不同历史阶段数千年的发展，到现代已形成一个具有系统理论体系和方法技术的中医类学科。历代医家在总结前人理论和经验的基础上，对中医治未病学的不断充实与发展做出了重要贡献。

一、远古至先秦（春秋战国）时期

远古时期出于求生的本能，人们尝试采用一些办法来改变恶劣的生活条件。他们用火烧食、逐猛兽，从茹毛饮血到烧火熟食，从树栖穴居到结茅而舍，在与大自然斗争的过程中不断搜寻能够趋利避害的生存之道，于是一些治未病的防病保健行为开始显现。

西周时期已经形成了比较完备的医事制度。宫廷有四季饮食调配、为王室贵族的健康而设置的专职食养医生。《周礼》有"凌人"之设。"凌人"是掌管藏冰、用冰的专职人员，"凌阴"是指藏冰之屋。入春后将食物保存在冰室中，以免食物腐败变质，有利于饮食卫生，预防疾病。房屋建筑也变得更为讲究，人们开始将瓦片用于排水、防晒、保护房屋，有助于卫生保健和预防疾病。对于饮水，人们开始注意保持井水的干净卫生。西周时期饮食和环境的改善，对预防和治疗疾病有着突出的意义。

至春秋战国时期"诸子蜂起，百家争鸣"，各家在治未病思想方面有许多精辟的论述。道家以《老子》《庄子》为代表，通过"道法自然"，力求达到"天人合一"的境界。老子说："人法地，地法天，天法道，道法自然。"人效法地，地效法天，天效法道，道效法自然。人在这样一个和谐的环境中，身体阴阳平衡，可以有效地预防疾病。老子还倡导少私寡欲，虚静养神。内无所欲，外无所慕，保持内心的宁静，自然正气充足，少病身安。随着科学文明的进步，人们的思维意识逐渐活跃，人们在探讨自然规律和揭示生命奥秘的过程中，对于疾病和健康之间的关系逐步有了自己的一些看法，逐渐提出了"预防""居安思危""为之于未有，治之于未乱"等治未病的预防思想。

二、秦汉时期

秦汉时期，中医学理论体系初步形成。中医学四大经典著作《黄帝内经》《黄帝八十一难经》《神农本草经》《伤寒杂病论》就出现于这一时期。这些著作不仅奠定了中医学发展的基础，对中医治未病的思想和实践也有深入和精辟的论述。《黄帝内经》是中医学基本理论的奠基著作，首次明确提出"治未病"的学术概念，标志着中医治未病理论的确立。其中，"未病先防""既病防变"的思想在《黄帝内经》的不同篇章中都有论述。《素问·刺热》曰："病虽未发，见赤色者刺之，名曰治未病。"提示以发展的眼光来看待疾病，强调无病早防、有病早治的预防思想。此外，《黄帝内经》在未病先防方面，强调顺应环境、避外邪、调精神、畅情志、节饮食、勤运动、适劳逸。

《黄帝八十一难经》也是中医基础理论性著作。《黄帝八十一难经·七十七难》曰："所谓治未病者，见肝之病，则知肝当传之于脾，故先实其脾气，无令得受肝之邪，故曰治未病焉。"这是说内脏疾病按照五行相乘或相侮的规律传变，在治疗时就应当首先辨明有可能被传的脏器，从而采取相应措施以防传变。

东汉张仲景十分重视治未病医学思想的继承和发展，在实践中从六经纲要及本证探析"有病早治"思想，从六经传经规律探析"已病防传"思想，从六经"变证"探析"病变防盛"思想，从阳明病与少阴病的"急症"探析"病盛防逆"思想，以及从六经"自愈"探析"正复病瘥"思想，并将治未病思想运用到临床中。《伤寒论》《金匮要略》分别载方113首和262首。其中有许多养生的经方，如黄芪建中汤、甘麦大枣汤、当归生姜羊肉汤等，这些经方起到无病可养、有病可治的作用，促进了中医治未病的发展。

三、魏晋时期（三国两晋南北朝）

魏晋时期，医、道、佛、儒等各家研究养生，多途径地探索延年益寿的方法，出现了不少著名的医家和养生家，以及养生专论、专著。这些养生家及其著作丰富和发展了治未病思想。

《三国志·华佗传》记载，华佗认为："人体欲得劳动，但不当使极尔。动摇则谷气得消，血脉流通，病不得生，譬犹户枢不朽是也。"华佗创立的五禽戏，倡导人应当适度运动，增强体质、减少疾病，从而形成了积极的导引健身功法。五禽戏的作用不是在于发展身体某部分功能或治疗某种疾病，而是通过调身、调息、调心的综合锻炼，增强机体的抵抗能力和适应能力，从而改善整个机体的功能，达到治未病的目的。

陶弘景的治未病思想确立了形神兼养、服气调息、导引按摩、节宜其道等较为全面的治未病理论。《养性延命录》强调养心神是养生之本，主张清心静养，避免穷奢极欲、恣意声色等损伤心神的日常行为。

四、隋唐时期

巢元方是隋代著名的医学家，他编写的《诸病源候论》提供了治未病的理论和方法，丰富和发展了中医治未病思想。书中导引法应用范围遍及内、外、妇、产、皮肤、美容养生等诸科。

孙思邈的治未病思想具体体现在其所著的《备急千金要方》中"食治方""养性"两卷，在《千金翼方》中则有"养性""辟谷""退居""补益"四卷，均有对治未病养生延年的专门论述。孙思邈认为："夫为医者，当须先洞晓病源，知其所犯，以食治之，食疗不愈，然后命药。"他指出："食能排邪而安脏腑，悦神爽志以滋气血。"还详细介绍了"治未病"各种食物的治疗作用，如用动物肝脏治疗夜盲症、用豆类治疗脚气病等。尤其是老人虚损，他用食治最多，常用甘润和血肉填精之品，如耆婆汤、乌麻方、蜜饵、补虚劳方等，均符合"甘者养老"之旨。

五、宋金元时期

宋金元时期是中国封建社会的中期，在思想上倡导熔道、儒、佛三教于一炉，又出现"新学"哲学流派。在中医学术领域内，出现了流派争鸣的局面。同时由于宋代帝王对养生学十分关注，组织力量编写大型官修方书，医著大量问世，老年医学、中医养生著作大量涌现，使治未病思想也得到进一步发展。

宋代《养老奉亲书》是我国现存最早的老年学专著，该书主要思想可归纳为：强调情志保健、主张饮食调养、倡导四时养生、重视起居护养、注意药物扶持。

金元四大家在中医学的发展过程中贡献突出，他们在中医治未

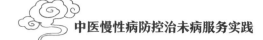

病方面也有阐述。刘完素养生重养气，强调气是生命活动中最根本的物质，阐述了气、神、形三者之间的关系，提出"气耗形病，神依气立，气合神存"。养气可采用吐纳术，以吹气、呼气、吸气等吐故纳新。在药物上创立了何首乌丸等补气固精。张从正养生重食补，他在《儒门事亲》中云："养生当论食补，治病当论药攻。"疾病的康复阶段当用食补，要根据人体五脏所适宜的气味性能，用谷、果、肉、菜补养人体，不要偏食偏味。他既以食治病，又以食助养，治养结合，形成了食治养生治未病的医学思想。李杲养生重调理脾胃。他认为，元气为人生之根本，它虽来自先天，但却要靠后天脾胃不断运化水谷精微来补充和护养，元气才能充盛，身体才能健康。如果脾胃受到损伤，人就会得病。所以他提出"内伤脾胃，百病由生"的理论。李东垣调养脾胃的方法可以概括为三个方面：一是调节饮食护养脾胃，二是调摄情志保护脾胃，三是防病治病顾护脾胃。朱丹溪养生重养阴。《丹溪心法·不治已病治未病》云："与其救疗于有疾之后，不若摄养于无疾之先，盖疾成而后药者，徒劳而已。是故已病而不治，所以为医家之法，未病而先治，所以明摄生之理。夫如是则思患而预防之者，何患之有哉？此圣人不治已病治未病之意也。"阴气亏虚，百病丛生，从食物中汲取和保存阴气精血，则可适当延缓衰老；并提出慎色欲以保其精、健脾胃以养其阴等法。

六、明清至现代

明清时期，中医药学已经进入大整理大总结的时期。中医药学的发展必然带动中医治未病学的发展，中医治未病学也出现了一些新理论、新方法。以赵献可、张景岳为代表的温补派，反对滥用寒凉药物，主张用药物温补命门。赵献可在《医贯》中提出命门真火是人身之宝，人的一切生理功能都靠命门真火的推动，命门火旺则生命力旺盛，命门火熄则生命终结。因此，养生及治病，均以保养真火为要。张介宾根据"五脏互藏"的学术观点，深入挖掘脾胃在五脏系统中的重要作用，提出"调脾胃以安五脏"的防病治病思路，根据脾胃虚弱乃病机关键、顾护脾胃能促运化行药力、病后据胃气强弱判断预后的观点，他强调脾胃之气在养生治病中的重要意义，并以慎饮食、畅情志、适劳逸的方法调护脾胃以养生防病。叶天士在其著作《临证指南医案》中，共收载300余例老年病的防治医案，并指出人到中年，以"阳明脉衰"为主，60岁后以"肾虚"为主，开创"久病入络"的新理论，将疏通脉络、活血化瘀作为老年治病与养生的主线，也为中医治未病理论开拓了新思路。

民国时期中西医并存，中医治未病的手段更趋多样化。西学东渐之风盛行，西方医学传入中国以后逐新形成了近代的卫生防疫制度和管理制度。由于当时的政府对中医学认识的片面性，导致对中医学采取了歧视、排斥甚至消灭的政策。对此，中医界也进行了抗争和抵制，并对中西医进行了汇通的探索，将中医治未病的理论不断深化，使其方法和技术也更趋多样化。

中华人民共和国成立以后，"预防为主"的方针一直指导着医药卫生工作。政府非常重视中医学的发展，重视中医治未病优势的挖掘。随着中医治未病理念的不断深入，许多研究成果被运用到中医治未病领域，治未病的理论体系和临床应用得到进一步的充实和提高。如石学敏院士的中风单元学说及其对中风前期高血压的干预，很好地阐释了"未病先防，既病防变"的思想；吴以岭院士的络病理论，给心血管疾病防治提供了理论依据；王琦院士的中医体质学说，使中医治未病更有针对性。

随着中医学的科学性、安全性，以及对医疗设施、建设水平的低依赖性逐渐显现，在我国近年来着力于建设完善的基层医疗体系的大背景下，中医及其附属学科的发展与建设得到了国家在政策层面上的重视。2007年时任国务院副总理的吴仪提出：中医研究治未病符合中医学的学科特点，符合其发展规律；从治未病的高度来促进人民健康并发展中医，可使中医药在医疗临床及人类健康保健的领域中发挥更大的作用。2015—2016年，国务院连续出台印发《中医药健康服务发展规划（2015—2020年）》（国办发〔2015〕32号）和《中医药发展战略规划纲要（2016—2030年）》（国发〔2016〕15号），均为中医治未病学的未来发展指明了方向和道路。2016年12月6日国务院新闻办公室发表的《中国中医药》白皮书明确指出要突出中医治未病的优势、强调个体化等观点，体现了国家对中医治未病学的充分肯定。在国家大力支持的大背景下，从2007年6月24日开始，国家中医药管理局已正式启动中医治未病的试点工作，对全面推动中医治未病服务体系建设、普及中医治未病在基层医疗体系的开展与建设作出了探索与实践。国家系列文件和方针的出台，一系列行之有效的践行方案的实施与开展，无疑为中医治未病学融入主流医学与健康服务体系打下了坚实的基础。

第二节 中医治未病学的内涵

中医治未病是慢性病时代的"中国方案"。中医治未病植根于中医理论的三级防控（未病先防，既病防变，瘥后防复）理念，对于慢性病的治疗有着巨大的优势。治未病属于中医特有的概念，是中医学的核心理念之一。《黄帝内经》《黄帝八十一难经》奠定了中医治未病理论，根据中医历代医学书籍论述，内涵包括以下四个方面。

一、无病养生，重在预防

无病状态是指机体没有任何疾病的健康状态，或者处于轻度的功能失调但自我的感觉和生化检查基本正常的状态。《素问·生气通天论》曰："阴平阳秘，精神乃治。"《素问·平人气象论》曰："平人者，不病也。""平人"即现今之健康者、无病者。"不病"即无病。无病状态下，人体脏腑、经络、气血津液神等功能正常，人与自然界、形体与神志和谐统一。传统的健康观是"无病即健康"，现代人的健康观是整体健康。世界卫生组织提出"健康不仅是躯体没有疾病，还要具备心理健康、社会适应良好和有道德"。因此，现代人的健康内容包括：躯体健康、心理健康、心灵健康、社会健康、智力健康、道德健康、环境健康等整体健康的无病状态。

治未病的第一层核心理念是"无病养生，重在预防"，即通过各种养生调摄活动，提高人体正气，避免邪气侵袭，使身心处于最佳状态，为自身良好的生存与发展，有意识地根据人体生长衰老不可逆的量、质变化规律，所进行的一切物质和精神的养护活动，以达到保养生命、延年益寿的目的。《丹溪心法·不治已病治未病》云："与其救疗于有疾之后，不若摄养于无疾之先。盖疾成而后药者，徒劳而已。是故已病而不治，所以为医家之法；未病而先治，所以明摄生之理。夫如是则思患而预防之者，何患之有哉？"这体现了中医学"不治已病治未病"的预防保健思想理念。《黄帝内经》开篇即把养生防病作为主导思想，言"上古之人，其知道者，法于阴阳，和于术数，食饮有节，起居有常，不妄作劳，故能形与神俱，而尽终其天年，度百岁乃去"，当人们掌握自然规律，顺应天地阴阳法则，采用适当的养生方法，有节制、有规律地安排生活起居和饮食，做到形神统一、形神结合，方能长寿。唐代医家孙思邈也认为人能否延年益寿与养生有着密切的关系，他创制了一整套养生延年的功法。无病养生的方法与技术十分丰富，并非局限于中医特色手段，而是具有很强的通适性。例如：从增强人体正气即增强机体的抗病能力入手，顺应自然的衣着、饮食调配，起居有常，动静适宜，遵四时变化规律，并注意避免来自内外环境的不良刺激，提高心理调适能力；加强形体锻炼，习练太极拳、易筋经、八段锦及健身类的武术等，使人体肌肉筋骨强健，脏腑功能旺盛，并可借形动以济神静，从而使身心健康，预防疾病的发生；用针灸、推拿、按摩、药膳、药物调理，扶助正气，达到保健和防病之目的；夏日防暑，秋日防燥，冬日防寒，防止环境、水源和食物的污染，勤洗手，房间常开窗通风，在传染病流行时不到人群密集、人流量大的地方去，防止病邪侵害；采取主动或被动免疫，事先服食某些药物或注射疫苗，提高机体的免疫能力；定期进行健康体检，适时监测身心健康状态，并根据体检结果对身心进行保养，减少疾病发生。

二、欲病救萌，防微杜渐

欲病状态，即疾病将要发生而尚未发生之前的状态。在欲病状态下，疾病虽未形成，但欲病状态有向疾病发展的趋势。欲病一词最早见于孙思邈《备急千金要方》："上医医未病之病，中医医欲病之病，下医医已病之病。"他还指出："凡人有少苦似不如平常，即须早道。若隐忍不治，冀望自瘥，须臾之间，以成痼疾。"说明欲病就是指即将患病，有可能患病，但无明显临床表现的状态。日常生活中，脏腑功能失调、气机紊乱、阴阳失衡，或冒风淋雨后，或过劳过热后，虽无明显不适感觉，或仅感到小有苦处，不如平常，医学检查又无实质病变，亦属于欲病状态。

现代医学认为，疾病由内外致病因素侵犯人体所产生的病理信息，都有一个逐渐发展的量变过程。当病理信息尚处于早期的萌芽阶段，在微观上机体已受到损害，但从宏观上还未表露病证端倪，或仅出现少数先兆症状和体征，此时的人体便处于代偿调节期的欲病状态。如果继续发展下去，一旦功能严重失调或出现器质性改变，超出人的代偿能力，疾病就会发生。这与中医治未病理论不谋而合，欲病状态虽缺乏疾病的典型临床表现，但体内的病机已经启动，出现了阴阳的偏盛或偏衰。欲病状态，因没有典型的临床表现，故仍属未病范畴。

此外，仍处在病势将发的欲病状态，亦属未病范畴。许多反复发作的疾病（如支气管哮喘、慢性肺源性心脏病、癫痫、疟疾等）在发作之前的缓解期或休止期可全无症状，与常人无异，但由于体内病邪仍存，病根（如饮、积、瘀、虫、毒等）未除，脏腑经络气血的功能未恢复，在一定病因（如外感、饮食、情志、过劳等）的作用下，这类疾病可随时再次发作。《症因脉治》曰："外感休息

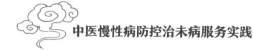

痢之症：暴发热痢而起，后乃久久不愈，或暂好一月半月，旋复发作，缠绵不愈，积滞不除，此外感休息痢症也。"这类疾病在缓解期或休止期可以不表现出明显症状，但频发频止。因病邪性质、病情缓急、体质因素等而异，疾病轻者可数月甚至逾年一发，重者数日甚至数时一发。此外，有些疾病（如破伤风、狂犬病、流行性腮腺炎、病毒性肝炎等）的发病有一定的潜伏期。潜伏期长短可不同，有的疾病短至几小时，有的则长达数年。潜伏期的形成，多因当时感邪较轻，或邪毒所中部位浅表，正气处于内敛时期，正邪难以交争，邪气得以伏藏。不论是疾病处于缓解期或休止期，还是潜伏期，就临床表现而言，仍属未病范畴。

故治未病的第二层核心理念是"欲病救萌，防微杜渐"，即治其未成，指在疾病尚处于萌芽状态（欲病状态时，或在疾病发作之前的缓解期或休止期），积极干预调治，以杜绝疾病生成。《素问·八正神明论》曰："上工救其萌芽。"指疾病尚未形成，但已有某些先兆、萌芽，此时进行调理和治疗是高明医生的上乘技术。《金匮要略·奔豚气病脉证治》载："发汗后，脐下悸者，欲作奔豚，茯苓桂枝甘草大枣汤主之。"此篇记载了欲作奔豚的治疗方案，体现了欲病救萌的治未病思想。欲病救萌的关键就是要重视和捕捉先兆征象，辨识欲病，明察秋毫，见微知著，切不可过分拘泥于证候悉具，"但见一症便是"或"以方测证"，遏其发展之路，使之愈于疾病未成之际。清代医家王清任对中风先兆进行了仔细观察，在其所著《医林改错》书中，记录了34种中风先兆的表现。及时诊治先兆症状，对于避免危重病症的发生具有重要的意义。杨继洲在《针灸大成》中曰："但未中风时，一两月前，或三四个月前，不时足胫上发酸重麻，良久方解，此将中风之候也。便宜急灸三里、绝骨四处，各三壮……如春交夏时，夏交秋时，俱宜灸，常令二足有灸疮为妙。"指出在未中风前，针灸穴位来扶助人体的正气，可以预防中风，减轻中风后的损害。及时发现潜藏在体内伏而未发的病理因素，把握治疗时机，对防止疾病发作非常重要。

三、已病早治，防其传变

治未病思想中已病未变状态是指人体某一部位出现了明显病变，但病邪尚局限在该病位而未发生传变的状态。一般认为，"传"是指病情循着一定的趋向发展，"变"是指病情在某些特殊条件下发生性质的转变。传变是疾病本身发展过程中固有的某一阶段性的表现，也是人体脏腑经络相互关系紊乱、依次递传的表现。人是一个有机整体，机体的表里上下、脏腑组织之间，有经络气血相互沟通联络，脏腑之间有五行相生相克的关系，在生理上相互联系，在病理状态下相互影响，因而某一部位或某一脏腑的病变，可以向其他部位或脏腑传变，引起疾病的发展变化。这种疾病传变的理论，不仅关系到临床辨证论治，而且对疾病的早期治疗、控制疾病的发展、推测疾病的预后等，都有重要的指导意义。疾病的传变主要与体质因素、病邪性质、地域、气候、生活状况、情志因素、治疗措施等有密切关系。在已患疾病尚未传变的状态下，人体某一部位的明显病变属于"已病"范畴，而即将传变所至的病位或即将演变所致的病证仍属于"未病"范畴。《黄帝八十一难经·七十七难》解释治未病时说："所谓治未病者，见肝之病，则知肝当传之于脾，故先实其脾气，无令得受肝之邪，故曰治未病焉。"疾病传变有一定规律，知其已病，防其传变，预知疾病可能累及的其他脏腑，及早对这些部位进行固护，防生他疾。

故治未病的第三层核心理念是已病早治，即已经发病要及时治疗，防其传变。疾病的发展都有顺逆传变的规律，要正确预测疾病的发展，才能够及时阻断疾病的加重或传变，防其由浅入深，或发生传变。例如：糖尿病患者及早治疗，可以有效预防大血管、微血管受损，以及心、脑、肾、周围神经、眼、足病变等糖尿病并发症。高脂血症患者及早控制血脂，可以大大减少冠心病和中风的发病风险。已病早治、防其传变体现了传统中医治未病的理念，在指导临床慢性病的防控过程中可以明显减少并发症的发生，降低死亡率。

四、瘥后调摄，防其复发

治未病的第四层核心理念是"瘥后调摄，防其复发"。瘥后防复指在疾病向愈或康复后对身体加以调养，提高身体素质，防止疾病复发。《素问·热论》云："病热少愈，食肉则复，多食则遗，此其禁也。"一直以来，中医治病讲究"三分治，七分养"，病后的调理对身体的康复很重要，切不可麻痹大意。

《伤寒论·辨阴阳易差后劳复病脉证并治》中详细阐述了阴阳易、劳复、食复等，提示疾病愈后，房事、劳累、饮食等调摄防复的重要性。劳复，是指因劳累过度而使疾病复发。病愈后，应使心身安静，以养气血，若劳动过度或激烈运动，均会使体内精气血损伤，导致脏腑功能失常而疾病复发。若房事过劳，易致脏腑功能损伤，其中与肾关系密切，病初愈后在机体精气尚未旺盛的状态下，因房事而损伤肾气，不仅导致肾虚，而且还会影响其他脏腑功能，或导致抵御外邪的能力低下，引起疾病复发。食复，即指大病治愈后常有脾胃虚弱，若饮食不节，影响脾胃的消化和吸收，使疾病再次复发。药物复，即指疾病治愈后，因药物调理不当而复发，可有两种情况：一为误服药物引起，二为不及时用药物调摄引起。疾病初愈后，余邪未清，正气尚虚，机体抵抗力下降，容易复感邪气，而致疾病复发或发生新病。瘥后防复的原则就是防止余邪复发，杜绝病根。如果余邪未尽而复发者，应该以祛邪为主；或者根据正邪之强弱，二者兼顾之。如在外感热邪治愈后，因劳累过度等，引起旧病复发，出现虚烦、发热、嗜睡等症状，应该采取防治措施，清除病邪，消除诱因，以防止病情复发。

治未病与治已病都是与疾病做斗争，以调整机体的阴阳平衡，恢复或保持健康为目的。但治未病偏重运用较为柔和的方法进行调治，祛除疾病于萌芽状态。医者不但要学会治疗疾病，还要学会指导患者防病，注意阻断病变发生的趋势，并在病变未产生之前就能采取有效的措施，掌握应对疾病的主动权，将其运用在慢性病的防控中有十分重要的意义与优势。

第三章

中医慢性病防控治未病服务规范

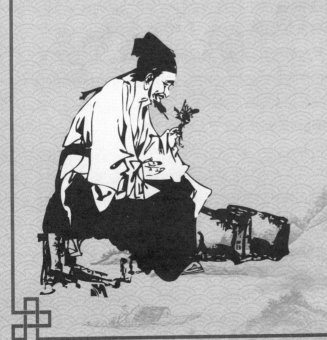

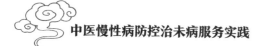

20世纪，科学技术的快速革新带动了西方现代医学的迅猛发展，急慢性传染病、外科损伤等医学领域相比于传统医学领域取得了明显的疗效优势，传统中医药在医疗体系中的地位曾一度岌岌可危。中华人民共和国成立后，国家重新确立中医药学的地位，扶持中医药学发展，建立了较为完整的中医教学及医疗体系，使中医重回主流视野。通过几十年中西医临床实践的共同检验，中医治未病学已经被证明是更为绿色、环保、副作用小、经济成本低的医学模式，能对亚健康人群进行有效的疾病预防，降低发病率；并且能对慢性病患者的康复过程做出科学有效的指导，提高其生存率及生活质量，中医治未病学将与现代科技及多学科进一步融合。

中医慢性病防控治未病服务实践为三级防控，对"未病先防"群体实施体质调养方案，并由社区慢性病防控团队进行随访跟踪管理；对"既病防变"群体实施体质调养方案结合慢性病调养方案联合中西药物及相关项目的治疗；"瘥后防复"人群若出现病情急性加重或不缓解，则马上采取应急就诊方案，必要时转诊到上级医院进一步治疗。该防控过程充分体现了治未病分级管理思维；各级中心环环相扣，形成闭环服务模式，为中医治未病服务提供技术保障，亦为全社会、全民、全生命周期提供诸多优势。

1. 有效防止慢性病大量蔓延和"井喷式"爆发

随着社会的发展和人们生活方式的转变，慢性病不仅已成为世界上的"头号杀手"，而且也是我国人口死亡的首要原因。慢性病导致的死亡人数已经占到我国总死亡人数的88.5%。慢性病也给人民生活和国家经济造成了沉重的负担。根据达沃斯经济论坛发布的《2011年全球风险报告》，慢性病造成的经济负担接近5 000亿美元。在中国，慢性病导致的疾病负担已占总疾病负担的70%。有统计显示，如果不加以控制，到2030年，这一数字还将继续增长，慢性病在中国将"井喷式"爆发。虽然慢性病几乎不能自愈，甚至无法治愈，但国内外经验都表明，只要防控得当，慢性病是可以有效预防和控制的。无论是已发病的患者，还是高危人群，通过中医治未病干预，改变生活方式，并在医生的指导下合理用药，就可以延缓甚至逆转发病进程。比如糖尿病患者，只要做到合理膳食、适度运动、遵医嘱服药，大多数患者都能延缓发病进程，并且能够提高生活质量。

2.　减少医疗费用的提升

由于社会的发展，生活环境的变化，人们面临着日益沉重的生存和发展压力，这使得亚健康人群的数量呈现急剧上升的趋势。根据2012年世界卫生组织公布的数据，全世界亚健康人口占比已达到75%，健康人口占比只有5%。对于约占总人口20%的患病人群，目前社会在总体上过于追求单纯的疾病治疗模式，以致医疗费用越来越高，并已成为社会发展的瓶颈，以疾病治疗为主的模式越来越显现出明显的劣势。"看病难，看病贵"一直是人们非常关心的问题。为防止医疗费用日趋高涨，以及医疗保健费用的巨大投资，国家采取的策略是：逐渐从以疾病治疗为主向以健康促进为主的模式转变，卫生工作的基本方针坚持"预防为主"。世界卫生组织的一项报告显示：通过预防，人类1/3的疾病可以避免发生，1/3的疾病通过早期发现可以得到有效控制，1/3的疾病通过信息有效沟通可以提高疗效。"九五"期间，国家卫生管理部门一个课题项目研究社区防治和预防投资效益比，得出的研究结论是：1元的预防，可以节省8.5元的医疗费。而中医对疾病的防治原则始终贯穿着"治未病"的思想，要求医生在准（辨证准）、精（用药精）、廉（价格低廉）、便（使用方便）上做文章。所以，在慢性病防控中发挥中医治未病的特色和优势，在人们未病之前采取应对措施而不是病后用药，在疾病有发生倾向或征兆之时，或在疾病症状比较少且又较轻的阶段，或在疾病发作前的缓解期或休止期全无症状之时，采

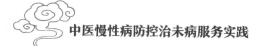

取调治手段，尽量祛邪于萌芽阶段，将会给人们带来更多的健康利益，也将节省更多的医疗费用。

3. 促进社会经济和健康产业的发展

一个国家的强盛与否与经济的发展密切相关，而发展经济的根本要素是人民，所以人民的健康水平直接影响到国家的社会经济发展水平。我国政府实施治未病工程，即倡导中医治未病理念，落实治未病工作，增强国民健康素质的全民性保健措施，是实现国家发展、民族复兴的基础。当前，随着社会经济的发展，慢性病的患病率呈现明显的上升趋势，其已成为中老年人普遍的医疗需求，且其漫长的发病期使得有效预防成为可能。为此，建立一套符合我国国情，有效解决"看病难、看病贵"的问题，包含具有中医治未病服务体系以预防慢性病的医疗体系势在必行。预防慢性病也是我国医疗卫生健康产业发展的重点内容。2009年，国家中医药管理局发布了《关于积极发展中医药预防保健服务的实施意见》，强调中医药在发展健康产业中的重要性，要求发展中医药医疗保健服务，将中医药确定为健康产业的支撑点。以治未病理念为指导的中医药医疗保健服务涉及医药产品、保健用品、营养食品、医疗器械、保健器具、休闲健身、健康管理、健康咨询等多个与人们健康密切相关的生产和服务领域。这些领域关乎民生，辐射面广、吸纳就业人数多、拉动消费作用大，是健康产业的重要组成部分。因此，发展中医治未病服务，对于扩大服务消费、吸纳就业人数、创新经济增长点、促进经济转型等方面都具有重要意义。

4. 发挥中医药的特色与优势

中医药学之所以历经数千年而不衰，至今在医疗保健中仍发挥着不可替代的作用，并且在世界传统医药领域处于领先地位，是因为其自身理论具有科学性和巨大优势。随着疾病谱的变化、老龄化社会的到来和健康观念的转变，中医药学的优势越来越明显，其科学性和先进性越来越被学术界、产业界所重视。中医治未病丰富的治疗手段和灵活的治疗方法，符合人体生理病理多样性的特点。中医治未病主要采用药物和非药物疗法，并用内治法和外治法进行整体调节与治疗，副作用小，且为绿色疗法，凸显了中医药学的优势。中医药学"以人为本""天人相应""形神统一"的健康观念及"治未病"的主导思想和调治方法能够更好地适应这种健康需求的转变。随着医学模式从生物医学模式向"生物—心理—社会"医学模式转变，疾病谱的改变，化学药品的毒副反应、药源性疾病和医源性疾病的日益增多，以及新发流行性、传染性疾病的不断出现，中医药学更加凸显优势。作为健康杀手的多数慢性病，可以通过治未病的多种措施来预防；而对于传染病，可通过切断其必需的三个环节中任何一个环节，有效地控制其流行，帮助人们远离疾病。心脑血管疾病、恶性肿瘤、呼吸系统疾病、营养过剩的代谢紊乱等已成为人类健康的最大杀手，这类疾病目前尚无特效药。中医治未病以增强体质为核心的健身防病思想，以适应自然变化、增强机体抗病能力来治未病的基本原则，从功能的、整体的变化来把握生命，未病先防，有病早治，既病防变，病后调护。总之，治未病是人类保健养生，防治疾病的最高境界。治未病对于全民健康素质的提高，具有重要作用。

5. 建立中西医对话和交流的平台

当前医学模式从生物医学模式转变为"生物—心理—社会"相结合的新医学模式，把影响人类健康的诸多要素均纳入其范畴，全方位、多视角、立体化地进行医学研究，这和中医重视整体、强调治未病的理念相辅相成。治未病作为祖先留给我们的宝贵遗产，作为中医药学奉献给人类的先进思维，其实质就是"人人享有健康"。中医药学在医学模式、理论特点和诊疗方法上，对疾病的防治都具有明显的优势。比如"中医治本""中医治病去根""中医讲究调理"，就是对中医诊治优势的认同。2014年，国家中医药管理局发布《中医医院"治未病"科建设与管理指南（修订版）》。明确要求二级以上中医医院均成立治未病科，开展治未病服务。国家中医药管理局关于治未病科室建设等文件的出台，使中医院设置和发展治未病科有了明确要求和规范。正因为治未病工作充分体现了中医药学的优势，科室建设又有章可循，把治未病的理念体现到诊疗服务全过程，科室设置、诊疗流程、诊疗行为都紧紧围绕治未病工作的特点制定，这为治未病工作在大医院、基层医院、社区卫生服务中心等层面的推进提供了强大的制度保障。同时，治未病科室建设也为中西医对话和交流提供了平台。

6. 促进中医教育，转变健康观念

中医治未病强调人们应该注重保养身体，培养正气，提高机体抵御病邪的能力，达到未生病前预防疾病的发生、生病之后防止疾病进一步发展、疾病痊愈以后防止复发等目的。治未病思想的伟大之处在于其所奠定的医学理论基础和医学的崇高目标——珍惜生命，注重健康，防患于未然。治未病是保持健康、防治疾病的最高境界。中医治未病对于全民健康素质的提高必将发挥重要作用。

首先，学习中医治未病学，可以加深中医学子的文化修养。中医具有极为深厚的文化背景和文化特质，中医教育无论是放眼未来还是立足当下，都应当加重对中医学子的传统文化教育，提高其文化修养。从某种意义上来说，中医治未病学是传统文化与医学的交叉学科，学习中医治未病学必然要涉及大量的传统文化知识。从加深文化修养的角度来看，通过学习治未病而普及传统文化，无疑是直接和有效的。中医治未病学，关注疾病预防和调治，是当前社会的热点，中医学子学习时往往带有强烈的兴趣，因而中医治未病是中医药院校内讲授传统文化的最佳载体之一。

其次，中医治未病实践能提升中医学子的健康素养。出于中医

发展历史和中国的特殊情况，社会对中医人的健康形象要求越来越高。作为中医人也应当认识到，医生不仅是"疾病杀手"，而且是"健康代言人"和患者的健康楷模，这也是古今中医大家的谆谆教诲。中医高等教育甚至整个医学教育，应当使中医学子一入学便接受并牢记"人命至重，有贵千金"的认识，并从自身做起，关注和树立自身的健康行为习惯。在中医药院校内，以多种方式进行治未病教育，开展治未病活动，对中医学子完善知识结构、提升实践能力、增强身体素质、拓宽未来发展十分重要。

最后，中医治未病理念有助于健康观念的转变。中医治未病理念倡导健康文明的生活方式，树立大卫生、大健康的观念，从以治病为中心转变为以人民健康为中心，注重对机体生物—心理—社会适应性的调治。随着人们生活水平的提高、大健康时代的到来，社会医疗模式正在发生变化，开始由以"疾病治疗"为主的模式向以"疾病预防"为主的模式过渡，由以"治病"为中心向以"健康"为中心转变、医学研究的对象从过去对于"疾病"的单一研究向着对"人"的综合研究转变。

第一节　慢性肾功能衰竭中医防控治未病服务规范

一、概述

（一）概念

慢性肾功能衰竭，简称慢性肾衰，是指肾病日久，致肾气衰竭，气化失司，湿浊尿毒不得下泄，以少尿甚或无尿，或精神萎靡，面色无华，口有尿味等为常见症状的疾病。

（二）诊断标准

1. 中医诊断标准

参照中华人民共和国国家标准《中医临床诊疗术语　疾病部分》（GB/T 16751.1—1997）。

（1）主要症状：倦怠乏力，气短懒言，面、睑或双下肢肿；口燥咽干，五心烦热，腰膝酸软；精神萎靡，极度乏力，腰以下肿甚，按之凹陷不易恢复。

（2）次要症状：尿少或夜尿频多；大便干结；恶心呕吐；面色黧黑或晦暗；心悸，气喘；舌淡，边有齿印，或红，或紫暗，或有瘀点、瘀斑；苔白，或少苔，或薄黄，或黄腻；脉沉弱，或沉迟，或滑数，或细涩。

2. 西医诊断标准

参照改善全球肾脏病预后组织（KDIGO）于2012年发布的

《CKD评估与管理临床实践指南》。

（1）慢性肾脏病（CKD）西医诊断标准：由各种原因引起的具有"影响健康"的肾脏结构和功能的异常，时间超过3个月。

肾损伤标准包括白蛋白尿、尿沉渣异常、肾小管功能障碍导致的电解质异常及其他异常、组织病理学异常、影像学检查提示的肾脏结构异常、肾移植经历；或者是肾小球滤过率（GFR）<60 mL/（min·1.73 m²）；符合上述一项或以上且持续超过3个月即可诊断。

（2）慢性肾脏病按肾小球滤过率分期（表3-1-1）。

表3-1-1　CKD按GFR分期表

分期	GFR（mL/min·1.73m²）	肾脏功能
CKD1期	≥90	正常或增高
CKD2期	60～89	轻度减退
CKD3a期 CKD3b期	45～59 30～44	轻度至中度减退 中度至重度减退
CKD4期	15～29	重度减退
CKD5期	<15	肾衰竭

二、服务内容

慢性肾衰防控治未病服务是以慢性病团队为核心，覆盖三甲医院、社区卫生服务中心，对慢性肾衰患者进行中医治未病三级防控及闭环管理服务。

严格按照中医慢性病防控指导服务规范的要求制定本慢性病团队的规范服务流程。对于符合诊断标准的慢性肾衰患者进行慢性病管理讲解，签署相关知情同意书后，可在三甲医院及社区卫生服务中心进行慢性肾衰防控指导服务。采集相关信息建立档案，给予体质辨识、治未病检查等一系列检查项目，对患者疾病、饮食、运动、心理等多方面进行评估及指导，提供体质调养方案和慢性病防控调养方案，定期跟踪随访，完成疗效评估，以达到延缓慢性肾衰进展、提高患者生活质量的目的。

三、实施流程

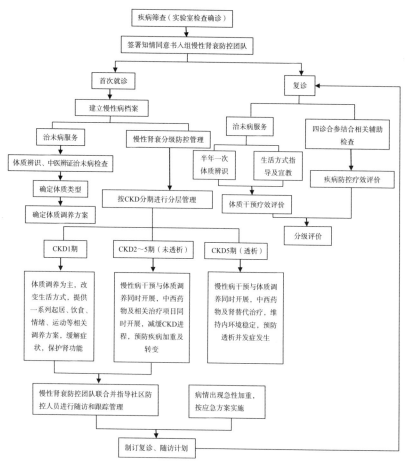

图3-1-1　三甲医院慢性肾衰防控治未病服务流程

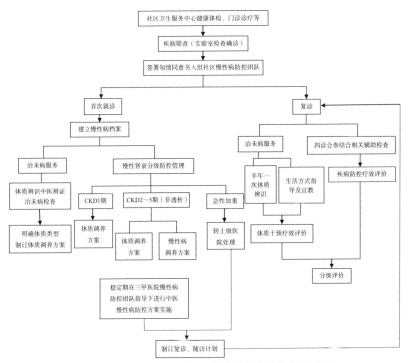

图3-1-2 社区卫生服务中心慢性肾衰防控治未病服务流程

四、档案管理

1. 一般情况（四诊特点）

（1）一般情况：姓名、性别、年龄、既往病史、过敏史、用药史。

（2）专科特点：身高、体重、脉搏、心率、血压、体温。

2. 疾病筛查

慢性肾衰可表现为浮肿、尿血、尿浊、恶心呕吐、疲倦乏力等症状，病情严重者可并发胸闷、心悸、气促等症状。确诊主要依赖于生化检查、彩色多普勒超声检查（彩超）及经皮肾穿刺活检术（肾活检）。

3. 相关检验检测指标

（1）主要观察指标：血常规、肾功能、电解质、尿常规、泌尿系统彩超、肾活检等。

（2）次要观察指标：肝功能、凝血功能、体液免疫、自身抗体、血管炎相关指标及胸片、心电图等。

具体内容见表3-1-2。

表3-1-2　慢性肾衰相关指标评价

广州医科大学附属中医医院肾病科慢性病团队

姓名：		年龄：	性别：			
病历号：		原发病：	诊断：			
	检查项目	时间点				
		首诊	3个月	半年	9个月	1年
实验室检查	血压	●	●	●	●	●
	血糖	○	○	○	○	○
	血常规	●	●	●	●	●
	尿常规	●	●	●	●	●
	大便常规	○	○	○	○	○
	电解质七项	●	●	●	●	●
	血脂四项	○	○	○	○	○
	肾功七项	●	●	●	●	●
	肝功一组	○	○	○	○	○
	尿微量白蛋白/尿肌酐	○	○	○	○	○
	尿蛋白定量	○	○	○	○	○
	甲状旁腺激素	○	○	○	○	○
	C反应蛋白	○	○	○	○	○
	转铁蛋白饱和度三项	○	○	○	○	○
	血清铁	○	○	○	○	○
	肾脏彩超	○	○	○	○	○
	其他特殊检查	○	○	○	○	○

注：●代表必做项目，○代表选做项目，可根据实际病情需要选做。

五、服务周期

1~3个月进行疾病防控疗效评价，填写慢性肾衰患者随访登记表（表3-1-3），包含生活方式干预、饮食调养、运动锻炼、情志、血压、血糖等记录。每半年进行一次体质辨识，填写体质干预疗效评价表（表3-1-6）。

表3-1-3　慢性肾衰患者随访登记表
广州医科大学附属中医医院肾病科慢性病团队

一、在过去的一个月，您的服药情况如何？		
1. 您是否有忘记服药经历？	□是	□否
2. 您是否有时不注意服药？	□是	□否
3. 当您自觉症状改善时，是否曾停药？	□是	□否
4. 当您自觉症状更坏时，是否曾停药？	□是	□否

二、过去一个月是否学习过我们提供的肾病知识课程？	
□是　　　□否	备注：□视频　□微信文字版　□现场讲座　□现场宣教　□其他

三、过去一个月是否有控制饮食？	
□严格执行　　□尽量执行 □有所执行　　□没有执行	备注：

四、过去一个月是否有注意运动？

□一周>5次　□一周<4次　□偶尔运动　　□没有运动

五、做的是什么运动？

□慢跑　□散步　□游泳　□八段锦　□太极拳　□护肾操　□其他

六、过去一个月有没有住院治疗？

□因肾病原因住院　□因其他原因住院　□无住院

七、过去一个月血压控制得怎么样？

□>150/90 mmHg　□正常　□<100/60 mmHg　□没有规律测量

八、过去一个月血糖控制得怎么样？

□正常　□空腹偏高　□餐后偏高　□没有规律测量

九、过去一个月您自觉心情如何？（10分为满分，请给自己的心情打分）

□0　□1　□2　□3　□4　□5　□6　□7　□8　□9　□10

十、对您疾病的治疗方面或我们的工作方面有什么建议或疑问吗？

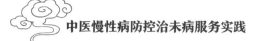

六、治未病服务规范

本服务内容适用于慢性肾衰治未病三级防控的全过程服务，三甲医院及社区防控人员可根据本病的体质特点进行治未病服务。

（一）体质辨识

慢性肾衰的中医体质辨识尚未完善，相关文献研究欠缺，结合岭南地区的特点，慢性肾衰患者以气虚质、阳虚质、痰湿质、湿热质、血瘀质为多见，时有多种体质兼存。

1. 气虚质

形体瘦弱或虚胖，面色㿠白，喜静懒动，目光少神，气短懒言，肢体容易疲乏，易出汗，动则尤甚；口淡，唇色少华，毛发不华，头晕健忘；小便频数而清，甚则小便失禁，夜尿多，腰膝酸软，遗精早泄，尿后余沥，大便烂。舌质淡红，舌体胖大，边有齿痕，脉虚缓。

2. 阳虚质

形体白胖，面色柔白，毛发易落；平素畏寒，怕寒喜暖，手足欠温，常自汗出，喜热饮食；精神不振，睡眠偏多，耳鸣耳聋，腰膝酸软；尿少浮肿，大便溏薄，小便清长，甚则阳痿、滑精。舌质淡，舌体胖嫩，边有齿痕，舌苔白润，脉象沉迟而弱无力。

3. 痰湿质

形体肥胖，肌肉松弛，面部皮肤油脂较多，多汗且黏，胸闷，痰多，容易困倦，口中黏腻或甜，身重不爽，眼睑、肢体浮肿；大便正常或不实，小便多或微浑浊。舌体胖大，舌苔白腻，脉濡而滑。

4. 湿热质

平素面垢油光，易生痤疮粉刺、酒渣鼻等；常感口苦口干、口臭或嘴里有异味；身体困倦，偏胖或消瘦；心烦懈怠，眼睛红赤；大便燥结，或黏滞，小便短赤不利，尿色黄赤，或浑浊不清，男性易阴囊潮湿，女性易白带增多。舌质偏红，舌苔黄腻，脉多滑数。

5. 血瘀质

平素面色晦暗，皮肤偏黯或色素沉着，容易出现瘀斑，易患疼痛；形体偏瘦，性格急躁，健忘；口唇黯淡或紫，眼眶黯黑，发易脱落，肌肤甲错。舌质黯，有点、片状瘀斑点，舌下静脉曲张，脉细涩或结代。

（二）中医辨证

慢性肾衰可分为正虚证及邪实证，临床上多表现为虚实夹杂。

1. 正虚诸证

（1）脾肾气虚证。主症：倦怠乏力，气短懒言，食少纳呆，腰酸膝软。次症：脘腹胀满，大便烂，口淡不渴，小便频数而清，舌质淡，边有齿痕，脉沉细。

（2）脾肾阳虚证。主症：畏寒肢冷，倦怠乏力，气短懒言，食少纳呆，腰酸膝软。次症：腰部冷痛，脘腹胀满，肢体浮肿，大便烂，夜尿清长，阳痿、滑精，舌质淡，边有齿痕，脉沉弱。

（3）气阴两虚证。主症：倦怠乏力，腰酸膝软，口干咽燥，五心烦热。次症：夜尿清长，舌质淡，边有齿痕，脉沉。

（4）阴阳两虚证。主症：畏寒肢冷，五心烦热，口干咽燥，腰酸膝软。次症：夜尿清长，大便干结，舌质淡，边有齿痕，脉沉细。

2. 邪实诸证

（1）湿浊证。主症：恶心呕吐，肢体困重，食少纳呆。次症：脘腹胀满，口中黏腻，舌苔厚腻。

（2）湿热证。主症：恶心呕吐，身重困倦，食少纳呆，口干，口苦。次症：脘腹胀满，口中黏腻，舌苔黄腻。

（3）水气证。主症：全身浮肿，尿量少。次症：心悸，气促，甚则不能平卧。

（4）血瘀证。主症：面色晦暗，腰痛。次症：肌肤甲错，肢体麻木，舌质紫黯，或有瘀点、瘀斑，脉涩或细涩。

（5）浊毒证。主症：恶心呕吐，口有氨味，纳呆，皮肤瘙痒，尿量少。次症：身重困倦，嗜睡，气促不能平卧。

（三）治未病检查项目

1. 身体成分分析

采用多频生物电阻抗分析法（MFBIA）测量身体成分，得出体脂肪率、体重、身体质量指数（BMI）、非脂肪量等各项健康指数，有效显示身体健康状况。并提供身体肌肉质量评估、体液指标评估、腹部脂肪含量和腹部肥胖预测。对营养及运动均衡状态进行精确的评估，为生活及饮食指导提供依据。

2. 脏腑功能检测

脏腑功能检测融合了中医学、生物物理学、电子技术等多学科理论，是以中医经络理论为依据，运用现代经络研究成果，电子信息处理和电子探测技术，并系统地结合中医理论的整体观念和辨证论治思想而研制成功的中医检测系统。慢性肾衰与脾、肾、心等多个脏腑功能有关，通过对脏腑功能的虚、实、寒、热等进行检测，了解身体脏腑失衡状态，为治未病调养服务提供辅助依据。

（四）生活方式监测指标

1. 饮食管理

对于慢性肾衰患者，提倡低盐低脂优质蛋白饮食。糖尿病肾病患者还需限制淀粉及添加糖的摄入量，高血压及水肿患者需控制盐分的摄入，慢性肾脏病早期（CKD1期～CKD2期）蛋白质摄入量推荐0.8～1.0g/（kg·d），中晚期（CKD3期～CKD5期）蛋白质摄入量推荐0.6～0.8g/（kg·d），摄入的蛋白质以优质动物蛋白为主，种类尽量丰富。尿量>1 000 mL/d的患者不必刻意限制饮水量，特别是尿酸高的患者需适当增加饮水量，但对于尿量<500 mL/d或合并明显水肿、心衰症状的患者需严格控制饮水量，当日饮水量约为前日尿量加500 mL。

2. 运动管理

建议长期保持规律、适量的运动，运动类型推荐散步、八段锦、太极拳等，结合自身身体情况，量力而行，持之以恒，不主张剧烈运动。

3. 生活起居管理

健康规律的起居生活至关重要，可保持疾病的稳定，同时提高患者的生活质量。戒烟戒酒，规律作息，避免熬夜、过度劳累，保证充足的睡眠，保持心情舒畅，积极面对疾病。

具体内容见表3-1-4。

表3-1-4　慢性肾衰生活方式防控表

广州医科大学附属中医医院肾病科慢性病团队

姓名：			年龄：		性别：
病历号：			诊断：		
管理方案	管理措施				完成情况
饮食管理方案	营养评估				
	饮食指导	优质（低）蛋白饮食			
		低钠、低嘌呤饮食			
		根据电解质情况	低钾饮食		
			低磷饮食		
			高钙饮食		

（续表）

运动管理方案	运动与体力活动评估	
	运动指导：太极拳、太极剑、八段锦等	
睡眠管理方案	睡眠评估	
	睡眠指导	常用方法：持续气道正压通气治疗、心理行为干预、药物治疗
		中医特色疗法：药枕、针灸、耳穴、按摩等
情绪指导方案	情绪评估	
	情绪指导：中药沐足、中药调理等	
烟酒管理方案	烟酒摄入评估	
	戒烟限酒指导	

（五）慢性肾衰体质调养方案

1. 气虚质

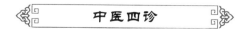

形体瘦弱或虚胖，面色㿠白，喜静懒动，目光少神，气短懒言，肢体容易疲乏，易出汗，动则尤甚，口淡，唇色少华，毛发不华，头晕健忘，小便频数而清，甚则小便失禁，夜尿多，腰膝酸软，遗精早泄，尿后余沥，大便烂。舌质淡红，舌体胖大，边有齿痕，脉虚缓。

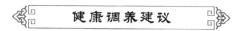

（1）远离危险因素：①日常生活中要注意避免耗气伤气，运动要适量，注意循序渐进，运动量不可过大，避免因汗出过多导致气机耗伤。②气虚者易受外邪侵袭，应注意保暖，不宜在寒凉、潮湿之地过久停留。③中医认为"多言耗气"，故气虚者要注意静养，不宜多言。

（2）情志调养：①气虚者应培养豁达乐观的生活态度，不可过度劳神，避免过度紧张，保持稳定平和的心态。②过度忧思阻碍气机运行，气虚者不宜过思过悲。

（3）饮食调养：①饮食可选用具有健脾益气作用的食物，不可选用过于黏腻或难以消化的食物。②饮食应选择营养丰富且易于消化的食品，宜选用补气药膳调养身体。如小米、粳米、扁豆、山药、牛肉、兔肉、猪肚、鸡肉、鸡蛋、鲢鱼、带鱼、黄鱼、比目鱼、花椰菜、胡萝卜、香菇等。

（4）起居调养：①平素应注意保暖，避免劳汗当风，防止外邪侵袭。②注意适当运动，以流通气血，微动四肢，促进脾胃运化，改善气虚体质。③尤其要注意不可过于劳作，以免更伤正气。

（5）运动调养：①不宜进行强体力运动，适度运动，循序渐进，持之以恒。锻炼宜采用低强度、高频率的运动方式，适当地增加锻炼次数，减少每次锻炼的总负荷量，控制好运动时间。不宜做大负荷运动和出汗量大的运动，忌用猛力，避免憋气的动作，防止损耗元气。②根据自身的体能，选择一些传统的健身功法，如太极拳、太极剑、保健功等，气功可练"六字诀"中的"吹"字功，常练可以固肾气，壮筋骨，逐渐改善体质。

（6）日常自我保健：自行按摩足三里穴可以健脾益气，调整气虚状态。

取穴定位：足三里。外膝眼向下量4横指，胫骨旁开1横指，每日1次，每次108下，以感觉酸痛为度。

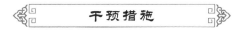

干预措施

（1）药膳：①黄芪鸡汤。

【原料】鸡1只，黄芪、生姜各适量，盐、黄酒少许。

【制作】先将鸡洗净，用纱布袋包好黄芪，扎紧纱布袋口，置于锅内，在锅中加生姜煮汤，加入盐、黄酒调味后即可食用。

②山药粥。

【原料】山药30 g，粳米180 g。

【制作】将山药和粳米一起放入锅内，加适量清水煮粥，煮熟即可食用。

（2）非药物疗法：①灸疗。穴位为百会（两耳尖连线的中点）、气海（脐与耻骨联合上缘连线为5寸，脐下1.5寸）。②针刺。以补中益气、温通心阳、调和气血为主。取手少阴、手厥阴、足太阴、足阳明经以及相应的背俞穴、募穴为主。

2. 阳虚质

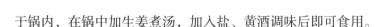

中医四诊

形体白胖，面色柔白，毛发易落；平素畏寒，怕寒喜暖，手足欠温，常自汗出，喜热饮食；精神不振，睡眠偏多，耳鸣耳聋，腰膝酸软；尿少浮肿，大便溏薄，小便清长，甚则阳痿、滑精。舌质淡，舌体胖嫩，边有齿痕，舌苔白润，脉象沉迟而弱无力。

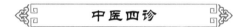

健康调养建议

（1）远离危险因素：①避免在寒凉潮湿的环境中长时间停留，尤其在夏天不可贪凉，使用空调时要注意温度不可过低。②脾胃易受损伤，注意不要过食生冷。

（2）情志调养：①注意调节自己的情感，不要过喜过悲，要善于自我排遣或与人倾诉，宽宏大量，保持愉悦的心情。②可欣赏轻松欢快、使人振奋的音乐，如《蓝色多瑙河》《春之声圆舞曲》《维也纳森林圆舞曲》等。

（3）饮食调养：①少食生冷黏腻之品，即使在盛夏也不要过食寒凉之品（包括冰冻食品、饮料及性味寒凉的食物）。②宜多吃温阳壮阳的食品，如羊肉、猪肚、鸡肉、带鱼、鹿肉、黄鳝、虾（龙虾、对虾、河虾等）、刀豆、核桃、栗子、韭菜、茴香等。③忌食寒凉食物，如田螺、螃蟹、西瓜、梨、苦瓜、绿豆、海带、蚕豆、绿茶等。

（4）起居调养：①暖衣温食以养护阳气，尤要注意腰部及下肢保暖。②避免强力劳作，大汗伤阳。③在阳光充足的情况下适当进行户外活动，不可在阴暗潮湿寒冷的环境下长期工作和生活。

（5）运动调养：①运动时间在一年之中以春夏为佳，在一日之内以阳光充足的上午为好，要防止大量汗出。②可选择慢跑、散步、太极拳、太极剑、八段锦及其他较为和缓的运动项目。③运动量以微微出汗，不感劳累为度。

（6）日常自我保健：可按摩气海、足三里、涌泉等穴以补肾助阳，改善阳虚体质。

取穴定位：①气海。脐下1.5寸，每日揉3 min；或环绕肚脐周围按摩，顺时针10次，逆时针10次，重复5个循环。②足三里。外膝眼向下量4横指，胫骨旁开1横指，每日1次，每次108下，以感觉酸痛为度。③涌泉。足掌心前1/3与2/3交界处，每日揉30～50下。

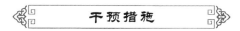

干预措施

（1）药膳：羊肉枸杞汤。

【原料】羊腿肉1 000 g，枸杞子20 g，生姜12 g，料酒、葱段、大蒜、味精、食用花生油、清水各适量。

【制作】羊腿肉去筋膜，洗净切块，生姜切片。等锅中油烧热，倒进羊腿肉、料酒、生姜、大蒜、葱段煸炒，炒透后，同放砂锅中，加清水适量，放入枸杞子，用大火烧沸，再改用小火煨炖，至熟烂后，加入味精调味即可。

（2）非药物疗法：①灸疗。穴位为神阙（脐中）。②隔盐

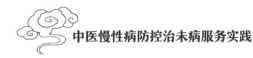

灸。穴位为神阙（脐中）。③温针灸。以益气温阳为主，根据患者的不同症状选穴，主要以任脉、督脉、足太阳经穴为主。

3. 痰湿质

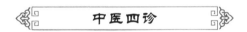

形体肥胖，肌肉松弛，面部皮肤油脂较多，多汗且黏，胸闷，痰多，容易困倦，口中黏腻或甜，身重不爽，眼睑、肢体浮肿；大便正常或不实，小便多或微浑浊。舌体胖大，舌苔白腻，脉濡而滑。

（1）远离危险因素：吸烟、饮酒、肥胖、辛辣肥甘饮食。

（2）情志调养：①培养广泛的兴趣爱好，适当增加社会活动，积累知识，开阔眼界。②学会运用倾诉、听音乐、适度运动的方式进行自我排遣，舒畅心情，调畅气机。

（3）饮食调养：①饮食宜清淡，少食肥甘厚腻及辛辣之品。②宜多吃赤小豆、扁豆、蚕豆、花生、枇杷叶、文蛤、海蜇、鳙鱼、橄榄、萝卜、洋葱、冬瓜、紫菜、荸荠、竹笋等食物，还可以配合药膳调养体质。

（4）起居调养：①平时应多进行户外活动，以舒展阳气，通达气机。②衣着应透湿散气，经常晒太阳或进行日光浴。③在湿冷的气候条件下，要减少户外活动，避免受寒淋雨，保持居室干燥。

（5）运动调养：①应根据自己的具体情况循序渐进，长期坚持运动锻炼。②宜选择中低强度、较长时间的全身运动，如散步、慢跑、乒乓球、羽毛球、武术，以及适合自己的舞蹈。③运动时间应选在下午2:00～4:00阳气极盛之时，运动环境应温暖宜人。④运动负荷较大时，要注意保持节奏，循序渐进地进行锻炼，保障人身安全。

（6）日常自我保健：可按摩足三里、丰隆、天枢、脾俞等穴，以健脾利湿化痰，改善体质。

取穴定位：①足三里。外膝眼向下量4横指，胫骨旁开1横指，每日1次，每次108下，以感觉酸痛为度。②丰隆。外踝上8寸，胫骨前缘外侧1.5寸，胫、腓骨之间，每日按压1～3 min。③天枢。脐旁2寸，每日1次，每次按揉50下。④脾俞。第11胸椎棘突下旁开1.5寸，每日1次，每次按揉1～3 min。

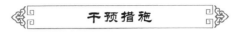

干预措施

（1）药膳：茯苓汤。

【原料】茯苓粉15 g，薏苡仁30 g，粳米100 g，胡椒粉、盐少许。

【制作】粳米淘净。粳米、茯苓粉放入锅，加水适量，用武火烧沸，转用文火炖至熟烂，再加盐、胡椒粉，搅匀即成。每日2次，早、晚餐服用。

【功效】健脾利湿化痰。

（2）非药物疗法：①灸疗。穴位为神阙（脐中）；方法为艾条1支，点燃后对准穴位，以穴位局部有温热感而不灼热为宜，适当调节艾条的距离。每日1次，每次约15 min，以皮肤潮红为宜。②针刺。以健脾化痰利湿为主。主要取任脉、足太阴、足阳明经穴。

4. 湿热质

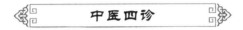

中医四诊

平素面垢油光，易生痤疮粉刺，酒渣鼻等；常感口苦口干，口臭或嘴里有异味；身体困倦，偏胖或消瘦；心烦懈怠，眼睛红赤；大便燥结，或黏滞，小便短赤不利，尿色黄赤，或浑浊不清，男性易阴囊潮湿，女性易白带增多。舌质偏红，舌苔黄腻，脉象多滑数。

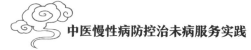

健康调养建议

（1）远离危险因素：吸烟、饮酒、熬夜、肥胖、辛辣肥甘饮食。

（2）情志调养：应安神定志，以舒缓情志。学会喜与忧、苦与乐、顺与逆的正确对待，保持稳定的心态。

（3）饮食调养：①宜食用清热化湿的食品，如薏苡仁、莲子、茯苓、赤小豆、蚕豆、绿豆、鸭肉、鲫鱼、冬瓜、丝瓜、葫芦、苦瓜、黄瓜、西瓜、白菜、芹菜、卷心菜、莲藕、空心菜等。②忌辛辣燥烈、大热大补的食物，如辣椒、生姜、大葱、大蒜等；对于狗肉、鹿肉、牛肉、羊肉、酒等温热食品和饮品宜少食和少饮。

（4）起居调养：①不要长期熬夜，或过度疲劳。②要保持二便通畅，防止温热郁聚。③注意个人卫生，预防皮肤病变。④力戒烟酒。烟草为辛热秽浊之物，易于生热助湿，出现恶心呕吐、咳嗽、吐痰等症状。酒为熟谷之液，性热而质湿，过量饮酒必助阳热、生痰湿，酿成湿热。

（5）运动调养：①根据自己的身体状况，适当选择强度相对较大的运动方式，如中长跑、游泳、爬山、各种球类、武术等，以消耗体内多余的热量，排泄多余的水分，达到清热除湿的目的。②运动时应当避开暑热环境，选择凉爽环境，有助于调理脾胃，清热化湿。

（6）日常自我保健：可按摩曲池、太冲、丰隆等穴。

取穴定位：①曲池。屈肘成直角，在肘弯横纹尽头处，每日按压1～2 min，使酸胀感向下扩散。②太冲。在足背侧，第1跖骨间隙的后方凹陷处，每日揉3～5次，每次100～300下。③丰隆。外踝上8寸，胫骨前缘外侧1.5寸，胫、腓骨之间，每日按压1～3 min。

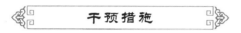

干预措施

（1）药膳：山楂降脂饮。

【原料】鲜山楂30 g，生槐花5 g，嫩荷叶15 g，决明子10 g。

【制作】将以上四味药同放锅内加清水煎煮，待鲜山楂将烂时，捣碎，再煮10 min，去渣取汁，调入白糖。

【功效】清热化湿降脂。

（2）非药物疗法：①游走罐。穴位取膀胱经第一侧线（背部脊柱两侧约3 cm处）。②刺络拔罐。在肺俞、脾俞处以三棱针点刺后加拔火罐。③针刺。以清利湿热为主。主要取手足阳明、足太阴经穴。

5. 血瘀质

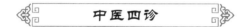

中医四诊

平素面色晦暗，皮肤偏黯或色素沉着，容易出现瘀斑，易患疼痛；形体偏瘦，性格急躁，健忘；口唇黯淡或紫，眼眶黯黑，发易脱落，肌肤甲错。舌质黯，有点、片状瘀斑点，舌下静脉曲张，脉细涩或结代。

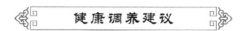

健康调养建议

（1）远离危险因素：苦闷、忧郁等不良情绪，寒冷刺激，吸烟。

（2）情志调养：①应培养乐观的情绪，精神愉快则气血和畅，营卫流通，有益于血瘀质的改善。②正确对待现实生活，建立良好的人际关系，养成高尚的人生志趣，有困难主动寻求他人和社会的帮助。在非原则性问题上，也要得理让人，使自己恬淡超然。

（3）饮食调养：①宜选用具有活血化瘀功效的食物，如黑豆、黄豆、山楂、黑木耳、洋葱、香菇、茄子、油菜、羊血、杧果、玫瑰花、番木瓜、海参、红糖、黄酒、葡萄酒等。②凡具有涩血作用的食物都应忌食，如乌梅、苦瓜、柿子、李子、石榴、花生等。高脂肪、高胆固醇的食物也不可多食，如蛋黄、虾、猪头肉、奶酪等。

（4）起居调养：①注意保暖，避免寒冷刺激，甚至在盛夏时节也不可过于贪冷，注意调节环境温度。②日常生活中应注意动静结合，不可贪图安逸，加重气血郁滞。

（5）运动调养：①选择有益于气血运行的运动项目，坚持锻炼，如易筋经、保健功、导引养生功、太极拳、太极剑、五禽戏及各种舞蹈、步行健身法、徒手健身操等，以达到改善体质的目的。②不宜选择高强度、大负荷的体育锻炼，而应该选择中小负荷、高频率的锻炼。步行健身法能够促进全身气血运行，振奋阳气。

（6）日常自我保健：可按摩三阴交、膈俞、合谷、太冲等穴，以活血化瘀。

取穴定位：①三阴交。足内踝上3寸，每日揉1～3 min；②膈俞。第7胸椎棘突下旁开1.5寸，每日揉3～5次，每次100～300下；③合谷。拇、示两指之间凹陷处，第2掌骨之中点边缘处，每日揉3～5次，每次100～300下。④太冲。在足背侧，第1跖骨间隙的后方凹陷处，每日揉3～5次，每次100～300下。

（7）其他：茶疗。

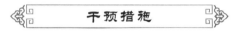

干预措施

（1）药膳：①桃仁粥。

【原料】桃仁50 g，粳米150 g。

【制作】先把桃仁捣烂如泥，加水研汁，去渣，放入粳米煮为稀粥，即可服食。

②灵芝三七山楂饮。

【原料】灵芝30 g，三七粉4 g，山楂汁200 mL。

【制作】先将灵芝洗净，放入砂锅内，加入适量清水，微火煎熬1 h。去渣取汁，兑入三七粉和山楂汁即成。每日1剂，早晚各1次，服前摇匀。

（2）非药物疗法：可在医生指导下进行体针疗法、腹针疗法、刺血疗法、药醋疗法等。①灸疗。穴位为气海（脐与耻骨联合上缘连线为5寸，脐下1.5寸）。②针刺。以任脉、足阳明、足太阳经穴为主。③刺络拔罐。取膈俞、胆俞穴。

七、慢性肾衰防控调养方案

（一）概论

根据患者的疾病初筛及复诊情况，对慢性肾衰患者进行分级管控（未病、已病、他病），对已病及他病状态按本方案实施。三甲医院的慢性肾衰防控团队可根据慢性肾衰的已病和他病状态分级制订指导方案，社区防控人员在疾病稳定的情况下，可在三甲医院防控团队的指导下实施相应方案。本方案包括生活方式指导和中医适宜技术干预两个方面。

（二）慢性肾衰生活方式指导方案

1. 远离危险因素

危险因素包括吸烟、饮酒、肥胖、辛辣肥甘饮食。研究显示，空气污染会增加慢性肾衰的发病风险，慢性肾衰患者适宜居住在空气清新、绿化优美的场所。戒烟限酒可降低心脑血管疾病并发症的发生风险；低钠、优质低蛋白饮食可减少代谢废物的形成，减轻肾脏负担；运动适量，情志舒畅，睡眠充足，可改善体质，有助于延缓慢性肾衰的进展。

2. 饮食指导

参考2017年中华人民共和国国家卫生和计划生育委员会发布的慢性肾脏病患者膳食指导方案。

（1）膳食指导原则。平衡饮食，合理计划餐次及能量、蛋白质分配。

（2）能量。定时定量进餐，早、中、晚三餐的能量应占总能量30%、40%、30%左右，均匀分配三餐食物中的蛋白质。为保证摄取能量充足，可在三餐间增加点心，占总能量的5%～10%。CKD1期～CKD3期患者，能量摄入以达到和维持目标体重为宜，当体重下降或出现其他营养不良表现时，还应增加能量供给。对于CKD4期～CKD5期患者，在限制蛋白质摄入的同时，能量摄入需维持在146 kJ（35 kcal）/（kg·d）（年龄≤60岁）或126～146 kJ（30～35 kcal）/（kg·d）（年龄>60岁），再根据患者的身高、体重、性别、年龄、活动量、饮食史、合并疾病及应激状况进行调整。

（3）蛋白质。慢性肾脏病早期（CKD1期～CKD2期）蛋白质摄入推荐量0.8～1.0 g/（kg·d），中晚期（CKD3期～CKD5期）蛋白质摄入推荐量0.6～0.8 g/（kg·d），血液透析及腹膜透析患者，蛋白质摄入推荐量为1.0～1.2 g/（kg·d），当合并高分解代谢急性疾病时，蛋白质摄入推荐量增加到1.2～1.3 g/（kg·d）。摄入的蛋白质以优质动物蛋白为主。

（4）碳水化合物、脂肪。食物中碳水化合物供能比应为55%～65%，糖代谢异常者应限制精制糖的摄入；脂肪供能比应为25%～35%。

（5）水及电解质。对于尿量＞1 000 mL/d的患者不必刻意限制饮水量，但对于尿量＜500 mL/d或合并明显水肿、心衰症状的患者需严格控制饮水量，当日饮水量约为前日尿量加500 mL。对于高血压及水肿患者，需限制钠的摄入，对于高钾血症、高磷血症患者，需限制钾、磷的摄入。

（6）制订具体膳食指导方案的步骤：①计算标准体重（目标体重参考国际推荐适用于东方人的标准体重计算方法）。男性标准体重＝［身高（cm）-100］×0.9（kg）；女性标准体重＝［身高（cm）-100］×0.9（kg）-2.5（kg）。②计算每日所需总能量。③计算每日蛋白质的摄入量（要求50%～70%来自优质动物蛋白）。④计算每日所需以蛋白质为基础的食物交换份数。

将常见食物按照来源、性质划分成不同类别，同类食物在一定重量内所含的蛋白质和能量相似，同类食物间可以互换，丰富食物选择的范围。

3. 药膳指导

（1）土茯苓薏苡仁排骨汤。

【原料】土茯苓、薏苡仁各15 g，排骨少许，陈皮5 g。

【制作】先将土茯苓、薏苡仁、排骨同放锅内加水，煮45 min，再加入陈皮，煮15 min。

【功效】健脾化痰，利尿祛湿。

【适应证】脾虚湿盛的慢性肾衰患者，特别是水肿患者。

【禁忌证】肠胃虚寒者。

（2）黄芪水。

【原料】黄芪30 g。

【制作】将黄芪加水煎15 min后去渣，代茶饮。

【功效】益气利水，对慢性肾衰患者的蛋白尿有一定的辅助治疗作用。

（3）芡实白果山药粥。

【原料】芡实30 g，白果10个，山药1根，粳米30 g。

【制作】白果去壳，与芡实、粳米、山药入锅内加水适量，熬煮成粥。

【功效】健脾益肾，对慢性肾衰患者的蛋白尿有一定的辅助治疗作用。

（4）山药桂味粥。

【原料】鲜山药50 g，桂圆肉15 g，五味子5 g，大米50 g。

【制作】将大米淘洗干净，山药去皮切块，桂圆肉、五味子洗净备用，锅中加入适量冷水，将全部材料一起放入，煮至米粥稠时，稍焖片刻即可，还可根据个人口味加入适量白糖。

【功效】补肾健脾，宁心安神。

【适应证】慢性肾衰脾肾亏虚、失眠患者。

（5）当归羊肉煲。

【原料】当归20 g，生姜30 g，羊肉500 g。

【制作】羊肉去骨切块，焯水后捞出凉凉，锅内加清水，下羊肉，放当归、生姜，武火烧沸，去浮沫，文火慢炖1～2 h至羊肉熟烂，可酌加少许新鲜橘皮、橙皮，理气消滞，补而不腻，最后调味。

【功效】温经散寒，养血补虚。

【适应证】素体阳虚，每到冬季四肢冰凉者。

（6）甲鱼芪黄汤。

【原料】甲鱼1只，枸杞子15 g，熟地黄20 g，大枣5枚。

【制作】将甲鱼清理干净，切成小块入锅，再放入枸杞子、熟地黄、大枣，加入适量水，武火烧沸，文火慢炖至甲鱼肉熟透，最后调味。

【功效】滋阴补肾。

【适应证】慢性肾衰素体阴虚者。

（7）山药莲子排骨汤。

【原料】鲜山药50 g，莲子20 g，芡实20 g，菟丝子10 g，排骨1条。

【制作】将排骨切块，焯水后捞出凉凉，新鲜山药去皮切块，与莲子、芡实、菟丝子、排骨一并入锅加水，武火烧沸，文火慢炖1～2 h，最后调味。

【功效】益气填精。

【适应证】此汤性味甘平，适用于体虚无以耐受温补者，特别是冬季腰膝酸软，小便频数，夜尿增多的老年患者。

（8）冬瓜薏苡仁排骨汤。

【原料】冬瓜250 g，薏苡仁15 g，生姜少许，排骨1条。

【制作】将排骨切块，焯水后捞出凉凉，冬瓜去皮切块，与薏苡仁、排骨一并入锅，武火烧沸，文火慢炖45～60 min，最后调味。

【功效】利水消肿。

【适应证】水肿水湿或湿热浸淫者。

【禁忌证】脾胃虚寒者。

（9）玉米须水。

【原料】玉米须20～30 g。

【制作】煮水0.5 h，代茶饮。

【功效】清热解毒，利水消肿。

【适应证】水肿水湿或湿热浸淫者。

【禁忌证】脾胃虚寒者。

4. 具体指导方法

（1）定期对患者进行随访，包括电话随访、门诊随访、家庭随诊、微信随访等，对患者进行生活质量评估、疾病观察。

（2）定期通过"肾乐园"微信平台发送推文、发放宣教手册、举办肾友会等形式对患者进行饮食指导、疾病宣教。

（3）录制"护肾操"、八段锦、太极拳等短视频，指导患者居家锻炼，可起到疏通经络、健腰护肾、调节脏腑等作用。

（三）中医适宜技术干预

1. 针刺治疗

治法：健脾益肾，清热利湿，理气活血。以任脉及肾之背俞穴、原穴为主。

主穴：关元、肾俞、太溪、三阴交、曲泉。

配穴：湿热者配三焦俞、次髎、委阳；气滞血瘀者配太冲、血海；肝肾阴虚者配肝俞；脾肾阳虚者配神阙、脾俞、命门。

操作：毫针平补平泻；针刺关元，针尖略向下斜刺，使针感向前阴放散。

2. 中药结肠透析疗法

根据病情，选用大黄、牡蛎、芒硝、枳实等药物，水煎取液，适宜温度，保留灌肠。亦可采用中药结肠透析机等设备进行治疗。

3. 中药封包疗法

通过温热的中药封包，达到活血逐瘀、温经止血、消肿止痛、散寒通痹的作用，主要用于治疗水肿。

4. 艾灸治疗

艾灸关元、气海、中极、至阳、水道穴，采用温和灸法。施灸时将艾条的一端点燃，对准应灸的腧穴部位，距皮肤2～3 cm进行熏灸，使患者局部有温热感而无灼痛为宜，每处灸5～7 min，至皮肤出现红晕为度。对于昏厥、局部知觉迟钝的患者，施灸者可将中指、示指分别置于施灸部位两侧，以便随时调节艾条距离，防止烫伤患者。

5. 穴位贴敷疗法

外敷神阙穴，外敷剂由黄芪、甘遂按3:1比例打粉混匀，以生姜汁将药粉调制成泥状，用压舌板均匀置于3.0 cm×2.0 cm的3M医用防过敏敷贴上，用敷圈固定药饼，做成1 cm×1 cm圆形贴敷剂；贴敷于脐中神阙穴，每次贴敷4～6 h，每日1次，7日为1个疗程，共2个疗程。贴敷前询问患者有无过敏史，贴敷中观察局部有无红肿、过敏、瘙痒等不适。艾灸神阙穴，选用清艾，艾条燃烧时置温灸器于距离皮肤3～5 cm处，施灸于神阙穴，每次20～30 min，每日1次；以局部皮肤感到温热、周围出现红晕为宜，防止烫伤，灸后保暖避风寒。

6. 中医定向透药疗法

中医定向透药疗法具有舒筋通络、活血化瘀、散结止痛等作用，主要适用于脏腑亏虚，兼夹实证者。取血海、脾俞、肾俞、膀胱俞、三阴交、内关等穴。

7. 中药沐足疗法

将止痒方或活血消肿方加水煎煮至1 000～2 000 mL或用开水浸泡20 min，取汁倒入沐足容器内，浸泡温度为41℃左右，时间为30 min，每日1次，2～3周为1个疗程。有条件的情况下，沐足的同时按摩涌泉、三阴交、足三里穴，可改善慢性肾衰患者水肿、皮肤瘙痒等症状。需注意，合并高血压者应在血压平稳时沐足；合并糖尿病、中风等皮肤感觉迟钝者应注意水温，防止烫伤皮肤。

8. 中药熏洗疗法

将止痒方或活血消肿方煎煮后兑水至200～300 mL，加入中药熏洗机中，机器加温雾化后，喷洒至皮肤表面。时间约20 min，每日1次，2～3周为1个疗程。中药熏洗疗法可改善慢性肾衰患者水肿、皮肤瘙痒等症状，皮肤破损、感染部位不宜熏洗。

八、慢性肾衰应急方案

1. 家庭应急方案

建立慢性肾衰管理微信群，告知入组者科室值班电话，如患者出现水肿加重、血压、血糖不稳定等情况可在微信群中联系负责的医生及护士，也可电话联系专科医生咨询解决方案，如无法在线上解决，则建议其尽快至门诊或急诊就诊。如出现胸闷气促、便血、昏迷等危及生命的紧急情况，建议立即拨打120送医院处理。

2. 门诊应急方案

慢性肾衰患者在门诊就诊过程中发现血压、血糖控制不稳定，感染，心衰，严重水肿，恶心呕吐等症状，需及时监测其生命体征，完善相关辅助检查，明确诊断，调整治疗方案，根据其现阶段的情况给予饮食、生活指导，情况严重者建议住院治疗。

3. 住院应急方案

慢性肾衰急性加重主要以治疗原发病、消除可逆因素为主。如控制血压和血糖、抗感染、纠正电解质紊乱、纠正血容量不足、治疗心衰、解除尿路梗阻等，必要时可行血液净化治疗。同时主管医生给予饮食、生活方式指导及心理疏导。

九、服务评价方法

1. 满意度评价

见表3-1-5。

表3-1-5　满意度评价

一、总体情况评价

您对本次慢性肾脏病健康教育的总体感觉是：1. 很满意（　）；2. 满意（　）；3. 一般（　）；4. 不满意（　）。

二、单项情况评价

序号	评价项目	评分标准				意见与建议
		很满意	满意	一般	不满意	
1	您对本次慢性肾脏病健康教育选题满意吗？					
2	您对本次健康教育采用的形式满意吗？					
3	您对本次健康教育老师的表现满意吗？					
4	您对本次健康教育的效果满意吗？					
5	本次健康教育中，您有满意的收获吗？					

三、既往情况评价

您对最近半年来慢性肾脏病健康教育的总体感觉是：1. 很满意（　）；2. 满意（　）；3. 一般（　）；4. 不满意（　）；5. 未参加（　）。

四、您对今后的健康教育工作有什么建议？

2. 体质干预疗效评价

见表3-1-6。

表3-1-6　治未病预防保健服务效果
——健康情况改善和服务满意度评价

您好！我们真诚地邀请您参加一次调查活动，目的是了解治未病服务对您身体健康的帮助情况，以及您对治未病服务的客观看法，以帮助我们更好地改进工作，为您提供更好的服务，请您根据实际情况客观地填写本调查表（回答以下问题）。

非常感谢您的大力支持！

说明：本调查表适用于在中医健康状态辨识与评估基础上进行过中医健康干预［自助干预和（或）他助干预］满6个月的服务对象。

姓名		联系电话	
性别	□男　　□女	职业	
年龄	□≤20岁　□20～29岁　□30～39岁　□40～49岁 □50～59岁　□60岁及以上		

中医慢性病防控治未病服务实践

（续表）

学历	□小学及以下 □初中 □高中或中专 □大专 □本科 □硕士及以上
月均收入	□≤2000元 □2001～3000元 □3001～5000元 □5001～10000元 □>10000元
医疗付费方式 （可多选）	□公费医疗 □城镇职工基本医疗保险 □城镇居民基本医疗保险 □新型农村合作医疗 □商业性医疗保险 □自费 □其他
过去半年就医次数	□0次 □<6次 □≥6次
过去一年住院次数	□0次 □1次 □≥2次
过去三年接受 健康体检次数	□0次 □1次 □2次 □≥3次
接受治未病预防保健服 务的时间	□6个月～1年 □1～2年 □≥2年
了解治未病预防保健服 务的途径（可多选）	□报纸 □杂志 □电视 □网络 □朋友介绍 □书籍 □"治未病"服务单位宣传 □其他（请注明）：_____

一、请根据您接受治未病预防保健服务以来，身体原有不适近半年来变化的实际情况，在对应选项内打"√"。

序号	不适表现	无	有				
			比半年前 差多了	比半年前 差一些	和半年前 差不多	比半年前 好一些	比半年前 好多了
1	神疲乏力						
2	困倦						
3	精神不振						
4	少气懒言						
5	闷闷不乐						
6	急躁易怒						
7	头昏或眩晕						
8	头痛						
9	胸闷不适						
10	心慌心悸						
11	失眠						
12	多梦						
13	注意力不集中						

064

（续表）

序号	不适表现	无	有				
			比半年前差多了	比半年前差一些	和半年前差不多	比半年前好一些	比半年前好多了
14	记忆力减退						
15	关节肌肉疼痛						
16	腰膝酸软						
17	气短						
18	盗汗或多汗						
19	易受到惊吓						
20	反应减慢						
21	工作效率低						
22	头发早白						
23	牙齿松动						
24	手足发冷						
25	手足心热						
26	手足麻木						
27	口干咽痛						
28	脘腹痞满						
29	食欲不振						
30	面色萎黄或㿠白						
31	担心自己的健康						
32	性欲减退						
33	月经先后不定期						
34	经量时多时少						
35	易感冒						
36	大便稀溏						
37	大便秘结						
38	小便增多或清长						

（续表）

二、在您接受的服务措施中，按照对您健康改善的作用大小，在对应选项内打"√"。

服务措施		选　项			
		无	有（重要程度）		
			重要	一般	不重要
健康档案建立					
中医体质辨识					
健康指导					
自助干预（经过指导，采用中医方法进行自我调理）	饮食调理				
	运动调理（如太极拳等）				
	情志调理				
	手法调理（如穴位按摩等）				
	设备、器具（材）调理				
	其他（请注明）：＿＿＿＿＿				
他助干预（采用中医方法进行干预）	内服药物调理（包括膏方等）				
	外用药物调理（如药浴、贴敷等）				
	非药物调理　针灸				
	非药物调理　推拿				
	非药物调理　拔罐				
	非药物调理　刮痧				
	非药物调理　足疗				
	非药物调理　熏蒸				
	非药物调理　点穴				
	非药物调理　耳穴				
	其他（请注明）：＿＿＿＿＿				

三、请根据您在本机构接受治未病预防保健服务的体会，在对应选项内打"√"。

项目	满意程度
服务场所的设施环境	□非常不满意　□不满意　□一般　□满意　□非常满意
服务项目的丰富程度	□非常不满意　□不满意　□一般　□满意　□非常满意
服务过程的设计安排	□非常不满意　□不满意　□一般　□满意　□非常满意
服务人员的技术水平	□非常不满意　□不满意　□一般　□满意　□非常满意
服务人员的服务态度	□非常不满意　□不满意　□一般　□满意　□非常满意
服务项目的收费情况	□非常不满意　□不满意　□一般　□满意　□非常满意
服务的总体感觉	□非常不满意　□不满意　□一般　□满意　□非常满意

3. 疗效评价

见表3-1-7。

表3-1-7 疗效评价表
广州医科大学附属中医医院肾病科慢性病团队

姓名:		年龄:		性别:	
病历号:		原发病:		诊断:	

疗效评定	评价标准	时间点			
		3个月	半年	9个月	1年
中医证候疗效评价	显效:临床症状积分减少≥60% 有效:临床症状积分减少≥30% 稳定:临床症状有所改善,积分减少<30% 无效:临床症状无改善或加重				
疾病疗效判定标准	显效:(1)临床症状积分减少≥60% (2)内生肌酐清除率或肾小球滤过率增加≥20% (3)血肌酐降低≥20% 以上(1)为必备,(2)(3)具备1项,即可判定				
	有效:(1)临床症状积分减少≥30% (2)内生肌酐清除率或肾小球滤过率增加≥10% (3)血肌酐降低≥10% 以上(1)为必备,(2)(3)具备1项,即可判定				
	稳定:(1)临床症状积分减少<30% (2)内生肌酐清除率或肾小球滤过率无降低,或增加<10% (3)血肌酐无增加,或降低<10% 以上(1)为必备,(2)(3)具备1项,即可判定				
	无效:(1)临床症状无改善或加重 (2)内生肌酐清除率或肾小球滤过率降低 (3)血肌酐增加 以上(1)为必备,(2)(3)具备1项,即可判定				

4. 慢性肾脏病生活质量评估

见表3-1-8。

表3-1-8 慢性肾脏病生活质量评估表
广州医科大学附属中医医院肾病科慢性病团队

本调查涉及您对自身健康的观点。这些信息将有助于追踪您从事日常活动的能力及自身感觉。请回答所有问题，在方框内填下您所选择的数字。如果您对答案不确定，请给出您认为最接近的答案。

姓名：	年龄：	性别：	填答案处
总的来说，您认为您的健康状况： 1. 棒极了 2. 很好 3. 好 4. 过得去 5. 糟糕			
与一年前对比，您如何评价现在的健康状况？ 1. 比一年前好多了 2. 比一年前好一点 3. 和一年前差不多 4. 比一年前差一点 5. 比一年前差多了			
下列项目是您平常在一天中可能做的事情，您现在的健康限制您从事这项运动吗？如果是的话，程度如何？ 选择项： 1. 是，很受限 2. 是，稍受限 3. 不，完全不受限	高强度活动，如跑步、举重物、参加剧烈运动		
	中强度活动，如移动桌子、推动真空吸尘器（拖地板）、打保龄球、打高尔夫球（或打太极拳）		
	举或搬运杂物		
	上数层楼梯		
	上一层楼梯		
	弯腰、屈膝		
	步行1 500 m以上		
	步行几个路口		
	步行一个路口		
	自己洗澡、穿衣		
在过去4周，您是否因为生理健康的原因，在工作或从事其他日常活动时有下列问题？ 1. 是 2. 否	减少了工作或从事其他活动的时间		
	减少了工作量或活动量		
	从事工作或其他活动时受限		
	从事工作或其他活动时有困难，如费劲		

（续表）

姓名：	年龄：	性别：	填答案处

在过去4周，您是否因为任何情感问题（如感到抑郁或焦虑），在工作或从事其他日常活动时有下列问题？ 1. 是　2. 否	减少了工作或从事其他活动的时间	
	减少了工作量或活动量	
	不能像平常那么专心地从事工作或其他活动	

在过去4周，您的生理健康或情感问题是否在一定程度上干扰了您与家人、朋友、邻居或团体的正常社会活动？ 1. 完全没有　2. 轻度　3. 中度　4. 中等　5. 重度　6. 极度	

在过去4周，您经受了多少躯体疼痛？ 1. 完全没有　2. 轻度　3. 中度　4. 中等　5. 重度　6. 极度	

在过去4周，疼痛在多大程度上干扰了您的正常工作（包括户外工作和家务劳动）？ 1. 完全没有　2. 轻度　3. 中度　4. 中等　5. 重度　6. 极度	

这些问题将问及您在过去4周的感觉和情感体验。对每一个问题，请给出与您想法最接近的一个答案。在过去4周，有多少时间： 选择项： 1. 所有时间　2. 绝大多数时间　3. 很多时间　4. 一些时间　5. 一点时间　6. 没有	您觉得干劲十足？	
	您是一个非常紧张的人？	
	您感到情绪低落、沮丧，怎么也快乐不起来？	
	您觉得平静、舒适？	
	您觉得精力旺盛？	
	您感到闷闷不乐、心情忧郁？	
	您觉得累极了？	
	您是一个快乐的人？	
	您觉得疲劳？	

在过去4周，有多少时间您的社会活动（如访问朋友、亲戚等）受您的生理健康或情感问题的影响？ 1. 所有时间　2. 绝大多数时间　3. 很多时间　4. 一些时间　5. 一点时间　6. 没有	

和其他人相比，我似乎更容易生病： 1. 全部符合　2. 大部分符合　3. 不知道　4. 大部分不符合　5. 全部不符合	

我和我认识的人一样健康： 1. 全部符合　2. 大部分符合　3. 不知道　4. 大部分不符合　5. 全部不符合	

我预计我的健康状况将变得更差： 1. 全部符合　2. 大部分符合　3. 不知道　4. 大部分不符合　5. 全部不符合	

我的身体棒极了： 1. 全部符合　2. 大部分符合　3. 不知道　4. 大部分不符合　5. 全部不符合	

第二节 糖尿病中医防控治未病服务规范

一、概述

1. 概念

糖尿病是一种以消瘦、口渴多饮、多食易饥、多尿为主要特征的疾病。中医学对糖尿病的认识可追溯至先秦时期。《黄帝内经》最早记载了"消渴"的病名，例如《素问·奇病论》载："此人必数食甘美而多肥也。肥者令人内热，甘者令人中满，故其气上溢，转为消渴。"古代中医学已认识到消渴病中晚期可导致变证丛生，例如金元时期刘河间在《三消论》中指出："夫消渴者，多变聋盲、疮癣、痤痱之类。"消渴病的各种变证是患者致残、致死的重要原因。消渴病的证候表现、病情转归与现代医学糖尿病相似，故现代中医学将消渴病纳入糖尿病范畴进行辨证施治。

糖尿病是一组以糖和脂肪代谢紊乱、血浆葡萄糖水平升高为特征的代谢性疾病。糖尿病可分为1型糖尿病、2型糖尿病、其他特殊类型糖尿病和妊娠糖尿病。

2. 流行病学

近年来，我国糖尿病发病率呈上升趋势。2015—2017年，中华医学会内分泌学分会在全国进行的临床流行病学调查结果显示，我国成年人糖尿病患病率为11.2%。在我国糖尿病患者当中，2型糖尿病人数约占90%。

3. 糖代谢状态分类与糖尿病诊断标准

糖代谢状态可分为正常血糖、空腹血糖受损、糖耐量异常与糖尿病。其中空腹血糖受损与糖耐量异常统称为糖调节受损，也称为糖尿病前期。详见表3-2-1。

本标准主要适用于2型糖尿病高危人群、糖尿病前期和2型糖尿病患者。1型糖尿病、其他特殊类型糖尿病的中医慢性病防控与治未病服务可适当参考本规范的相关内容进行开展。妊娠糖尿病患者应当在相关专业科室进行规范诊治与随访。

表3-2-1　糖代谢状态分类与糖尿病诊断标准

糖代谢状态	静脉血浆葡萄糖（mmol/L）	
	空腹血糖	糖负荷后2 h血糖
正常血糖	3.9~6.1	<7.8
空腹血糖受损	≥6.1且<7.0	<7.8
糖耐量异常	3.9~6.1	≥7.8且<11.1
糖尿病	≥7.0	≥11.1

二、服务内容

结合国家基本公共卫生服务项目健康管理与城乡居民健康档案管理等服务，通过对社区人群进行体检与筛查，及早发现糖尿病高危人群、糖尿病前期患者和糖尿病患者，对上述群体进行规范的中医防控与系统的治未病干预，最终达到降低糖尿病发病风险、使糖尿病病情稳定、延缓糖尿病并发症的发生和发展之目的。具体参考表3-2-2。

表3-2-2　2型糖尿病患者的三级预防

预防级别	策略与措施	目标
一级预防	在一般人群中开展健康教育，提高人群对糖尿病防治的知晓度和参与度，倡导合理膳食、控制体重、适量运动、限盐、戒烟、限酒、心理平衡的健康生活方式，提高社区人群整体的糖尿病防治意识	控制危险因素，预防2型糖尿病的发生
二级预防	在高危人群中开展糖尿病筛查、及时发现糖尿病、及时进行健康干预等，在已诊断的患者中预防糖尿病并发症的发生	早发现、早诊断、早治疗，在已诊断的患者中预防糖尿病并发症的发生
三级预防	继续控制血糖、血压和血脂；对已出现严重糖尿病慢性并发症者，推荐至相关专科进行治疗	延缓糖尿病并发症的进展、降低致残率与死亡率、改善患者的生存质量

1. 糖尿病高危人群

通过健康讲堂、血糖筛查、中医体质辨识及糖尿病专家咨询等服务，对糖尿病高危人群定期进行血糖筛查，及时发现血糖异常者。

糖尿病高危人群包括：

（1）糖尿病患者的直系亲属即父母和子女、兄弟姐妹。

（2）曾经在应急、手术等情况下出现过高血糖的患者。

（3）合并有肥胖，尤其是腹型肥胖（男性腰围≥90 cm，女性腰围≥80 cm）、高血压、高血脂、高尿酸以及心脑血管疾病的患者。

（4）妊娠糖尿病或曾有4 kg以上巨大儿生产史的患者。

（5）伤口愈合慢或迁延不愈者。

（6）出生时体重在2.5 kg以下的低体重儿，中年（40岁）以后应注意筛查。

（7）曾经有过血糖高的情况或曾经尿糖呈阳性者。

2. 糖尿病前期（脾瘅）患者

对易患糖尿病者进行管理，通过干预以预防和减少糖尿病的发生。

（1）西医诊断。参照中华医学会糖尿病分会《中国2型糖尿病防治指南（2010年）》：6.1 mmol/L≤空腹静脉血浆血糖≤7.0 mmol/L，或（和）7.8 mmol/L≤口服葡萄糖耐量试验（OGTT）中2 h的血浆葡萄糖水平≤11.1 mmol/L。

（2）中医诊断。参照中华中医药学会2007年发布的《糖尿病中医防治指南》，结合糖尿病前期（脾瘅）患者的临床特点，拟诊断标准如下：①患者多形体肥胖或超重，可有易疲倦、失眠或多寐、多食或纳差、口干多饮、腹泻或便秘、小便多等表现；②平素多食肥甘、久坐少动或情志失常等；③有糖尿病家族史者，可作为诊断参考。

符合中医或西医诊断的人群。

3. 糖尿病患者

患糖尿病后经过管理干预以预防和减少并发症（变证）的发生。

西医诊断：参照中华医学会糖尿病分会《中国糖尿病防治指南（2010年）》。符合以下三项中一项者，可诊断为糖尿病。

（1）有糖尿病症状（多尿、多饮及不能解释的体重下降），并且随机（任何时间）血浆葡萄糖≥11.1 mmol/L（200 mg/dL）。

（2）空腹（禁热量摄入至少8 h）血浆葡萄糖（FPG）水平≥7.0 mmol/L（126 mg/dL）。

（3）OGTT中餐后2 h血浆葡萄糖（2hPG）水平≥11.1 mmol/L（200 mg/dL）。

对以上糖尿病高危人群、糖尿病前期及糖尿病患者，应建立档案，定期接受糖尿病教育，预防疾病的发生和发展。糖尿病高危人群至少每年做一次OGTT试验，以便及时发现血糖异常的患者，及时做出相应处理。具体健康宣教工作如下：

（1）定期举行健康咨询活动，为广大市民提供健康讲堂、血糖筛查、中医体质辨识及糖尿病专家咨询等服务。

（2）定期由专科医生和护士进行健康教育讲座。不定期到电台、电视台录制相关养生节目，在报纸、微信等新闻媒体宣教。

（3）建立患者慢性病管理档案，制订专人定期随访和健康指导方案。随访方式：以电话、短信互动、微信群互动、上门访视、慢性病管理等形式进行。询问患者的康复状况、饮食及活动情况，用药情况，血糖等各项指标控制情况等。根据不同疾病、不同人群给予个性化的健康指导，并回答相关疾病问题及健康咨询等。

三、实施流程

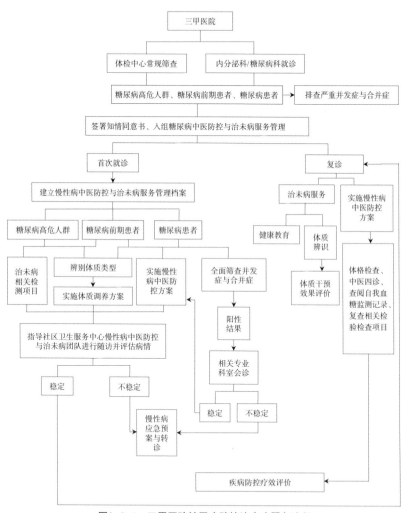

图3-2-1 三甲医院糖尿病防控治未病服务流程

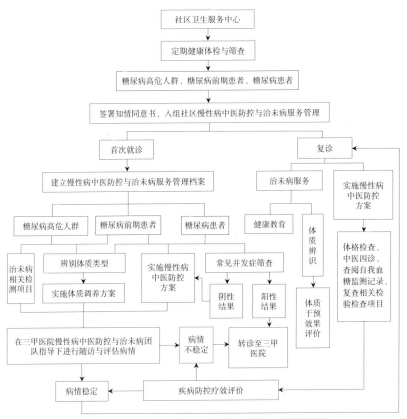

图3-2-2　社区卫生服务中心糖尿病防控治未病服务流程

四、档案管理

（1）一般情况：姓名、性别、年龄、居住社区、婚育情况、是否吸烟饮酒、既往病史、手术史、家族史、过敏史等。

（2）专科特点：身高、体重、体重指数、腰围、臀围、腰臀比；糖尿病病程；服药情况；血糖、血压控制情况；对糖尿病认知程度；自我管理程度；服药依从性；心理健康情况。

（3）诊断所需检验检查项目：空腹血糖、餐后2 h血糖、糖化血红蛋白、肝肾功能、血脂、血常规、尿常规、尿微量白蛋白。

五、服务周期

根据患者的血糖控制情况、受教育程度、自我管理程度、服药依从性、并发症情况等制订随访周期，每1～3个月随访1次，原则上没有随访上限。

六、治未病服务规范

本服务内容适用于糖尿病的三级防控治未病的全过程服务，三甲医院及社区防控人员可根据本病的体质特点进行治未病服务。

（一）糖尿病前期（脾瘅）

1. 气滞痰瘀型

临床表现：胁肋胀满，情绪抑郁，口中黏腻，头晕失眠，或心前区隐痛，纳呆，或恶心，或肢体疼痛，舌体胖大，或边有齿痕，或有瘀斑，舌苔厚腻或白腻，脉弦滑。

治则：理气活血化痰。

主方：血府逐瘀汤合二陈汤加减。

方药：桃仁、红花、当归、川芎、赤芍、牛膝、桔梗、柴胡、枳壳、陈皮、茯苓、半夏、炙甘草等。

2. 痰热内蕴型

临床表现：形体肥胖，心烦不寐，胸闷脘痞，胁肋胀满，口干口苦，舌质红，舌苔黄腻，脉弦滑。

治则：清热化痰。

主方：柴胡温胆汤加减。

方药：柴胡、黄芩、半夏、陈皮、竹茹、黄连、枳实、茯苓、甘草等。

3. 痰瘀互结型

临床表现：胸闷，心痛，痛有定处，舌质紫黯，或有瘀点、瘀斑，舌苔厚腻，脉弦滑。

治则：祛瘀化痰。

主方：桂枝茯苓丸加减。

方药：桂枝、茯苓、牡丹皮、桃仁、芍药等。

4. 脾虚湿盛型

临床表现：面色淡黄，体形丰满，四肢倦怠，头身沉重，眼睑或下肢浮肿，腹胀，纳呆，便溏，舌质淡，舌苔白腻或白滑，脉滑。

治则：健脾除湿，化浊降脂。

主方：参苓白术散或陈夏六君子汤加减。

方药：陈皮、半夏、党参、茯苓、白术、炙甘草、砂仁、薏苡仁、扁豆等。

5. 脾肾阳虚型

临床表现：胸闷，气短，形寒肢冷，面白，腰膝或腹部冷痛，久泻久痢，或五更泄泻，或小便不利，面浮肢肿，甚则腹胀如鼓，舌质淡，舌体胖，舌苔白滑，脉沉迟无力。

治则：温补脾肾，降脂化浊。

主方：实脾饮或附子理中汤加减。

方药：熟附子、党参、干姜、白术、炙甘草、茯苓等。

（二）糖尿病（消渴）

1. 肺热津伤型

临床表现：口渴多饮，口舌干燥，尿频量多，烦热多汗，舌质红，舌苔薄黄，脉数。

治则：清热润肺，生津止渴。

主方：消渴方。

方药：黄连末、天花粉末、人乳汁（或牛乳）、藕汁、生地黄汁、生姜汁等。

2. 胃热炽盛型

临床表现：多食易饥，口渴，尿多，形体消瘦，大便干燥，舌苔黄，脉实有力。

治则：清胃泻火，养阴增液。

主方：玉女煎或白虎加人参汤。

方药：生石膏、知母、生地黄、麦冬、牛膝、太子参等。

3. 气阴两虚型

临床表现：口渴引饮，或便溏，或饮食减少，精神不振，四肢乏力，体瘦，舌质淡，舌苔少而干，脉细弱。

治则：健脾益气，生津养胃。

主方：生脉散合七味白术散。

方药：太子参、白术、茯苓、甘草、木香、广藿香、葛根、麦冬、五味子等。

4. 肾阴亏虚型

临床表现：尿频量多，混浊如脂膏，或尿甜，腰膝酸软，乏力，头晕耳鸣，口干唇燥，皮肤干燥，瘙痒，舌质红，舌苔少，脉细数。

治则：滋阴固肾。

主方：六味地黄丸。

方药：熟地黄、山茱萸、枸杞子、山药、茯苓、泽泻、牡丹皮等。

5. 阴阳两虚型

临床表现：小便频数，混浊如膏，甚至饮一溲一，面容憔悴，耳轮干枯，腰膝酸软，四肢欠温，畏寒肢冷，男性阳痿，女性月经不调，舌苔淡白而干，脉沉细无力。

治则：滋阴固肾。

主方：金匮肾气丸。

方药：熟地黄、山茱萸、枸杞子、山药、茯苓、牡丹皮、泽泻、附子、肉桂等。

（三）相关监测指标

（1）吸烟饮酒、睡眠、运动、情绪、饮食等生活方式。

（2）疾病相关监测指标。包括空腹血糖、餐后2 h血糖、糖化血红蛋白、肝肾功能、血脂、血常规、尿常规、尿微量白蛋白。具体内容见表3-2-3和表3-2-4。

表3-2-3 糖尿病患者就诊评估反馈表（CVT）

姓名：　　　　　诊疗卡号：　　　　　就诊日期：

就诊医生：　　　　　　　　　评估人：

血糖控制情况	空腹血糖范围： 餐后2h血糖范围：	
血压控制情况	1. 良好（130/80 mmHg以下）　　　2. 尚可（140/90 mmHg以下） 3. 较差（140/90 mmHg以上）	
身体情况	身高_____cm　　体重_____kg　BMI：_____ 1. 稳定　2. 减轻　3. 增加	建议：
症状	1. 无　　2. 多饮　　3. 多食　　4. 多尿 5. 视力模糊　　6. 手脚麻木　　7. 下肢浮肿 8. 头晕　　9. 胸闷　　10. 疲倦乏力	其他不适：

生活方式评估指导	饮食	1. 有控制　2. 无控制　3. 偶有多食	建议：
	运动	1. 每天　　　　　　　　2. 一周大于5次 3. 一周小于4次　　　　4. 不运动	建议：
	自测血糖	1. 一周测一天及以上 2. 一个月测一天及以上 3. 一个月未测血糖	建议：
	心理睡眠	1. 良好　2. 稍焦虑　3. 焦虑　4. 失眠	建议：
	药物服用	1. 规律　2. 偶有漏服　3. 经常漏服	建议：
是否需要 糖尿病讲座		1. 不需要　2. 需要自我监测知识　3. 需要药物服用知识 4. 需要饮食知识　5. 需要运动知识　6. 其他	
就诊目的		1. 定期评估　2. 复诊开药　3. 专科教育　4. 针对性辅导　5. 其他	

定期评估项目

监测项目	1. 糖化血红蛋白　　　　2. 半年项目　　　　3. 年度项目 4. 空腹及餐后（指尖）/空腹及餐后（静脉血）血糖　5. 其他
完成时间	_____年_____月_____日

方案调整

本次就诊 的诊断	是否增加诊断：是 / 否　；　如是，请在相应增加诊断处打"√" 1. 糖尿病周围神经病变 2. 糖尿病肾病（I期，II期，III期，IV期，V期） 3. 糖尿病视网膜病变　4. 糖尿病足　5. 高血压　6. 冠心病 7. 中风　8. 高脂血症　9. 高尿酸血症 10. 糖尿病胃肠病变　11. 糖尿病神经源性膀胱 12. 糖尿病周围血管病变　13. 其他
若增加诊断 请填写	1. 增加疾病的发病日期：_____年_____月_____日 2. 治疗方式：门诊/住院

（续表）

药物调整	方案调整：1. 同前　　2. 加药　　3. 减药 　　　　　4. 换药　　5. 停用胰岛素　　6. 纯中药治疗 若调整方案，请填写目前用药方案： 1. 磺脲类　2. 非磺脲类促泌剂　3. α-糖苷酶抑制剂　4. 双胍类 5. DPP-4抑制剂　6. 噻唑烷二酮　7. SGLT-2抑制剂　8. 基础胰岛素 9. 速效胰岛素　10. 预混胰岛素　11. GLP-1a
宣教建议	1. 自我监测知识　　2. 药物服用知识　　3. 饮食知识 4. "3天饮食记录"　5. 运动知识　　6. 其他：
诊疗计划	目前所在诊疗方案： 病种：1. 1型糖尿病　　2. 2型糖尿病　　3. 糖尿病肾病 4. 糖尿病周围血管病变 随访计划：1. 3个月　　2. 半年　　3. 1年 是否需要调整诊疗计划：是/否；若是，请选择需要调整的计划： 病种：1. 1型糖尿病　2. 2型糖尿病　3. 糖尿病肾病 　　　4. 糖尿病周围血管病变 随访计划：1. 3个月　　2. 半年　　3. 1年 是否住院治疗：是　/　否 复诊时间：1. 4周　　2. 8周　　3. 12周　　4. 其他
其他	

表3-2-4　中医证候评分表

姓名：　　　　性别：　　　　年龄：　　　　诊疗卡号：　　　　填表时间：

（请在四项备选结果中选择其中之一，并在相应空格内打"√"）

常见症状	量化分数			
倦怠乏力	□₁无	□₂肢体稍倦，可坚持轻体力工作	□₃四肢乏力，勉强坚持日常活动	□₄全身无力，终日不愿活动
胁肋胀痛	□₁无	□₂偶有	□₃常有	□₄持续
口苦	□₁无	□₂晨起口苦	□₃经常口苦	□₄口苦持续不解
口淡	□₁无	□₂口中轻微无味	□₃口淡较严重	□₄口淡不欲饮食
口腻	□₁无	□₂偶觉口腻	□₃时有口中黏腻	□₄持续口中黏腻
自汗	□₁无	□₂动则汗出	□₃稍动即汗出	□₄不动汗自出
腹胀	□₁无	□₂偶有腹胀或食后腹胀	□₃腹胀较重，每日达6 h	□₄整日腹胀或腹胀如鼓
脘闷	□₁无	□₂偶尔	□₃经常	□₄整日

（请在四项备选结果中选择其中之一，并在相应空格内打"√"）

常见症状	量 化 分 数			
食欲不振	□₁无	□₂食量减少1/3以下	□₃食量减少1/3以上	□₄食量减少1/2以上
恶心呕吐	□₁无	□₂偶有恶心	□₃时有恶心，偶有呕吐	□₄频频恶心，有时呕吐
烦躁易怒	□₁无	□₂有时情绪不稳，烦躁发怒	□₃易烦躁发怒，但多数能控制	□₄经常烦躁发怒，难以自我控制
腰酸	□₁无	□₂晨起腰酸，捶打可止	□₃持续腰酸，劳则加重	□₄腰酸如折，休息不止
便溏	□₁无	□₂每日少于3次，大便不成形	□₃每日3～6次，不成形	□₄每日7次以上，成稀水样
小便发黄	□₁无	□₂小便稍黄	□₃小便深黄而少	□₄小便黄赤不利
面色萎黄	□₁无	□₂面色黄而尚润泽	□₃面色黄而欠润泽	□₄面色黄而干枯
面色无华	□₁无	□₂面色欠润泽	□₃面色淡白，无血色	□₄面色苍白无血色，兼虚肿
肢体困重	□₁无	□₂有困重感，尚不影响活动	□₃肢体沉重，活动费力	□₄沉重如裹，活动困难
目干	□₁无	□₂双目少津	□₃双目滞涩不爽，视物常模糊	□₄双目干燥，昏暗不明
口干	□₁无	□₂口微干	□₃晨起口干少津	□₄整日觉口干，时欲饮
耳鸣	□₁无	□₂轻微	□₃耳鸣重听，时发时止	□₄耳鸣不止，听力减退
五心烦热	□₁无	□₂手足心微热	□₃心烦，手足心灼热	□₄烦热不欲近衣被
午后潮热	□₁无	□₂偶有	□₃反复	□₄明显，经常出现
盗汗	□₁无	□₂头颈部汗出为主，偶有	□₃胸背潮湿，反复出现	□₄周身潮湿如水洗，经常出现

舌象：

苔象：

脉象：

七、糖尿病防控调养方案

（一）远离危险因素，改变生活方式

糖尿病患者均应接受糖尿病自我管理教育，以掌握自我管理所需的知识和技能。糖尿病自我管理教育应以患者为中心，尊重和响应患者的个人爱好、需求和价值观，并以此来指导临床决策。

血糖监测是糖尿病管理中的重要组成部分，其结果有助于评估糖尿病患者糖代谢紊乱的程度，制订合理的降糖方案，反映降糖治疗的效果并指导治疗方案的调整。因此，要指导患者做好自我血糖监测。

生活方式干预是糖尿病治疗的基础，2型糖尿病及糖尿病前期患者均需要接受个体化医学营养治疗，在熟悉糖尿病治疗的营养（医）师或综合管理团队（包括糖尿病教育者）指导下完成，应在评估患者营养状况的前提下，设定合理的营养治疗目标，调整总能量的摄入，合理、均衡分配各种营养素，达到代谢控制的目标，并尽可能满足患者的饮食喜好。

成年2型糖尿病患者应增加活动时间，减少坐姿时间。每周至少完成150 min中等强度的有氧运动。血糖控制极差且伴有急性并发症或严重慢性并发症者，应慎重选择运动治疗。

吸烟与肿瘤、糖尿病、糖尿病大血管病变、糖尿病微血管病变、过早死亡的风险增加相关。研究表明2型糖尿病患者戒烟有助于改善代谢指标、降低血压、减少白蛋白尿。应劝告每一位吸烟的糖尿病患者停止吸烟或停用烟草类制品，减少被动吸烟，对患者的吸烟状况及尼古丁依赖程度进行评估，提供咨询和戒烟热线，必要时加用药物等帮助戒烟。

帮助患者正确认识疾病，解除不必要的恐惧、焦躁和消极悲观情绪，树立战胜疾病的信心，积极配合治疗，控制血糖，延缓此病的发生及发展，减少相关并发症的发生。

所有2型糖尿病患者确诊时和1型糖尿病患者确诊5年后，应进行糖尿病周围神经病变、糖尿病肾病、糖尿病视网膜病变、糖尿病足等相关并发症的筛查。

（二）健康干预

1. 生活方式干预

（1）袋泡茶或膏方，便于患者长期服用。

实证、热证者：大黄、黄芩、黄连、山楂、丹参等。

偏气虚、阳虚者：黄芪、党参、干姜、黄连等。

偏阴虚者：生地黄、熟地黄、石斛、黄精、太子参、黄连等。

（2）茶疗。

肺热津伤证：可予生地黄、麦冬等煮水代茶饮。

胃热炽盛证：可予葛根、黄连等煮水代茶饮。

气阴两虚证：可予西洋参、枸杞子等煮水代茶饮。

肾阴亏虚证：可予熟地黄、枸杞子、山药等煮水代茶饮。

阴阳两虚证：可予枸杞子、肉苁蓉、淫羊藿等煮水代茶饮。

（3）中药熏洗（蒸）法。

中药外洗方加减。透骨草、桂枝、川椒、艾叶、木瓜、苏木、红花、赤芍、白芷、川芎、川乌头、草乌、生麻黄、白芥子等。上药共研为细末，每日1～2次，每次100 g，用1 200 mL温开水溶解后浸洗患处，温度40℃，浸泡20～30 min，14日为1个疗程。

2. 中医适宜技术干预

（1）耳穴疗法。选取胃、脾、三焦、内分泌、大肠等为主穴，辨证配穴。这些穴位或有化痰消脂的功效，或有调补脾肾的功能。操作时先用75%酒精消毒，再将粘有王不留行籽的医用胶布贴在耳穴上，每次贴一侧耳穴，嘱患者每日三餐前适度按压穴位3 min，每3天换另一侧耳穴贴敷。

（2）针灸治疗。治疗原则为"疏肝健脾补肾，活血化瘀，涤痰降浊"，所取穴位包括疏肝健脾补肾之脾俞、中脘、足三里、肾俞、太溪、关元和祛痰要穴丰隆，三阴交既能健脾胃、补肝肾，又能活血化瘀、标本兼顾，胃脘下俞穴则是治疗糖尿病的特殊效穴。

（3）推拿疗法。

上肢麻痛：拿肩井肌、揉捏臂臑、手三里、合谷部肌筋，点肩髃、曲池等穴，搓揉肩肌来回数遍。每次按摩时间为20～30 min，每日1～2次，14次为1个疗程。

下肢麻痛：拿阴廉、承山、昆仑肌筋，揉捏伏兔、承扶、殷门部肌筋，点腰阳关、环跳、足三里、委中、承山、解溪、三阴交、涌泉等穴，搓揉腓肠肌数十遍，手劲刚柔相济，以深透为度。每次按摩时间为20～30 min，每日1～2次，14次为1个疗程。

（三）健康指导（健康处方）

1. 指导原则

糖尿病患者均应接受糖尿病自我管理教育、自我血糖监测教育、饮食指导、运动指导，树立战胜疾病的信心。

2. 饮食指导

（1）饮食调理。

①推算标准体重：标准体重（kg）＝身高（cm）－105（身高＜165 cm或年龄＞40）或标准体重（kg）＝身高（cm）－110（身高＞165 cm或年龄＜40）。

②判断能量级别（表3-2-5）：

表3-2-5 能量级别表

体重分级	卧床	轻体力	中体力	重体力
消瘦（BMI＜18.5）	20～25	35	40	45～50
正常（18.5≤BMI≤24）	15～20	30	35	40
超重（BMI＞24）	15	20～25	30	35

BMI＝体重（kg）÷［身高（m）×身高（m）］。
轻体力劳动：以坐为主的工作，如办公室文员等。
中体力劳动：驾驶员、医生、电工、学生等。
重体力劳动：搬运、装卸、建筑工人，舞蹈演员，运动员等。

③计算每日能量：一天的总热量＝标准体重（kg）×能量级别。

（2）优化饮食结构：①碳水化合物占总能量摄入量的50%～60%，优先选择低血糖生成指数（GI）食物。②脂肪摄入量低于总能量摄入量的30%，其中单不饱和脂肪酸摄入量占脂肪摄入总量的10%～20%，建议占比在20%～30%。③蛋白质摄入量不能超过总能量摄入量的20%，建议占比在10%～20%。④还需要摄入维生素及矿物质，如维生素D_3、B_1、B_2，Mg，Zn等。⑤主食选用全谷物，或者薯类、杂豆等粗粮，最好能占总量的1/3。全谷物类食物有稻米、小麦、玉米、大麦、燕麦、黑麦、黑米、高粱、青稞、小米、粟米、荞麦、薏苡仁等；薯类食物有红薯、马铃薯、紫薯等；杂豆类食物有赤豆、芸豆、绿豆、蚕豆、鹰嘴豆。⑥多吃蔬菜，两餐中间加水果。每日蔬菜摄入总量为300～500 g，深色蔬菜是首选，占蔬菜总量的一半，两餐中间可选用低GI水果。⑦常吃鱼与禽类（鸡、鸭），猪、牛、羊等畜肉要适量，加工肉类不推荐，蛋类每周不多于4个，或者2日吃1个鸡蛋。⑧每日300 mL液态低脂奶或者相当奶制品，多摄入豆制品，坚果可以做零食，每日不超过25 g。乳类互换公式（蛋白质含量）：鲜牛奶100 g＝酸奶100 g＝奶粉12.5 g。⑨推荐多饮白开水（每日1 500～1 700 mL），也可适量饮淡茶或咖啡，酒类、饮料要限制。⑩合理烹饪，少油少盐，少食肥甘厚味、煎炸烧烤及膨化食品（表3-2-6）。

表3-2-6　常见蔬菜、水果GI参考表

蔬菜	南瓜	胡萝卜	山药	莴笋	芹菜	黄瓜	茄子	菠菜	生菜
GI值	75	71	51	<15	<15	<15	<15	<15	<15
蔬菜	绿笋	花椰菜	西红柿	青椒					
GI值	<15	<15	<15	<15					
水果	西瓜	菠萝	绿葡萄	杧果	香蕉	猕猴桃	柑	黑葡萄	苹果
GI值	72	66	56	55	52	52	43	43	36
水果	梨	桃	柚子	李子	樱桃				
GI值	36	28	25	24	22				

（3）改变进餐顺序：细嚼慢咽是原则，先吃蔬菜再吃肉，最后少量用主食，进食速度要限制，早餐15～20 min，中晚餐30 min。

3. 运动指导

（1）适宜项目：乒乓球、保龄球、慢跑、快走等中等强度的运动。也可选择家务劳动、步行购物、广播操、太极拳、八段锦、易筋经等低强度的运动。根据个人情况选择适合自己的运动，可将运动融入日常生活中，随时随地进行，不要作为一种额外的负担。不宜选择高强度的运动。

（2）注意事项：应在第一口饭开始后1 h进行运动，因为此时血糖较高，不易出现低血糖。每周应至少坚持运动4次，每次运动持续时间为60 min左右（包括运动前的准备活动及运动后的恢复整理活动）。运动过程中应感觉周身发热、出汗，但不要大汗淋漓。可用心率衡量运动强度。心率＝（220-年龄）×（60%～70%）或心率＝170-年龄。如年龄为40岁，运动后心率需达到110～130次/min，否则运动意义不大，达到运动强度后坚持30 min。有心脏疾病者不做要求。

（3）中医辨证运动方式。①补肾固本法：可选择太极拳、踮脚走、走猫步。②益气养阴法：可选择慢跑、散步、慢节奏舞蹈。③疏肝理气法：可选择慢跑、爬山、游泳。④清热润燥法：可选择太极拳、太极剑、八段锦。⑤调养心神法：可选择太极拳、散步、放松功。⑥清热凉血法：可选择散步、瑜伽、太极剑。⑦清热利湿法：可选择爬山、球类运动、游泳。

八、糖尿病应急方案

（一）低血糖

糖尿病患者在治疗过程中可能发生血糖过低的现象。低血糖可导致身体不适甚至出现生命危险，是血糖达标的主要障碍，应引起特别注意。

1. 低血糖的诊断标准

对非糖尿病患者来说，低血糖症的诊断标准为血糖 < 2.8 mmol/L。而接受药物治疗的糖尿病患者只要血糖水平 $\leqslant 3.9$ mmol/L 就属于低血糖范畴。糖尿病患者常伴有自主神经功能障碍，影响机体对低血糖的反馈调节能力，增加了发生严重低血糖的风险。同时，低血糖也可能诱发或加重患者的自主神经功能障碍，形成恶性循环。

2. 可引起低血糖的降糖药物

胰岛素、磺脲类和非磺脲类胰岛素促泌剂均可引起低血糖。其他种类的降糖药（如二甲双胍、α-糖苷酶抑制剂、噻唑烷二酮）单独使用时一般不会导致低血糖。应用DPP-4抑制剂、GLP-1受体激动剂和SGLT-2抑制剂时，出现低血糖的风险较小。

3. 低血糖的临床表现

低血糖的发生与血糖水平及血糖的下降速度有关，可表现为交感神经兴奋（如心悸、焦虑、出汗、饥饿感等）和中枢神经症状（如神志改变、认知障碍、抽搐和昏迷）。但老年患者发生低血糖时常可表现为行为异常或其他非典型症状。夜间低血糖常因难以发现而得不到及时处理。有些患者屡发低血糖后，可表现为无先兆症状的低血糖昏迷。

4. 低血糖分级

（1）血糖警惕值：血糖≤3.9 mmol/L，需要服用速效碳水化合物并调整降糖方案剂量。

（2）临床显著低血糖：血糖<3.0 mmol/L，提示有严重的、临床上有重要意义的低血糖。

（3）严重低血糖：没有特定血糖界限，伴有严重认知功能障碍且需要其他措施帮助恢复的低血糖。

5. 低血糖的可能诱因及预防对策

（1）胰岛素或胰岛素促泌剂：应从小剂量开始，逐渐增加剂量，谨慎地调整剂量。

（2）未按时进食或进食过少：患者应定时定量进餐，如果进餐量减少则相应减少降糖药物剂量，误餐时应提前做好准备。

（3）运动量增加：运动前应增加额外的碳水化合物摄入。

（4）酒精摄入，尤其是空腹饮酒：酒精能直接导致低血糖，应避免酗酒和空腹饮酒。

（5）严重低血糖或反复发生低血糖：应调整糖尿病的治疗方案，并适当调整血糖控制目标。

（6）使用胰岛素的患者出现低血糖时，应积极寻找原因，谨慎调整胰岛素治疗方案和用量。

（7）糖尿病患者应随身携带碳水化合物类食品，一旦发生低血糖，立即食用。

6. 低血糖的治疗

糖尿病患者血糖≤3.9 mmol/L，即需要补充葡萄糖或含糖食物。严重的低血糖需要根据患者的意识和血糖情况给予相应的治疗和监测（见图3-2-3）。

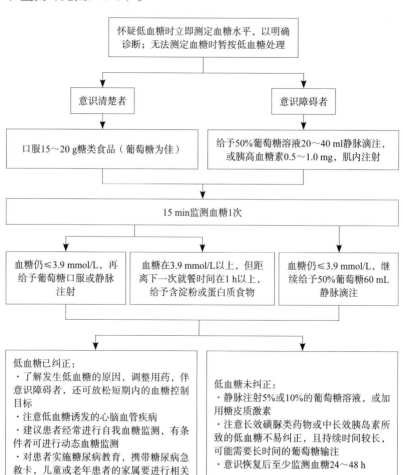

图3-2-3 低血糖治疗流程

（二）糖尿病酮症酸中毒（DKA）

DKA是由于胰岛素严重缺乏和升糖激素不适当升高引起的糖、脂肪和蛋白代谢严重紊乱综合征，临床以高血糖、高血清酮体和代谢性酸中毒为主要表现。DKA的发生常有诱因，包括急性感染、胰岛素不适当减量或突然中断治疗、饮食不当、胃肠疾病、脑卒中、心肌梗死、创伤、手术、妊娠、分娩、精神刺激等。

慢性病管理患者若出现可疑DKA时，可联系慢性病管理团队，在慢性病管理团队的指导下尽快就诊。

1. DKA的临床表现

DKA分为轻度、中度和重度。仅有酮症而无酸中毒称为糖尿病酮症；轻、中度DKA除酮症外，还有轻至中度酸中毒；重度DKA是指酸中毒伴意识障碍（DKA昏迷），或虽无意识障碍，但血清碳酸氢根低于10 mmol/L。DKA常急性发病。在DKA发病前数天可有多尿、烦渴多饮和乏力症状加重，失代偿阶段出现食欲减退、恶心、呕吐、腹痛，常伴头痛、烦躁、嗜睡等症状，呼吸深快，呼气中有烂苹果味（丙酮气味）；病情进一步发展，出现严重失水现象，包括尿量减少、皮肤黏膜干燥、眼球下陷、脉快而弱、血压下降、四肢厥冷；到晚期，各种反射迟钝甚至消失，终至昏迷。

2. DKA的实验室检查

首选的实验室检查包括血糖、尿素氮、肌酐、血清酮体、电解质、渗透压、尿常规、尿酮体、血气分析、血常规、心电图等。若怀疑合并感染还应进行血、尿和咽部的细菌培养。

3. DKA诊断标准

如血清酮体升高或尿糖和酮体阳性伴血糖增高，血pH值和（或）二氧化碳结合力降低，无论有无糖尿病病史，都可诊断为DKA。

4. DKA的治疗

DKA的治疗原则为尽快补液以恢复血容量，纠正失水状态，降低血糖，纠正电解质及酸碱平衡失调，积极寻找和消除诱因，防治并发症，降低病死率。对单有酮症者，需适当补充液体并进行胰岛素治疗，直至酮体消失。

（1）补液：补液能纠正失水，恢复血容量和肾灌注，有助于降低血糖和清除酮体。治疗中补液速度应先快后慢，第1 h输入生理盐水，速度为15～20 mL/（kg·h）（一般成人1.0～1.5 L）。随后补液速度取决于脱水程度、电解质水平、尿量等。要在第1个24 h内补足预估的液体丢失量，补液治疗是否奏效，要看血流动力学（如血压）、出入量、实验室指标及临床表现。对有心、肾功能不全者，在补液过程中要监测血浆渗透压，并经常对患者的心脏、肾脏、神经系统状况进行评估以防止补液过多。当DKA患者血糖≤3.9 mmol/L时，须补充5%葡萄糖溶液并继续胰岛素治疗，直至血清酮体、血糖均得到控制。

（2）胰岛素：小剂量胰岛素连续静脉滴注0.1 U/（kg·h），但对于重症患者，可采用首剂静脉注射胰岛素0.1 U/kg，随后以0.1 U/（kg·h）速度持续滴注。若第1 h内血糖下降不足10%，或有条件监测血清酮体时，血清酮体下降速度<0.5 mmol/（L·h），且脱水已基本纠正，则增加胰岛素剂量至1 U/（kg·h）。当DKA患者血糖降至3.9 mmol/L时，应减少胰岛素输入量至0.05～0.1 U/（kg·h），并开始给予5%葡萄糖溶液，此后需要根据血糖来调整胰岛素的给药速度和葡萄糖浓度，并需持续进行胰岛素输注直至DKA缓解。

缓解标准参考如下：血糖<11.1 mmol/L，血清酮体<0.3 mmol/L，血清HCO_3^-≥15 mmol/L，血pH值>7.3，阴离子间隙≤12 mmol/L。不可完全依靠监测尿酮值来确定DKA是否缓解，因尿酮在DKA缓解时仍可持续存在。

（3）纠正电解质紊乱：在开始胰岛素及补液治疗后，若患者的尿量正常，血钾低于5.2 mmol/L即应静脉补钾，一般在输入溶液中加氯化钾1.5～3.0 g/L，以保证血钾在正常水平。治疗前已有低钾血症，且尿量≥40 mL/h时，在补液和胰岛素治疗的同时必须补钾。严重低钾血症可危及生命，若发现血钾<3.3 mmol/L，应优先进行补钾治疗，当血钾升至3.5 mmol/L时，再开始胰岛素治疗，以免发生心律失常、心脏骤停和呼吸肌麻痹。

（4）纠正酸中毒：DKA患者在注射胰岛素后会抑制脂肪分解，进而纠正酸中毒，一般认为无须额外补碱。但严重的代谢性酸中毒可能会引起心肌受损、脑血管扩张、严重的胃肠道并发症以及昏迷等严重并发症。仅在pH<7.0的患者中考虑适当补碱治疗。每2 h测定1次血pH值，直至其维持在7.0以上。治疗中加强复查，防止过量。

（5）去除诱因和治疗并发症：如休克、感染、心力衰竭和心律失常、脑水肿和肾衰竭等。

5. DKA的治疗监测

治疗过程应准确记录液体入量及出量、血糖及血清酮体。

6. DKA的预防

当随机血糖超过19.05 mmol/L（血清酮体≥3 mmol/L）时，可预警DKA。严格控制血糖是预防DKA的首要措施。

九、服务评价方法

1. 体质干预疗效评价

见表3-2-7。

表3-2-7　治未病预防保健服务效果
——健康情况改善和服务满意度评价

您好！我们真诚地邀请您参加一次调查活动，目的是了解治未病服务对您身体健康的帮助情况，以及您对治未病服务的客观看法，以帮助我们更好地改进工作，为您提供更好的服务，请您根据实际情况客观地填写本调查表（回答以下问题）。

非常感谢您的大力支持！

说明：本调查表适用于在中医健康状态辨识与评估基础上进行过中医健康干预［自助干预和（或）他助干预］满6个月的服务对象。

姓名		联系电话	
性别	□男　□女	职　业	
年龄	□≤20岁 □20～29岁 □30～39岁 □40～49岁 □50～59岁 □60岁及以上		
学历	□小学及以下 □初中 □高中或中专 □大专 □本科 □硕士及以上		
月均收入	□≤2000元 □2001～3000元 □3001～5000元 □5001～10000元 □＞10000元		
医疗付费方式 （可多选）	□公费医疗　□城镇职工基本医疗保险　□城镇居民基本医疗保险 □新型农村合作医疗 □商业性医疗保险 □自费 □其他		
过去半年就医次数	□0次　□＜6次　□≥6次		
过去一年住院次数	□0次　□1次　□≥2次		
过去三年接受 健康体检次数	□0次　□1次　□2次　□≥3次		
接受治未病预防保健 务的时间	□6个月～1年 □1～2年 □≥2年		
了解治未病预防保健服 务的途径（可多选）	□报纸 □杂志 □电视 □网络 □朋友介绍　□书籍 □"治未病"服务单位宣传 □其他（请注明）：_____		

一、请根据您接受治未病预防保健服务以来，身体原有不适近半年来变化的实际情况，在对应选项内打"√"。

序号	不适表现	选项					
		无	有				
			比半年前 差多了	比半年前 差一些	和半年前 差不多	比半年前 好一些	比半年前 好多了
1	神疲乏力						
2	困倦						
3	精神不振						
4	少气懒言						
5	闷闷不乐						
6	急躁易怒						

（续表）

序号	不适表现	选项					
		无	有				
			比半年前差多了	比半年前差一些	和半年前差不多	比半年前好一些	比半年前好多了
7	头昏或眩晕						
8	头痛						
9	胸闷不适						
10	心慌心悸						
11	失眠						
12	多梦						
13	注意力不集中						
14	记忆力减退						
15	关节肌肉疼痛						
16	腰膝酸软						
17	气短						
18	盗汗或多汗						
19	易受到惊吓						
20	反应减慢						
21	工作效率低						
22	头发早白						
23	牙齿松动						
24	手足发冷						
25	手足心热						
26	手足麻木						
27	口干咽痛						
28	脘腹痞满						
29	食欲不振						
30	面色萎黄或㿠白						
31	担心自己的健康						
32	性欲减退						
33	月经先后不定期						
34	经量时多时少						

（续表）

序号	不适表现	选　项					
		无	有				
			比半年前差多了	比半年前差一些	和半年前差不多	比半年前好一些	比半年前好多了
35	易感冒						
36	大便稀溏						
37	大便秘结						
38	小便增多或清长						

二、在您接受的服务措施中，按照对您健康改善的作用大小，在对应选项内打"√"。

服务措施		选　项			
		无	有（重要程度）		
			重要	一般	不重要
健康档案建立					
中医体质辨识					
健康指导					
自助干预（经过指导，采用中医方法进行自我调理）	饮食调理				
	运动调理（如太极拳等）				
	情志调理				
	手法调理（如穴位按摩等）				
	设备、器具（材）调理				
	其他（请注明）：_____				
他助干预（采用中医方法进行干预）	内服药物调理（包括膏方等）				
	外用药物调理（如药浴、贴敷等）				
	非药物调理 针灸				
	非药物调理 推拿				
	非药物调理 拔罐				
	非药物调理 刮痧				
	非药物调理 足疗				
	非药物调理 熏蒸				
	非药物调理 点穴				
	非药物调理 耳穴				
	其他（请注明）：_____				

（续表）

三、请根据您在本机构接受治未病预防保健服务的体会，在对应选项内打"√"。

项目	满意程度
服务场所的设施环境	□非常不满意　□不满意　□一般　□满意　□非常满意
服务项目的丰富程度	□非常不满意　□不满意　□一般　□满意　□非常满意
服务过程的设计安排	□非常不满意　□不满意　□一般　□满意　□非常满意
服务人员的技术水平	□非常不满意　□不满意　□一般　□满意　□非常满意
服务人员的服务态度	□非常不满意　□不满意　□一般　□满意　□非常满意
服务项目的收费情况	□非常不满意　□不满意　□一般　□满意　□非常满意
服务的总体感觉	□非常不满意　□不满意　□一般　□满意　□非常满意

2. 相关检查指标评价

按照糖化血红蛋白（HbA1c）的水平来进行评价。

（1）已有冠心病或具有冠心病极高危因素的患者，或者存在低血糖风险较高的患者，按照以下标准进行评价：优为 $7.0\% \leqslant HbA1c < 8.0\%$，良为 $8.1\% \leqslant HbA1c \leqslant 9.0\%$，差为 $HbA1c > 9.0\%$，或 $HbA1c < 6.9\%$。

（2）合并慢性肾脏病的患者 $[15mL/(min \cdot 1.73m^2) \leqslant$ 估算的肾小球滤过率 $< 60mL/(min \cdot 1.73m^2)]$，按照以下标准进行评价：优为 $7.0\% \leqslant HbA1c < 7.5\%$，良为 $7.5\% \leqslant HbA1c \leqslant 9.0\%$，差为 $HbA1c > 9.0\%$，或 $HbA1c < 6.9\%$，终末期肾病 [估算的肾小球滤过率 $< 15mL/(min \cdot 1.73m^2)]$ 患者的糖化血红蛋白目标范围不作要求。

（3）健康状况良好的老年糖尿病患者，按照以下标准进行评价：优为 $7.0\% \leqslant HbA1c < 7.5\%$，良为 $7.5\% \leqslant HbA1c \leqslant 9.0\%$，差为 $HbA1c > 9.0\%$，或 $HbA1c < 6.9\%$。

（4）健康状况中度受损的老年糖尿病患者，按照以下标准进行评价：优为 $7.5\% \leqslant HbA1c < 8.0\%$，良为 $8.0\% \leqslant HbA1c \leqslant 9.0\%$，差为 $HbA1c > 9.0\%$，或 $HbA1c < 7.5\%$。

（5）健康状况严重受损的老年糖尿病患者，按照以下标准进行评价：优为8.0%≤HbA1c<8.5%，良为8.5%≤HbA1c≤9.0%，差为HbA1c>9.0%，或HbA1c<8.0%。

（6）除上述情况以外的其他2型糖尿病患者，按照以下标准进行评价：优为6.0%≤HbA1c<7.0%，良为7.0%≤HbA1c≤8.0%，差为HbA1c>8.0%，或HbA1c<6.0%，仅接受生活方式干预或仅接受中医中药治疗的糖尿病患者允许HbA1c≤6.0%。

3. 疗效评价

（1）中医证候疗效评价。

疗效指数＝［（治疗前积分－治疗后积分）/治疗前积分］×100%。

临床痊愈：主要症状、体征消失或基本消失，疗效指数≥95%。

显效：主要症状、体征明显改善，70%≤疗效指数<95%。

有效：主要症状、体征明显好转，30%≤疗效指数<70%。

无效：主要症状、体征无明显改善，甚或加重，疗效指数<30%。

（2）中医证候分级量化标准及评分（表3-2-8）。

表3-2-8 中医证候分级量化标准及评分

主症	量化分级				评分
	0分	3分	6分	9分	
口干多饮	无	每日饮水≤2 000 mL	每日饮水2 000～4 000 mL	每日饮水≥4 000 mL	
多食易饥	无	饭量增多但无须额外加餐	饭量增多偶有额外加餐	饭量增多且经常额外加餐	
多尿	无	夜尿1～2次	夜尿3～4次	夜尿≥5次	
BMI	20～23.9	18.5～19.9	17.0～18.4	≤16.9	
次症	0分	1分	2分	3分	
食少纳呆	无	偶有	时有	频有	

（续表）

主症	量化分级				评分
	0分	3分	6分	9分	
大便稀溏或黏	无	偶有	时有	频有	
倦怠乏力	无	偶有	时有	频有	
气短懒言	无	偶有	时有	频有	
食后脘闷	无	偶有	时有	频有	
口苦口干	无	偶有	时有	频有	
恶心呕吐	无	偶有	时有	频有	
肢端麻木	无	偶有	时有	频有	
面色暗滞	无	偶有	时有	频有	
证候总积分					
舌苔	舌质淡红，舌苔薄白	舌质淡，舌苔薄白	其他异常舌苔：		
脉象	脉平	脉弦细或细弱	其他异常脉象：		

（3）中医证候疗效评定标准（表3-2-9）。

表3-2-9 中医证候疗效评定标准表

姓名：　　　　年龄：　　　　　　　性别：

科室：　　　　诊断：　　　　　　　门诊号：

疗效评定	评价标准	疗效情况		
		1个月	2个月	3个月
临床痊愈	主要症状、体征消失或基本消失，疗效指数≥95%			
显效	主要症状、体征明显改善，70%≤疗效指数＜95%			
有效	主要症状、体征明显好转，30%≤疗效指数＜70%			
无效	主要症状、体征无明显改善，甚或加重，疗效指数＜30%			

（4）主要症状疗效评价。

按主要症状（餐后饱胀不适、早饱感、上腹部疼痛）的记录与

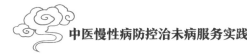

评价，计算症状改善百分率。症状改善百分率＝［（治疗前总积分－治疗后总积分）/治疗前总积分］×100%。

痊愈：症状消失。

显效：症状改善百分率≥80%。

进步：50%≤症状改善百分率<80%。

无效：症状改善百分率<50%。

恶化：症状改善百分率为负值。

通过痊愈和显效病例数计算总有效率。

主要症状疗效评价标准，见表3-2-10。

表3-2-10　主要症状疗效评价标准表

姓名：	年龄：		性别：		
科室：	诊断：		门诊号：		
疗效评定	评价标准		疗效情况		
			1个月	2个月	3个月
痊愈	症状消失				
显效	症状改善百分率≥80%				
进步	50%≤症状改善百分率<80%				
无效	症状改善百分率<50%				
恶化	症状改善百分率负值				

第三节 原发性高血压中医防控治未病服务规范

一、概述

（一）概念

原发性高血压，简称高血压，是一种以体循环动脉压升高、周围小动脉阻力增高，同时伴有不同程度的心排血量和血容量增加为主要表现的临床综合征。

（二）诊断标准

1. 中医诊断标准

参照中华中医药学会发布的《中医内科常见病诊疗指南》与2002年卫生部发布的《中药新药临床研究指导原则》。

（1）主要症状：头晕目眩，头痛。

（2）次要症状：头如裹，面红耳赤，口苦口干，耳鸣耳聋，汗出，心悸，胸闷，气短，肢麻，腰膝酸软等。

2. 西医诊断标准

参照卫生部疾病预防控制局、中国高血压联盟和国家心血管病中心制定的《中国高血压防治指南（2010年修订版）》。

（1）未应用抗高血压药物的情况下，平均收缩压（SBP）≥140 mmHg和（或）平均舒张压（DBP）≥90 mmHg。

（2）既往有高血压病史，近4周内应用抗高血压药物治疗的个体。

二、服务内容

确诊的高血压患者纳入慢性病全过程闭环管理，进行中医治未病三级防控（未病先防，既病防变，瘥后防复），高血压防控治未病服务以高血压慢性病团队为核心，覆盖三甲医院、社区卫生服务中心。确诊的高血压患者签署知情同意书后，可在三甲医院及社区卫生服务中心进行中医防控管理服务，建档采集基本资料后先进行体质辨识、开具相关的检验检查，参照《ISH2020国际高血压实践指南》，确定高血压危险分层，实施高血压全程闭环管理，进行三级分类防控，提供体质调养方案和慢性病防控方案的实施，包括生活方式干预、启动中药及西药治疗，运用中医适宜技术干预，定期跟踪随访及评估疗效，旨在提高患者依从性，预防心血管疾病，延缓心、脑、肾、眼、血管等靶器官损害，改善患者生活质量。

三、实施流程

按照中医慢性病防控指导服务规范要求，制定高血压慢性病团队的规范服务流程，包括三甲医院高血压防控治未病服务流程（图3-3-1）及社区卫生服务中心高血压防控治未病服务流程（图3-3-2）。

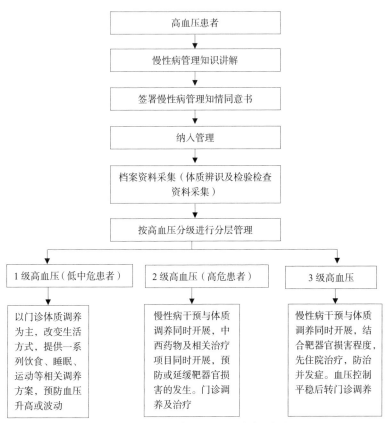

图3-3-1 三甲医院高血压防控治未病服务流程

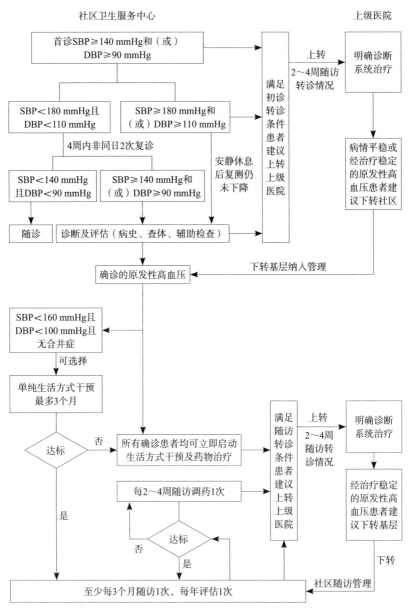

图3-3-2　社区卫生服务中心高血压防控治未病服务流程

四、档案管理

1. 主要症状

头晕目眩、头痛、心悸、胸闷或气短、肢体麻木等。

2. 人群特点

摄盐过多、肥胖、缺乏运动、久坐、熬夜、压力大、情绪紧张、睡眠障碍、吸烟饮酒。（中青年为重点关注人群）

3. 专科特点

1级高血压：160 mmHg＞SBP≥140 mmHg和（或）100 mmHg＞DBP≥90 mmHg。

2级高血压：180 mmHg＞SBP≥160 mmHg和（或）110 mmHg＞DBP≥100 mmHg。

3级高血压：SBP≥180 mmHg和（或）DBP≥110 mmHg。

4. 相关检验检查指标

心电图、动态血压、心脏彩超、颈动脉彩超、无创心脏血流动力测定（6 min步行试验）、血脂四项或八项、空腹血糖、餐后2 h血糖（OGTT及胰岛素释放试验）、肝功能、肾功能（尿酸、肌酐）、电解质（钾、钠、镁）、同型半胱氨酸、尿常规、尿微量白蛋白。

五、服务周期

服务周期设定为1个月、3个月、6个月、12个月随访。包含填写高血压患者随访登记表，如症状、生活方式干预、服药情况、运动锻炼等记录（表3-3-1）。

每半年进行1次体质辨识及体质干预疗效评价，原则上没有随访上限。

表3-3-1 高血压患者随访登记表

姓名：　　　　　　　　　　　　　　　　　　　　　　编号：

随访日期		年　月　日	年　月　日	年　月　日	年　月　日
随访方式		1.门诊　2.家庭 3.电话	1.门诊　2.家庭 3.电话	1.门诊　2.家庭 3.电话	1.门诊　2.家庭 3.电话
症状	1.无症状 2.头晕头痛 3.恶心呕吐 4.眼花耳鸣 5.呼吸困难 6.心悸胸闷 7.四肢发麻 8.下肢水肿	选项： 其他：	选项： 其他：	选项： 其他：	选项： 其他：
体征	血压（mmHg）				
	体重（kg）				
	BMI				
	心率（次/min）				
	其他				
生活方式指导	日吸烟量（支）				
	日饮酒量（mL）				
	运动	次/周 min/次	次/周 min/次	次/周 min/次	次/周 min/次
	摄盐情况（咸淡）	轻/中/重	轻/中/重	轻/中/重	轻/中/重
	心理调适	1.良好　2.一般 3.差	1.良好　2.一般 3.差	1.良好　2.一般 3.差	1.良好　2.一般 3.差
	遵医行为	1.良好　2.一般 3.差	1.良好　2.一般 3.差	1.良好　2.一般 3.差	1.良好　2.一般 3.差
服药依从性		1.规律　2.间断 3.不服药	1.规律　2.间断 3.不服药	1.规律　2.间断 3.不服药	1.规律　2.间断 3.不服药
药物不良反应		1.无　2.有	1.无　2.有	1.无　2.有	1.无　2.有

（续表）

此次随访分类		1.控制满意 2.控制不满意 3.不良反应 4.并发症	1.控制满意 2.控制不满意 3.不良反应 4.并发症	1.控制满意 2.控制不满意 3.不良反应 4.并发症	1.控制满意 2.控制不满意 3.不良反应 4.并发症
用药情况	药物名称1				
	用法用量	每日 次 每次	每日 次 每次	每日 次 每次	每日 次 每次
	药物名称2				
	用法用量	每日 次 每次	每日 次 每次	每日 次 每次	每日 次 每次
	药物名称3				
	用法用量	每日 次 每次	每日 次 每次	每日 次 每次	每日 次 每次
转诊	原因				
	机构及科别				
下次随访日期					
随访医生签名					

六、治未病服务规范

本服务规范适用于高血压三级防控（未病、已病、转病）治未病的全过程服务，社区防控人员及三甲医院的高血压防控团队可根据本病的体质特点进行治未病服务。

（一）体质辨识

高血压者体质以气虚质、阳虚质、阴虚质、痰湿质、湿热质、血瘀质、气郁质为主，少有平和质、特禀质，临床中常见多种体质兼存，如阴虚湿热质、阳虚痰湿质、气郁血瘀质等。

1. 气虚质

气虚质是由于元气不足，以疲乏、气短、自汗等气虚表现为主要特征的一种体质状态，通常表现为语声低怯、气短懒言、容易疲劳、精神不振、易出汗。随着年龄的增长，机体肺、脾、胃、肾等各脏腑功能逐渐出现虚损而呈现气虚征象，从而发展为眩晕或头痛，气虚是老年高血压病发病的重要病理基础。

（1）健康调养建议：培养豁达乐观的生活态度，不可过度劳神，避免过度紧张，保持稳定平和的心态。过度忧思会阻碍气机运行，气虚质不宜过思过悲。宜食益气健脾药物如五指毛桃、山药等，起居勿过劳，运动宜柔缓，推荐太极拳、八段锦、养心操。

（2）干预措施：予护心茶调理，予护心灸改善气虚质。

2. 阳虚质

阳虚质是因老年人阳气亏虚，或因久病气损及阳导致。阳气偏虚则阴寒易生，寒性凝滞、收引，从而导致气血运行不畅，滞涩脉中，导致血管挛缩，脉络瘀滞。

（1）健康调养建议：注意调节自己的情感，不要过喜过悲，要善于自我排遣或与人倾诉，宽宏大量，保持愉悦心境。可欣赏轻松欢快、使人振奋的音乐。春天多食韭菜、生姜等温阳之品，少食生冷寒凉食物，少饮绿茶。起居要保暖，运动避风寒。予艾箱（盒）或艾暖包敷气海、足三里、命门、涌泉等穴，以养护阳气，补肾助阳，改善阳虚质。

（2）干预措施：予药膳肉苁蓉汤（肉苁蓉10 g、党参15 g、山药15 g、莲子15 g、茯苓15 g、当归5～10 g）以益气温阳补肾；选取大椎穴、神道穴予中药封包（八角、茴香、花椒、吴茱萸）配合红外线治疗；予护心灸改善阳虚质。

3. 阴虚质

阴虚质以阴液亏耗为主要特征，老年人常因禀赋不足、素体肾气亏虚，或久病伤肾，或偏食膏粱厚味、情绪易激、熬夜等因素导致肝肾阴亏，水不涵木，阴不维阳，阳亢于上，从而导致热扰头目。

（1）健康调养建议：食宜滋阴，多食石斛、沙参等滋润之品，如莲子百合雪耳羹，少食韭菜、辣椒等燥烈之品。忌熬夜，戒烟酒，运动勿大汗。

（2）干预措施：予养血补肾茶调理。

4.痰湿质

痰湿质多形体肥胖、腹部肥满松软。

（1）健康调养建议：饮食应清淡，少食红肉、甜品、油腻食物、精细面食、肉汤等，多食富含膳食纤维之品，如冬瓜薏苡仁汤、粉葛赤小豆汤。宜长期坚持有氧运动如健步走，慢跑，打乒乓球、羽毛球，游泳等。

（2）干预措施：予消脂茶调理；予药膳天麻汤（天麻10 g、茯苓15 g、川芎5 g、陈皮5 g、生姜3片、大枣3个）以化痰祛风醒神；选颈背部穴位如翳风、安眠、肩井、天宗、神道等，予虎符铜砭刮痧。

5.湿热质

平素面垢油光，易生痤疮粉刺、酒渣鼻等，常感口苦口干，口臭或嘴里有异味，身体困倦，形体偏胖或消瘦，心烦懈怠，眼睛红赤，大便燥结，或黏滞，小便短赤，男性易阴囊潮湿，女性易白带增多，舌质偏红，舌苔黄腻，脉多滑数。

（1）健康调养建议：饮食宜清淡，忌辛温滋腻之品，少食辣椒、花椒、火锅、牛羊肉等辛温助热之品，多食芹菜、胡萝卜、黄瓜、绿豆、葛根等甘寒甘平之品。宜选择中高强度运动，在下午或傍晚进行。

（2）干预措施：予药膳粉葛汤、山楂荷叶饮调理；便秘予便秘方；敷双侧天枢、双侧大横穴以健脾导滞；选膀胱经第一侧线（背部脊柱两侧约3cm处）上穴位拔火罐；选手足阳明、足太阴经穴针刺以清利湿热。

6. 血瘀质

胸闷心悸，头晕目眩，失眠，耳鸣，舌上有瘀斑，舌苔薄白，脉弦细无力。

（1）健康调养建议：多食山楂、玫瑰花、木耳、金橘等活血散结、行气、疏肝解郁之品，少食红肉等滋腻之品，限制食盐摄入。起居勿安逸，多运动以促血行，如降压操、宁心止眩操、跳舞、健身操等。

（2）干预措施：予理气茶调理。

7. 气郁质

气郁质以形体消瘦者为多见，性格内向不稳定，忧郁脆弱，敏感多疑，神情多烦闷不乐，胸胁胀满，或走窜疼痛，多伴善太息，或嗳气呃逆，或咽间有异物感，或乳房胀痛，睡眠较差，食欲减退，惊悸怔忡，健忘，痰多，大便多干，小便正常，舌质淡红，舌苔薄白，脉弦细。

（1）健康调养建议：宜疏肝理气，多食黄花菜（金针菜）、海带、橘皮、玫瑰花等行气解郁之品。起居宜动不宜静，多参加群体运动、坚持中高强度运动。

（2）干预措施：予山楂甘草茶（山楂30 g、陈皮5 g、玫瑰花3 g、甘草6 g）以化痰开郁。

（二）辨证论治

1. 肾气亏虚证

腰膝酸痛（外伤性除外），腿酸膝软或足跟痛，耳鸣或耳聋，心悸或气短，发脱或齿摇，夜尿频，尿后有余沥或失禁，舌质淡，舌苔白，脉沉细弱。

（1）治法：平补肾气，调和血脉。

（2）推荐方药：补肾和脉方加减。黄芪、黄精、桑寄生、淫羊藿、杜仲、女贞子、怀牛膝、泽泻、川芎、当归、地龙等。

（3）中成药：杞菊地黄丸、六味地黄丸（肾阴虚证）、右归丸（肾阳虚证）。

2. 痰瘀互结证

头如裹，胸闷，呕吐痰涎，胸部刺痛（痛有定处或拒按），脉络瘀血，皮下瘀斑，肢体麻木或偏瘫，舌质胖，舌苔腻，脉滑，或舌质紫黯，有瘀斑、瘀点，脉涩。

（1）治法：祛痰化浊，活血通络。

（2）推荐方药：半夏白术天麻汤合通窍活血汤加减。半夏、苍术、白术、天麻、陈皮、茯苓、薏苡仁、桃仁、当归、赤芍、川芎、枳壳、郁金。

（3）中成药：血塞通软胶囊、脑心清片等。

3. 肝火亢盛证

眩晕，头痛，急躁易怒，面红，目赤，口干，口苦，舌质红，舌苔黄，脉弦数。

（1）治法：清肝泻火，疏肝解郁。

（2）推荐方药：调肝降压方加减。柴胡、白芍、枳壳、香附、佛手、夏枯草、炒栀子、牡丹皮、菊花、钩藤等。

（3）中成药：松龄血脉康胶囊等。

4. 阴虚阳亢证

腰酸膝软，五心烦热，心悸，失眠，耳鸣，健忘，舌质红，舌苔少，脉弦细数。

（1）治法：滋阴补肾，平肝潜阳。

（2）推荐方药：天麻钩藤饮加减。天麻、钩藤、决明子、炒栀子、牛膝、杜仲、益母草、桑寄生、首乌藤、茯苓、牡蛎等。

（3）中成药：银杏叶滴丸等。

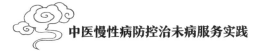

5. 辨证论治时结合体质辨识精准施治

（1）阴虚湿热质：加用金水六君煎、十味温胆汤等养阴化痰。

（2）阳虚痰湿质：加用参附龙牡汤、二陈汤等温阳化气祛湿。

（3）气郁血瘀质：加用丹参饮以理气活血。

（三）治未病检查项目

1. 身体成分分析

具体内容见第三章第一节（P44）。

2. 脏腑功能检测

具体内容见第三章第一节（P44）。

高血压与心、肝、肾等脏腑功能有关，通过对脏腑功能的虚、实、寒、热等进行检测，了解身体脏腑失衡状态，为治未病调养服务提供辅助依据。

3. 经络检测

通过无级气动加压配合高精度防过载传感器精确模拟中医切诊指法，智能分析出单脉与相兼脉类别，以及时—频—域几十种脉象参数，并输出标准的脉象图。同时可记录和跟踪不同时期的脉象特征变化，对疾病的疗效评估具有重要的参考价值，为健康状态的辨识、干预效果的评价提供客观化依据。

七、高血压防控调养方案

（一）高血压生活方式指导方案

1. 戒烟

科学戒烟，避免被动吸烟（表3-3-2）。

表3-3-2 尼古丁依赖程度评估表

评估内容	0分	1分	2分	3分
早晨您醒来之后多长时间吸第一支烟	60 min后	31～60 min	6～30 min	5 min以内
您是否在许多禁烟场所很难控制吸烟的冲动	否	是		
您最不愿放弃哪个时段的一支烟	其他时间	早晨第一支		
您每天吸多少支烟	≤10 支	11～20 支	21～30 支	≥31 支
您早晨醒来后第1个小时是否比其他时间吸烟多	否	是		
您卧病在床时是否仍然吸烟	否	是		

评分	依赖程度
0～3分	轻度依赖
4～6分	中度依赖
≥7分	重度依赖

2. 限酒

白酒＜50 mL/d，葡萄酒＜100 mL/d，啤酒＜250 mL/d，女性饮酒量减半。

3. 运动指导

（1）运动种类：快走与慢跑，速度约7 km/h；骑功率自行车，打太极、八段锦，做俯卧撑等。

（2）运动强度：控制心率在120次/min或最大体力的50%。

（3）运动时间：约30 min，每周3次，持续20周。运动时心率能达到最大心率的60%～70%即可，如果运动时心率是最大心率的70%～85%，属于高强度运动。

（4）注意事项：血压过高时应避免运动。严重高血压（血压高于180/105 mmHg）者不要运动，建议将血压控制在140/90 mmHg以下再运动。如果运动中出现呼吸困难、心悸、头晕、胸闷、虚汗等不适，应立即停止运动并原地休息。若休息后仍不缓解，应及时就医。注意避免剧烈运动。剧烈运动会导致心率加快，心输出量增加，血压升高，引发危险。

4. 饮食指导

合理饮食，选择低脂低盐、高维生素、富含纤维素的食物；减少钠盐摄入，每人每日食盐量≤6 g，注意隐性盐的摄入。

（二）检验检查指标的观察

相关检查评估表、生活质量评估表、疾病观察量表、心血管疾病危险因素简易评估量表（表3-3-3）及随访记录表等相关记录表设置在智能慢性病管理系统（问卷组合、健康随访）中。

表3-3-3　心血管疾病危险因素简易评估量表

就诊日期			患者姓名		
性别		年龄		联系电话	
体重（kg）		身高（m）		BMI	
1. 既往病史 □高血压　　　　　　□高脂血症　　　　　　□糖尿病 □高尿酸血症　　　　□心力衰竭　　　　　　□冠心病					
2. 是否吸烟 □是（吸烟量：_____支/d）　　□否					
3. 是否戒烟 □是（戒烟时间：_____年___月___日）　　□否					

（续表）

4. 是否喝酒
□是（□白酒＿＿mL/d　　□葡萄酒＿＿mL/d　　□啤酒＿＿mL/d）　　□否

5. 每日运动量
□极少运动　　　　　　　　　□低（＜3次/周，＜30 min/次）
□中（3次/周，＞30 min/次）　□高（＞3次/周，＞30 min/次）

6. 性格
□A型（喜欢竞争，做事较真）　□B型（性格内敛，节奏缓慢）
□C型（逆来顺受，爱生闷气）　□D型（紧张焦虑，不愿社交）

7. 膳食习惯
进食速度　□＜9 min/餐　　□9～29 min/餐　　□＞29 min/餐
外食族　□经常　　□偶尔　　□很少
精细面食　□多　　□适量　　□少
蔬菜　□＞200 g/d　　□≤200 g/d
主食　□＞100 g/餐　　□≤100 g/餐
坚果　□有（□＞50 g/d　　□≤50 g/d）　　□无
每日饮品　□白开水　　□茶　　□咖啡　　□奶茶　　□含糖饮料　　□其他
口味　□爱吃生冷　　□爱吃辛辣

8. 睡眠情况
□正常　　　　□入睡困难　　□失眠多梦　　□打鼾　　□其他

9. 体质特征
□畏寒怕冷，喜热饮　　　　　□口燥咽干，喜冷饮
□易出汗，疲倦乏力　　　　　□盗汗
□口苦　　　　　　　　　　　□口黏
□手足心热　　　　　　　　　□手足冰凉
□易感冒　　　　　　　　　　□易过敏
□大便烂　　　　　　　　　　□大便干燥

10. 生活习惯
□久坐　　　　　□熬夜（晚于23:00）　　　　□夜宵

（三）健康干预

1. 健康指导（健康处方）

（1）指导原则：改变慢性病的生活方式、生活习惯。

（2）指导方法：①提供血压打卡小程序（降压小达App），智能记录每日家庭自测血压。②饮食指导：选择得舒饮食模式。③健康宣教（每周健康科普推文、每月院内及社区健康小讲座）。④推

送视频号进行科普。⑤每季度社区或社区外义诊。⑥自我保健方法，如宁心止眩操，全套操六节（每节3组，12次/组，即36次）或以节拍计算（四八拍），每日2次，早晚为宜，每次练习10 min，每日共20 min，每周练习≥5次；自我穴位保健，按揉玉枕、风池、安眠、足三里、三阴交、太冲、涌泉穴；敲打百会穴和胆经穴位；搓双耳轮等。根据6 min步行试验，制订并提供运动处方。

2. 生活方式干预

（1）减慢进食速度，每餐20 min，细嚼慢咽。

（2）减重：BMI保持在18～24；男性腰围＜90cm；女性腰围＜85cm。

（3）推荐得舒饮食模式。减少钠盐摄入，每人每日食盐量不超过6 g，注意隐性盐的摄入；减少膳食脂肪摄入，总脂肪＜总热量的30%，饱和脂肪＜10%；每日食用新鲜蔬菜400～500 g，水果100 g，肉类50～100 g，鱼虾类50 g，奶类250 g，食油20～25 g，蛋类每周3～4个，少吃糖类和甜食。

（4）坚持规律运动：选择中等强度运动，如快走、慢跑、游泳、骑车、做俯卧撑等，每次20～30 min，每周5～7次。

（5）戒烟：科学戒烟，避免被动吸烟。

（6）减轻精神压力，培养爱好，保持心情愉悦。

（7）不提倡饮酒（特别是高度烈性酒），尽可能戒酒；饮酒者限制饮酒，饮酒量限制：男性每日饮酒精量不超过25 g，即葡萄酒＜100～150 mL，或啤酒＜250～500 mL，或白酒＜25～50 mL；女性饮酒量则减半，孕妇不饮酒。

（8）避免暴露在空气污染中。

3. 袋泡茶及药膳指导

（1）袋泡茶。

理气茶：佛手3 g，玫瑰3 g，丹参5 g等。

安神茶：酸枣仁3g、素馨花3g、浮小麦5g、甘草2g等。

消脂茶：陈皮3g、山楂3g、决明子5g等。

养血补肾茶：桑椹5g、墨旱莲5g、枸杞子3g、大枣1枚。

止晕茶：川芎2g、黄精5g、决明子5g等。

（2）药膳。

粉葛汤：粉葛150～250g、赤小豆30g、陈皮5g、茯苓15g、白术10～15g、生姜3片。可生津除烦，主治头痛、颈项不适、口渴。

天麻汤：天麻10g、茯苓15g、川芎5g、陈皮5g、生姜3片、大枣3个。可化痰、祛风醒神，主治头晕眼黑、肢体麻木。

肉苁蓉汤：肉苁蓉10g、党参15g、山药15g、莲子15g、茯苓15g、当归5～10g。可益气养血、补肾，主治头晕耳鸣、肌瘦。

山楂甘草茶：山楂30g、陈皮5g、玫瑰花3g、甘草6g。可化痰开郁，主治食欲不振、消化不良。

山楂荷叶饮：山楂15g、荷叶15g、大枣3个。可活血导滞，适合高血压伴血脂异常者。

山楂小米粥：山楂30g、小米100g、山药1～2两。可健脾消滞，主治食欲不振、食积。

4. 中医适宜技术干预

根据病情需要及临床症状，配备多功能艾灸仪、针灸器具、艾条、刮痧板、火罐、中药浸浴设备。

（1）针刺治疗（埋针治疗）。

治法：疏肝平阳，益气活血，滋阴养肾，祛痰化浊。

主穴：百会、曲池、合谷、肝俞、三阴交。

配穴：肝火亢盛配太冲、行间、侠溪；阴虚阳亢配肾俞、太溪；痰湿壅盛配丰隆、中脘；气虚血瘀配足三里、膈俞；阴阳两虚配关元、肾俞；头晕头痛配太阳、头维、风池；心悸失眠配内关、

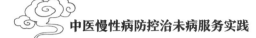

神门。

操作：太冲可向涌泉透刺，以达滋阴潜阳之力；其他腧穴常规针刺。痰湿壅盛、气虚血瘀、阴阳两虚致头晕、昏沉感明显者，均施以艾箱灸百会穴。

（2）中药沐足疗法。

①夏枯草30 g、钩藤20 g、艾叶20 g。上药制成煎剂，用时加温至40℃左右，浸泡双足，双足相互搓动，每次足浴20 min，每日2次，10～15日为1个疗程。

②钩藤20 g、吴茱萸10 g、桑寄生30 g、夏枯草30 g，水煎取药液1 500 mL，加入食醋100 mL，每日1次，每次足浴20 min左右，10日为1疗程。

③钩藤15 g、豨莶草30 g、川牛膝20 g、花椒10 g，浸泡1 h后，大火煮开，小火再煮30 min，水温40～45℃，赤足泡药中，浸过踝部，双足互搓，每次20 min，每日1次，10次为1个疗程，间隔3日，做第2疗程。

（3）耳穴压豆疗法。常用穴为耳背沟、肝、心、交感、肾上腺；备用穴为耳神门、耳尖、肾。常用穴每次取3～4穴，酌加备用穴，以7 mm×7 mm的胶布，将王不留行籽贴于所选之穴，贴紧后并稍加压力，令患者感到胀痛及耳廓发热感。每隔2日换贴1次，每次1耳，双耳交替，15次为1个疗程。

（4）虎符铜砭刮痧疗法。选取颈背部穴位，如翳风、安眠、风池、肩井、天宗、神道、心俞、膏肓等。

（5）护心灸疗法。实施部位：神道穴、神阙穴。

（6）火熨疗法。实施部位：头颈部、肩背腰腿及腹部（图3-3-3）。

（7）火罐疗法（图3-3-4）。

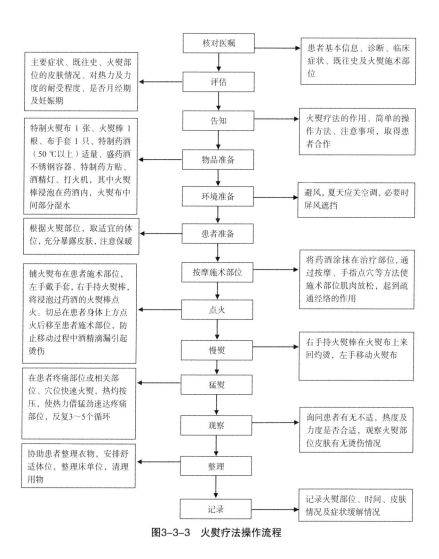

主要症状、既往史、火熨部位的皮肤情况、对热力及力度的耐受程度、是否月经期及妊娠期 ← 评估

核对医嘱 → 患者基本信息、诊断、临床症状、既往史及火熨施术部位

特制火熨布 1 张、火熨棒 1 根、布手套 1 只、特制药酒（50℃以上）适量、盛药酒不锈钢容器、特制药方贴、酒精灯、打火机，其中火熨棒浸泡在药酒内，火熨布中间部分湿水 ← 物品准备

告知 → 火熨疗法的作用、简单的操作方法、注意事项，取得患者合作

环境准备 → 避风，夏天应关空调，必要时屏风遮挡

根据火熨部位，取适宜的体位，充分暴露皮肤，注意保暖 ← 患者准备

铺火熨布在患者施术部位，左手戴手套，右手持火熨棒，将浸泡过药酒的火熨棒点火。切忌在患者身体上方点火后移至患者施术部位，防止移动过程中酒精滴漏引起烫伤 ← 点火

按摩施术部位 → 将药酒涂抹在治疗部位，通过按摩、手指点穴等方法使施术部位肌肉放松，起到疏通经络的作用

慢熨 → 右手持火熨棒在火熨布上来回灼烫，左手移动火熨布

在患者疼痛部位或相关部位，穴位快速火熨，热灼按压，使热力借猛劲速达疼痛部位，反复3～5个循环 ← 猛熨

观察 → 询问患者有无不适，热度及力度是否合适，观察火熨部位皮肤有无烫伤情况

协助患者整理衣物，安排舒适体位，整理床单位，清理用物 ← 整理

记录 → 记录火熨部位、时间、皮肤情况及症状缓解情况

图3-3-3 火熨疗法操作流程

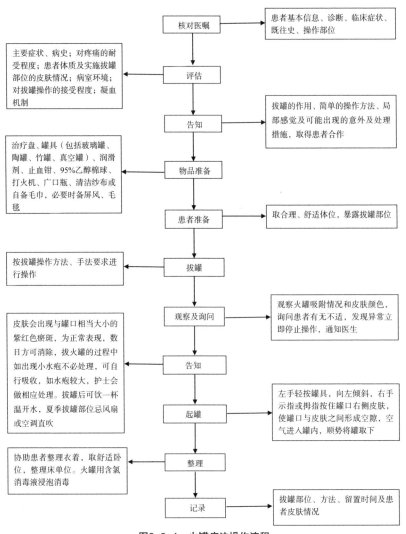

主要症状、病史；对疼痛的耐
受程度；患者体质及实施拔罐
部位的皮肤情况；病室环境；
对拔罐操作的接受程度；凝血
机制

治疗盘、罐具（包括玻璃罐、
陶罐、竹罐、真空罐）、润滑
剂、止血钳、95%乙醇棉球、
打火机、广口瓶、清洁纱布或
自备毛巾，必要时备屏风、毛
毯

按拔罐操作方法、手法要求进
行操作

皮肤会出现与罐口相当大小的
紫红色瘀斑，为正常表现，数
日方可消除。拔火罐的过程中
如出现小水疱不必处理，可自
行吸收，如水疱较大，护士会
做相应处理。拔罐后可饮一杯
温开水，夏季拔罐部位忌风扇
或空调直吹

协助患者整理衣着，取舒适卧
位，整理床单位。火罐用含氯
消毒液浸泡消毒

核对医嘱 → 患者基本信息、诊断、临床症状、
既往史、操作部位

评估

告知 → 拔罐的作用、简单的操作方法、局
部感觉及可能出现的意外及处理
措施，取得患者合作

物品准备

患者准备 → 取合理、舒适体位，暴露拔罐部位

拔罐

观察及询问 → 观察火罐吸附情况和皮肤颜色，
询问患者有无不适，发现异常立
即停止操作，通知医生

告知

起罐 → 左手轻按罐具，向左倾斜，右手
示指或拇指按住罐口右侧皮肤，
使罐口与皮肤之间形成空隙，空
气进入罐内，顺势将罐取下

整理

记录 → 拔罐部位、方法、留置时间及患
者皮肤情况

图3-3-4　火罐疗法操作流程

八、高血压应急方案

慢性病急性发作的应急处理办法：

（1）当头晕目眩、头痛、心悸、胸闷、气短、肢麻等主要症状复发或加重，且血压不能控制（小于69岁者＞140/90 mmHg；大于70岁者＞150/90 mmHg），请就诊于心血管内科高血压专家，调整抗高血压药物。

（2）调整药物3天后上述症状及体征（主要视血压情况）未见好转，或出现言语障碍、肢体活动障碍、下肢浮肿、尿量减少等症状，收入院治疗。

（3）既往血压控制尚可，忽然间血压剧烈升高（尤其是舒张压＞130 mmHg），或伴有头痛、心悸、大汗等，立即收入院治疗。

九、服务评价方法

参照《中国高血压防治指南（2010年修订版）》，合理控制多重心血管危险因素。

1. 相关检查指标评价

服务周期1个月起填写高血压患者随访登记表。

2. 体质干预评价

中医体质辨识量表（平和质得分提高，偏颇体质得分降低）和健康状况调查问卷（表3-3-4）。

表3-3-4　健康状况调查问卷

序号	不适表现	选　项					
		无	有				
			比半年前差多了	比半年前差一些	和半年前差不多	比半年前好一些	比半年前好多了
1	神疲乏力						
2	困　倦						
3	精神不振						
4	少气懒言						
5	闷闷不乐						
6	急躁易怒						
7	头昏或眩晕						
8	头　痛						
9	胸闷不适						
10	心慌心悸						
11	失　眠						
12	多　梦						
13	注意力不集中						
14	记忆力减退						
15	关节肌肉疼痛						
16	腰膝酸软						
17	气　短						
18	盗汗或多汗						
19	易受到惊吓						
20	反应减慢						
21	工作效率低						
22	头发早白						
23	牙齿松动						
24	手足发冷						
25	手足心热						

3. 疗效评价

（1）评价标准：①中医证候学评价。采用《中药新药临床研究指导原则（试行）》（中国医药科技出版社2002年5月出版）的证候评分标准，动态观察证候变化，重点评价患者已有或新发的头晕目眩、头痛等主要症状是否明显缓解（证候得分下降≥50%）。②疾病病情评价。推荐采用世界卫生组织生活质量测定简表（World Health Organization Quality of Life Assessment）中文版和高血压生活质量量表进行成人原发性高血压的病因鉴别诊断、心血管危险因素的评估，并指导诊断措施及预后判断。

降压目标：年轻人或合并糖尿病、慢性肾脏病<130/80 mmHg；年轻人（45岁以下）<120/80 mmHg；60～69岁<140/90 mmHg，如能耐受，还可以进一步降低；70～79岁<150/90 mmHg，如能耐受，还可以进一步降低；肾功能受损（蛋白尿<1 g/d者）<130/85 mmHg；肾功能受损（蛋白尿>1 g/d者）<125/75 mmHg。

（2）评价方法：通过肱动脉血压和24 h动态血压评定降压疗效。

第四节 胃痛中医防控治未病服务规范

一、概述

（一）概念

胃痛，又称胃脘痛，以上腹胃脘部近心窝处经常发生疼痛为主要症状的病证。

（二）诊断标准

1. 中医诊断标准

参照2017年中华医学会消化病学分会在上海发布的《中国慢性胃炎共识意见》、2009年中华中医药学会脾胃病分会在深圳发布的《慢性浅表性胃炎中医诊疗共识意见》及2002年卫生部发布的《中药新药临床研究指导原则》。

（1）主要症状：不同程度和性质的胃脘部疼痛。

（2）次要症状：可伴有胃脘部胀满、胀闷、嗳气、反酸、纳呆、恶心、胁胀、腹胀等症。

本病可见于任何年龄段，以中老年人为多见，常反复发作。

2. 西医诊断标准

参考2017年中华医学会消化病学分会在上海发布的《中国慢性胃炎共识意见》。

慢性浅表性胃炎的主要病因为非特异性消化不良，表现为反复或持续性的上腹不适、饱胀、钝痛、烧灼痛，无明显节律性，一般进食后加重；其次为食欲下降、嗳气、反酸、恶心等消化不良症状。确诊依赖于胃镜、幽门螺杆菌检测及内镜下病理诊断，尤以病理组织活检的临床价值最大。

（1）胃镜诊断。慢性非萎缩性胃炎的胃黏膜红白相间、以白为主，黏膜皱襞变平甚至消失，黏膜血管显露，黏膜呈颗粒状或结节样。如伴有胆汁反流、糜烂、黏膜内出血等症，描述为萎缩性胃炎或非萎缩性胃炎伴胆汁反流、糜烂、黏膜内出血等症。

（2）病理诊断。根据病情需要可取2～5块胃黏膜组织活检，内镜医生应向病理科提供取材的部位、病变描述、内镜检查结果和简要病史。病理医生应报告每一块活检标本的组织学变化、对幽门螺杆菌、慢性炎症、活动性炎症、萎缩、肠上皮化生及上皮内瘤变（低级别和高级别）进行分级。

二、服务内容

胃痛中医防控治未病服务是以慢性病团队为核心，覆盖三甲医院、社区卫生服务中心，对胃痛患者进行中医治未病三级防控及闭环管理服务。

严格按照中医慢性病防控治未病服务规范的要求制定本慢性病团队的规范服务流程。胃脘部不适患者签署知情同意书后，可在三甲医院及社区卫生服务中心进行中医胃痛防控管理服务，建档采集基本资料后予体质辨识、治未病检查及生活方式监测等，对胃痛进行三级分类防控，提供体质调养方案和慢性病防控方案，定期跟踪随访及评估疗效，以期达到使病情稳定或治愈的目的。

三、实施流程

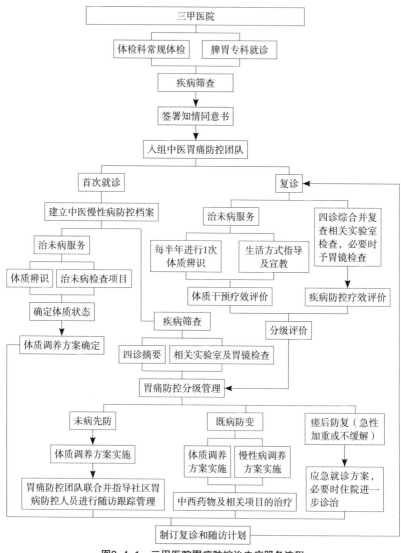

图3-4-1 三甲医院胃痛防控治未病服务流程

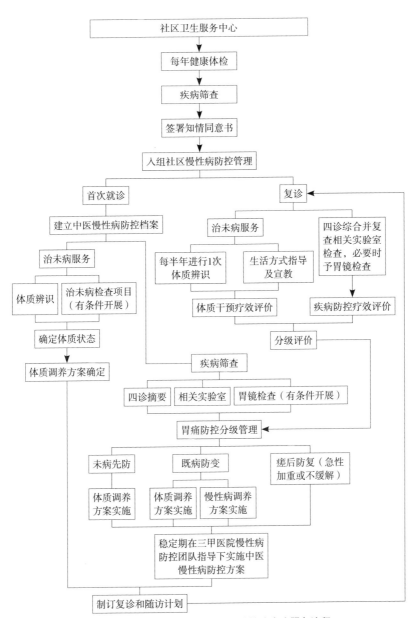

图3-4-2　社区卫生服务中心胃痛防控治未病服务流程

四、档案管理

1. 一般情况（四诊特点）

（1）一般情况：姓名、性别、年龄、既往病史、过敏史、用药史。

（2）专科特点：身高、体重、脉搏、心率、血压、体温。

2. 疾病筛查

胃痛主要由非特异性消化不良导致，首先表现为反复或持续性的上腹不适、饱胀、钝痛、烧灼痛，无明显节律性，一般进食后较重。其次为食欲下降、嗳气、反酸、恶心等消化不良症状，确诊依赖于胃镜、幽门螺杆菌检测及内镜下病理，尤以病理组织活检的临床价值最大。全腹平软，剑突下轻压痛或全腹无压痛及反跳痛，肠鸣音正常。

3. 相关检验检测指标

（1）重点观察指标：胃镜检查，必要时取活检病理学检查；幽门螺杆菌检测；腹部B超；血常规检验；心电图等。

（2）辅助观察指标：尿常规、大便常规及粪便隐血试验；生化检验（肝功能、肾功能、血糖、电解质、凝血功能）及胸部X片正侧位检查（胸片）等。

具体内容见表3-4-1。

表3-4-1　胃痛相关检验检测指标

姓名：	年龄：	性别：
科室：	诊断：	门诊号：

必做项目

检查项目	检查结果	完成情况
胃镜检查（病理）		
幽门螺杆菌检测		
腹部B超		
血常规		
心电图		

选做项目

检查项目	检查结果	完成情况
尿常规		
大便常规及粪便隐血试验		
生化检验		
胸片		

五、服务周期

每个月进行疾病防控疗效评价，如每月填写胃痛患者随访登记表（表3-4-2），包含生活方式干预、中医适宜技术干预、饮食调养、运动锻炼、调畅情志、隔日药膳、自我保健、胃痛情况等记录。

每半年进行一次体质辨识及体质干预疗效评价，原则上没有随访上限。

表3-4-2　胃痛患者随访登记表

天数	生活方式干预	中医适宜技术干预	饮食调养	运动锻炼	调畅情志	隔日药膳	自我保健	胃痛情况			
								无	轻	中	重
1	☐	☐	☐	☐	☐	☐	☐	☐	☐	☐	☐
2	☐	☐	☐	☐	☐	☐	☐	☐	☐	☐	☐
3	☐	☐	☐	☐	☐	☐	☐	☐	☐	☐	☐
4	☐	☐	☐	☐	☐	☐	☐	☐	☐	☐	☐
5	☐	☐	☐	☐	☐	☐	☐	☐	☐	☐	☐
6	☐	☐	☐	☐	☐	☐	☐	☐	☐	☐	☐
7	☐	☐	☐	☐	☐	☐	☐	☐	☐	☐	☐
8	☐	☐	☐	☐	☐	☐	☐	☐	☐	☐	☐
9	☐	☐	☐	☐	☐	☐	☐	☐	☐	☐	☐
10	☐	☐	☐	☐	☐	☐	☐	☐	☐	☐	☐
11	☐	☐	☐	☐	☐	☐	☐	☐	☐	☐	☐
12	☐	☐	☐	☐	☐	☐	☐	☐	☐	☐	☐
13	☐	☐	☐	☐	☐	☐	☐	☐	☐	☐	☐
14	☐	☐	☐	☐	☐	☐	☐	☐	☐	☐	☐
15	☐	☐	☐	☐	☐	☐	☐	☐	☐	☐	☐
16	☐	☐	☐	☐	☐	☐	☐	☐	☐	☐	☐
17	☐	☐	☐	☐	☐	☐	☐	☐	☐	☐	☐
18	☐	☐	☐	☐	☐	☐	☐	☐	☐	☐	☐
19	☐	☐	☐	☐	☐	☐	☐	☐	☐	☐	☐
20	☐	☐	☐	☐	☐	☐	☐	☐	☐	☐	☐
21	☐	☐	☐	☐	☐	☐	☐	☐	☐	☐	☐
22	☐	☐	☐	☐	☐	☐	☐	☐	☐	☐	☐
23	☐	☐	☐	☐	☐	☐	☐	☐	☐	☐	☐
24	☐	☐	☐	☐	☐	☐	☐	☐	☐	☐	☐
25	☐	☐	☐	☐	☐	☐	☐	☐	☐	☐	☐
26	☐	☐	☐	☐	☐	☐	☐	☐	☐	☐	☐
27	☐	☐	☐	☐	☐	☐	☐	☐	☐	☐	☐
28	☐	☐	☐	☐	☐	☐	☐	☐	☐	☐	☐
29	☐	☐	☐	☐	☐	☐	☐	☐	☐	☐	☐
30	☐	☐	☐	☐	☐	☐	☐	☐	☐	☐	☐
31	☐	☐	☐	☐	☐	☐	☐	☐	☐	☐	☐

六、治未病服务规范

本服务规范适用于中医胃痛三级防控治未病的全过程服务，社区防控人员及三甲医院胃痛防控团队可根据本病的体质特点进行治未病服务。

（一）体质辨别

胃痛的中医体质学说尚未完善，且对相关疾病的研究仍不深入，根据南方的地理及人群特点，胃痛患者以湿热质、气郁质与阳虚质较为多见；阴虚质、血瘀质、气虚质亦可见。

1. 湿热质

（1）体质描述：面垢油光，易生痤疮，口苦口干，身重困倦，大便燥结，小便短赤，男性易阴囊潮湿，女性易带下量多、急躁易怒。

（2）形成原因：多由湿热蕴结不解，先天禀赋不足或久居湿地导致。

2. 气郁质

（1）体质描述：形体偏瘦，忧郁面貌，烦闷不乐，胸胁胀满，走窜疼痛，多伴太息，睡眠较差，健忘痰多，大便偏干，小便正常，忧郁脆弱，敏感多疑。

（2）形成原因：气机郁滞，与先天遗传及后天情志所伤有关。

3. 阳虚质

（1）体质描述：平素畏冷，喜热饮食，精神不振，睡眠偏多，口唇色淡，毛发易落，易出汗，大便溏薄，小便清长，内向沉静，发病多为寒证。

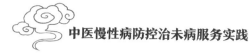

（2）形成原因：元阳不足或先天禀赋不足，如父母老年得子或母体妊娠调养失当等。

（二）治未病检查项目

1. 身体成分分析

具体内容见第三章第一节（P44）。

2. 脏腑功能检测

具体内容见第三章第一节（P44）。

胃痛与肝、脾、胃等脏腑功能有关，通过对脏腑功能的虚、实、寒、热等进行检测，了解身体脏腑失衡状态，为治未病调养服务提供辅助依据。

3. 经络检测

具体内容见第三章第三节（P112）。

（三）生活方式监测指标

见表3-4-3。

表3-4-3　胃痛患者生活方式监测指标

姓名：	年龄：		性别：	
科室：	诊断：		门诊号：	
管理方案	管理措施			完成情况
生活起居管理方案				
运动管理方案				
自我保健管理方案				
饮食管理方案				

1. 生活起居管理

有规律的生活起居对于胃痛的调养非常重要，要养成良好的生活习惯，劳逸结合，按时作息，早睡早起。经常熬夜会扰乱生理规律，削弱胃的屏障修复功能。胃痛患者除了要按时用药外，还要保证充足的休息和睡眠，以促进疾病的康复。

2. 运动管理

经常锻炼身体，能够增强体质，提高抗病能力，通过运动可以促进胃肠道的蠕动和分泌，促进食物的消化和营养成分的吸收。运动项目可选择五禽戏、太极拳、八段锦等。

3. 自我保健管理

每晚睡觉之前，可以躺在床上用两手按摩腹部，上下来回往复30遍左右；也可以肚脐为圆心，以顺时针、逆时针方向各按摩30圈，长期坚持可以助脾运，去积滞，通秽气，对脾胃有良好的保健作用。平时可配合自我保健法，如按摩、推拿，点按或艾灸腧穴，可选内关、中脘、足三里等穴，能够起到健脾养胃的功效。

4. 饮食管理

平素养成良好的饮食习惯，空腹不饮咖啡或浓茶，戒烟酒，忌食辛辣与硬质食物，少食寒凉与生冷之品，少食烧烤与烟熏类、肥厚油腻之品。在饮食方面宜少、缓、软、温、洁、鲜。这些均有利于食物的消化吸收，并可减轻胃肠道负担。

（四）胃痛体质调养方案

根据胃痛的体质状态给予相应的体质调养方案。

1. 湿热质

具体内容见第三章第一节（P51）。

2. 气郁质

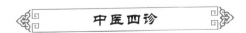

形体消瘦者多见，性格内向不稳定，忧郁脆弱，敏感多疑，神情多烦闷不乐，胸胁胀满，或走窜疼痛，多伴善太息，或嗳气呃

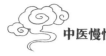

逆，或咽间有异物感，或乳房胀痛，睡眠较差，食欲减退，惊悸怔忡，健忘，痰多，大便多干，小便正常，舌质淡红，舌苔薄白，脉弦细。

健康调养建议

（1）远离危险因素：情绪波动、思虑过度。

（2）情志调养：①注意舒畅情志，放松身心，和畅气血，减少忧郁。②主动寻求快乐，多参加社会活动、集体文娱活动，常看喜剧、相声，以及富有鼓励、激励意志的电影、电视剧，勿看悲剧。③多听轻快、开朗、活泼的音乐，以调动积极情绪。④多读积极的、鼓励的、富有乐趣的、展现美好生活前景的书籍，以培养开朗、豁达的意志，在名利上不计较得失，知足常乐。

（3）饮食调养：①应选择具有理气解郁、调理脾胃功能的食物，如大麦、荞麦、高粱、刀豆、蘑菇、豆豉、柑橘、萝卜、洋葱、苦瓜、丝瓜、菊花、玫瑰花等。②应少食收敛酸涩之物，如乌梅、泡菜、石榴、青梅、杨梅、草莓、杨桃、酸枣、李子、柠檬等，以免阻滞气机，气滞则血凝。亦不可多食冰冷之品，如雪糕、冰冻饮料等。

（4）起居调养：①居住环境宜宽敞、明亮、通风，可悬挂意味幽远的国画等装饰，帮助舒畅情志；避免过度拥挤阴暗。②宽松衣着，避免穿紧身衣裤。

（5）运动调养：①体育锻炼的目的是调理气机，舒畅情志，应适量增加户外活动。②宜选择高强度、高负荷练习法，专项兴趣爱好锻炼法和体娱游戏法。高强度、高负荷练习法是一种很好的发泄式锻炼，如跑步、登山、游泳、打球、武术等，有鼓动气血，疏发肝气，促进食欲，改善睡眠的作用。专项兴趣爱好锻炼法是指有意识地学习某一项技术性体育项目，定时进行练习，从提高技术的水平上体会体育锻炼的乐趣。体娱游戏法则有闲情逸致，具有促进人际交流，分散注意，提起兴趣，理顺气机的作用。如下棋、气功、瑜伽、打坐放松训练等。在兴奋的同时要入静，抑郁者还常伴有焦虑状态，宜选择太极拳、武术、五禽戏、摩面、叩齿、甩手等活动，以调息养神。

（6）日常自我保健：可按摩太冲、合谷、阳陵泉、肝俞等穴，以舒肝理气解郁。

取穴定位：①太冲。在足背侧，当第1跖骨间隙的后方凹陷处，每日揉3～5次，每次100～300下。②合谷。拇、示两指之间凹陷处，第2掌骨之中点边缘处，每日揉3～5次，每次100～300下。③阳陵泉。在小腿外侧，当腓骨头前下方凹陷处，可用拇指按压或揉动40～50下。④肝俞。第9胸椎棘突下，每日按压3～5 min。

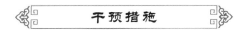

干 预 措 施

（1）药膳：柴胡白芍炖乌龟。

【原料】乌龟1只，柴胡9 g，桃仁10 g，白芍10 g。

【制作】将乌龟洗净，其他药物煎汤去渣，入乌龟肉炖熟，饮汤。

（2）非药物疗法：①指针。取膻中、合谷、太冲等穴。②针刺。以疏肝理气、养心安神为主。以手足厥阴经穴为主。③耳针。取心、枕、脑点、肝、内分泌、神门穴。④穴位注射。取风池、心俞、脾俞、足三里穴。⑤穴位埋线。取风池、心俞、脾俞、足三里穴。

3. 阳虚质

具体内容见第三章第一节（P48）。

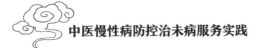

七、胃痛防控调养方案

根据患者的疾病初筛或复诊进行疾病防控疗效评估后，对胃痛患者进行分级防控，对已病状态及他病转化状态实施本方案。

三甲医院的胃痛防控团队可根据胃痛的已病状态及他病转化状态分级进行方案的制订与实施，社区胃痛防控人员可在胃痛疾病稳定的状态下，在三甲医院胃痛防控团队的指导下进行方案的实施。本方案包含生活方式指导方案及中医适宜技术干预方案，具有可操作性、规范性及依从性。

（一）胃痛生活方式指导方案

1. 生活方式指导

饮食宜规律，进食速度宜缓，以清淡饮食为主，少吃滋腻食品、腌制食品、辛辣刺激食品，戒烟戒酒。《素问·痹论》曰："饮食自倍，肠胃乃伤。"长期恐惧、悲伤等情绪会引起大脑皮层功能失调，迷走神经功能紊乱，致使胃壁血管不规律、痉挛性收缩，从而诱发胃溃疡。对此，日常应当意志坚强、精神愉快。学会自我调节方法，保持精神愉快，加强放松训练，通过谅解、转移注意力等方法保持身心最佳状态，善于从患病困境中摆脱烦恼。有规律的生活方式对于胃痛患者的调养非常重要，要养成良好的生活习惯，按时作息，早睡早起。经常熬夜会扰乱生理规律，削弱胃的屏障修复功能。患者除要按时用药外，还要保证充足的休息和睡眠，劳逸结合，保持精神愉快，帮助恢复脾胃运化功能。

2. 健康指导原则

（1）饮食指导。俗话说"胃病三分治，七分养"，可见日常饮食习惯在治疗胃病方面很重要。饮食需规律，每日三餐定时定量，每餐宜七分饱，荤素搭配，营养均衡。多食清淡、易消化、富含营养之品；少食煎炸、油腻、难消化之品；忌食肥甘、厚味、辛辣、刺激、生冷、腌制之品；戒烟、戒酒、戒浓茶、戒咖啡。

（2）运动指导。《黄帝内经》曰："正气存内，邪不可干。""邪之所凑，其气必虚。"要坚持参加适当的体育活动，如散步、慢跑、游泳等，结合瑜伽、太极拳、五禽戏、八段锦、气功等运动来陶冶情操，缓解压力，可促进人体的胃肠功能，使胃肠蠕动加强，促进食物的消化和吸收。

（3）情志指导。怒伤肝，思伤脾，不良情绪可导致肝气郁结，肝胃不和，从而出现胃脘胀痛、食欲下降、嗳气、反酸、恶心、呕吐等消化不良症状。所谓"恬淡虚无，真气从之，精神内守"，良好的情绪有益于脾胃功能的正常活动。

3. 健康指导方法

健康指导方法应包括饮食指导、健康宣教及自我保健方法（包括自我穴位保健、运动保健等）等服务内容并细化。应提供如生活质量评估，疾病观察量表及随访记录表等相关记录表格。

（1）饮食调护。食疗对胃痛患者起着很大的作用，根据中医体质辨识对胃痛患者进行食疗指导，促进疾病痊愈。脾胃虚弱者，应尽量少吃寒凉之品，用瘦肉、山药、黄芪、大枣煲汤，可健脾胃，补虚损。脾胃湿热者，用赤小豆、炒薏苡仁煮水代茶饮，可清热祛湿；肝胃不和者，用陈皮、玫瑰花、合欢花泡水代茶饮，可疏肝理气；脾胃虚寒兼食欲不振者，用胡椒、山楂煲猪肚，可温脾养胃；食积气滞者，用鸡内金、麦芽、佛手煲汤，可健胃消食。

（2）情志调护。对胃痛患者来说，情志调护尤为重要。《黄帝内经》云："怒伤肝，思伤脾，喜伤心，忧伤肺，恐伤肾，百病生于气也。"首先，胃痛患者需要以良好的心态面对疾病，因病程较长，容易反复，需要耐心服药与调护，保持积极乐观的心态。

其次，胃痛患者需调控好自己的情绪，避免不良情绪的刺激，对于肝火旺盛、肝气郁滞的患者，少发脾气，可找朋友诉说自己的情绪及存在的不适，以舒畅心情。最后，可以使用移情易性法获得愉悦感。将自己投身于爱好中，如欣赏音乐、戏剧、歌舞，或读书吟诗，种花垂钓，弹琴作画，陶冶情操，怡养心神。

（3）生活起居调护。规律的生活起居方式对于胃痛患者的调养非常重要，要养成良好的生活习惯，按时作息，早睡早起。经常熬夜会扰乱生理规律，削弱胃的屏障修复功能。患者除要按时用药外，还要保证充足的休息和睡眠，劳逸结合，保持精神愉快，促进脾胃运化功能。

4．药膳指导

（1）山药薏苡仁红枣粥。

【原料】山药20 g，薏苡仁20 g，红枣5枚，生姜3片，大米50 g。

【制作】将山药洗净，切碎；薏苡仁、大米洗净，在铁锅内炒至黄色。然后将两者与清水约1 000 mL一起放入砂锅内，加生姜、红枣、山药，煮至250～350 mL即成，待温服食。

【功效】健脾祛湿和胃。

【适应证】脾胃气虚、脾虚湿困证。

【禁忌证】胃阴亏虚者。

（2）羊肉桂圆生姜粥。

【原料】新鲜瘦羊肉50 g，桂圆肉10 g，生姜5片，大米50 g。

【制作】将瘦羊肉切成小块，大米洗净，生姜去皮，切成姜丝。先将羊肉加清水，放入砂锅内煮烂，再放入大米、桂圆肉，以中火煮成粥。待好时放入姜丝，再煮片刻即成，待温服食。

【功效】温胃散寒止痛。

【适应证】脾胃虚寒证。

【禁忌证】脾胃湿热者。

（3）党参山药猪排骨汤。

【原料】党参20 g、山药15 g、红枣5个、猪排骨200 g。

【制作】把猪排骨洗干净斩成段，放入沸水里焯去血水，捞出用冷水冲洗干净，放入砂锅里，将山药去皮洗干净切成块状，洗净党参、红枣后一起放入锅内，加入适量清水，在锅中放入葱段、生姜片、黄酒，先用大火烧沸，待汤煮开后，再用小火煮30 min，最后加盐调味即可。

【功效】健脾祛湿，益气和胃。

【适应证】平素脾胃虚弱者更易湿邪困于体内，常表现为食欲不佳，上腹胀闷，嗳气反酸，肢体乏力，口淡无味，大便稀溏等症状，舌质淡，脉沉细弱。

【禁忌证】胃阴亏虚者。

（4）黄芪茯苓炖猪肚汤。

【原料】黄芪30 g、茯苓20 g、红枣6个、猪肚1个。

【制作】把黄芪、茯苓洗净，再将猪肚用清水冲洗干净，翻转用盐和生粉揉捏擦匀，然后重复数次，反复用清水冲洗，再放入沸水锅中焯水洗去血污，一起置入锅内，加适量清水，最后放入红枣6个，武火煮沸后改文火煲1 h，加入盐、生姜丝调味。

【功效】健脾益气。

【适应证】脾虚湿困者常表现为纳呆，胃脘胀闷，嗳气反酸，疲倦乏力，口淡无味等症状，舌质淡，脉沉细弱。

【禁忌证】肝阳上亢、阴虚火旺者。

（二）中医适宜技术干预

根据疾病特点，制定包括针灸、耳穴、推拿等中医适宜技术干预措施的规范内容。

1. **针灸治疗**

（1）针刺治疗。取中脘、内关、足三里、胃俞穴。肝胃不和加肝俞、太冲、行间穴；脾胃阳虚加脾俞、气海、三阴交穴；胃阴不足加三阴交、太溪穴；瘀血内停加血海、膈俞穴；胃热夹滞加下脘、天枢、内庭穴。脾胃阳虚、胃阴不足者用补法，其他证型用平补平泻法，每日或隔日治疗1次，10次为1个疗程，疗程间隔3～5日。

（2）艾灸治疗。主穴取中脘、天枢、气海、内关、足三里、神阙，配穴取脾俞、胃俞、肝俞、肾俞、上脘、关元、公孙。按艾卷温和灸法操作，每次选用3～5个穴位，每穴每次施灸10～20 min，每日1～2次，5～10次为1个疗程。

2. **其他疗法**

（1）穴位贴敷疗法。寒证用热敷方，取干姜、吴茱萸等调制成药膏外敷脐部或疼痛最明显处，每日外敷1～2次，并配合红外线照射。热证用寒敷方，取大黄、黄柏调制成药膏外敷脐部或疼痛最明显处，每日外敷1～2次。

（2）穴位注射疗法。取足三里、曲池，用黄芪注射液、灯盏细辛注射液，每穴注射0.5～1 mL。

（3）耳穴疗法。取胃、脾、神门穴。每次选3～5穴，毫针浅刺；也可用王不留行籽贴压。

（4）艾灸疗法。取足三里、三阴交、中脘、脾俞、胃俞穴，行无烟艾灸治疗。

（5）中药熏洗疗法。活络洗方泡双足以调理肠胃功能，每日1次。

（6）推拿疗法。辨证使用不同手法配合相关穴位，调节脾胃功能。

（7）其他疗法。根据病情需要，可选择有明确疗效的治疗方法，如音乐疗法、心理治疗、中频电治疗等。

中医药治疗胃痛可以改善患者的生存质量，目前国内普遍采用汉化版生活质量评估量表（表3-4-4）、健康调查量表，对总积分及各领域积分的前后变化进行评价。

表3-4-4　生活质量评估量表

下面的问题是询问您对自己健康状况的看法、您的感觉如何以及您进行日常活动的能力如何。如果您没有把握如何回答问题，请尽量作一个最好的答案。

1. 总体来讲，您的健康状况是：

□①非常好　□②很好　□③好　□④一般　□⑤差

2. 跟一年前相比，您觉得您现在的健康状况是：

□①比一年前好多了　□②比一年前好一些　□③和一年差不多

□④比一年前差一些　□⑤比一年前差多了

3. 以下这些问题都与日常活动有关。您的健康状况是否限制了这些活动? 限制程度如何?

问题	有很多限制	有一点限制	没限制
①重体力活动（如跑步、举重物等）	□	□	□
②适度活动（如移桌子、扫地、做操等）	□	□	□
③手提日常用品（如买菜、购物等）	□	□	□
④上几层楼梯	□	□	□
⑤上一层楼梯	□	□	□
⑥弯腰、屈膝、下蹲	□	□	□
⑦步行1 500米左右的路程	□	□	□
⑧步行800米左右的路程	□	□	□
⑨步行约100米的路程	□	□	□
⑩自己洗澡、穿衣	□	□	□

（续表）

4. 在过去4个星期里，您的工作和日常活动有没有因为身体健康原因而出现以下这些问题?

问题	有	没有
①减少了工作或其他活动的时间	☐	☐
②本来想要做的事情只能完成一部分	☐	☐
③想要做的工作或活动的种类受到限制	☐	☐
④完成工作或其他活动有困难（如需要额外努力）	☐	☐

5. 在过去4个星期里，您的工作和日常活动是否因为情绪（消沉或忧虑）而出现以下问题?

问题	有	没有
①减少了工作或其他活动的时间	☐	☐
②本来想要做的事情只能完成一部分	☐	☐
③做工作或其他活动不如平时仔细	☐	☐

6. 在过去4个星期里，您的身体健康或情绪不好在多大程度上影响了您与家人、朋友、邻居或集体的正常社交活动?
☐①根本没有影响　☐②很少有影响　☐③有中度影响　☐④有较大影响　☐⑤有极大影响

7. 在过去4个星期里，您有身体上的疼痛吗?
☐①根本没有疼痛　☐②有很轻微疼痛　☐③有轻微疼痛　☐④有中度疼痛　☐⑤有严重疼痛　☐⑥有很严重疼痛

8. 在过去4个星期里，身体上的疼痛影响您的正常工作吗?（包括上班工作和家务活动）
☐①根本没有影响　☐②有一点影响　☐③有中度影响　☐④有较大影响　☐⑤有极大影响

9. 以下这些问题有关过去一个月里您的感觉如何以及您的情况如何。

在过去一个月里持续的时间	所有时间	大部分时间	比较多时间	一部分时间	小部分时间	没有此感觉
①您觉得生活充实吗?	☐	☐	☐	☐	☐	☐
②您是一个精神紧张的人吗?	☐	☐	☐	☐	☐	☐
③您感到沮丧，什么都不能使您振作吗?	☐	☐	☐	☐	☐	☐
④您觉得平静吗?	☐	☐	☐	☐	☐	☐
⑤您精力充沛吗?	☐	☐	☐	☐	☐	☐

（续表）

在过去一个月里持续的时间	所有时间	大部分时间	比较多时间	一部分时间	小部分时间	没有此感觉
⑥您情绪低落吗?	□	□	□	□	□	□
⑦您觉得筋疲力尽吗?	□	□	□	□	□	□
⑧您是一个快乐的人吗?	□	□	□	□	□	□
⑨您感觉疲劳吗?	□	□	□	□	□	□
⑩您的健康限制了您的社交活动吗?	□	□	□	□	□	□

10. 请对下面的每一句话，选出最符合您情况的答案。

问题	绝对正确	大部分正确	不能肯定	大部分错误	绝对错误
①我好像比别人容易生病	□	□	□	□	□
②我跟我认识的人一样健康	□	□	□	□	□
③我认为我的健康在变坏	□	□	□	□	□
④我的健康状况非常好	□	□	□	□	□

注：生活质量评估表的评分方法。

（1）生活质量评估量表条目的评分规则：条目1，2，6，8，10（②），10（④）的分数依次为：5分、4分、3分、2分、1分；条目3的分数依次为：1分、2分、3分；条目4，5的分数依次为：1分、2分；条目7，9（①），9（④），9（⑤），9（⑧）的分数依次为：6分、5分、4分、3分、2分、1分；条目9（②），9（③），9（⑥），9（⑦），9（⑨），9（⑩）的分数依次为：1分、2分、3分、4分、5分、6分；条目10（①），10（③）的分数依次为：1分、2分、3分、4分、5分。

（2）生活质量评估量表得分的计算：生活质量评估量表各维度初得分等于该维度内各条目初得分之和；对初得分进行一定的转换即可得到终得分，转换公式为：终得分＝［（实际初得分－最低可能得分）/（最高可能得分－最低可能得分）］×100。

八、胃痛应急方案

对胃痛急性加重或经治疗不缓解的患者，需尽快到医院就诊。完善相关检查，如电子胃镜、上腹部彩超或CT、心电图检查、血常规、心肌酶五项、血清肿瘤标志物等。

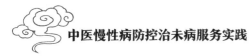

九、服务评价方法

1. 体质干预疗效评价

见表3-4-5。

表3-4-5 治未病预防保健服务效果
——健康情况改善和服务满意度评价

您好！我们真诚地邀请您参加一次调查活动，目的是了解治未病服务对您身体健康的帮助情况，以及您对治未病服务的客观看法，以帮助我们更好地改进工作，为您提供更好的服务，请您根据实际情况客观地填写本调查表（回答以下问题）。

非常感谢您的大力支持！

说明：本调查表适用于在中医健康状态辨识与评估基础上进行过中医健康干预［自助干预和（或）他助干预］满6个月的服务对象。

姓名		联系电话	
性别	□男　　□女	职　业	
年龄	□≤20岁　□20～29岁　□30～39岁　□40～49岁 □50～59岁　□60岁及以上		
学历	□小学及以下 □初中 □高中或中专 □大专 □本科 □硕士及以上		
月均收入	□≤2000元　□2001～3000元　□3001～5000元 □5001～10000元　□＞10000元		
医疗付费方式 （可多选）	□公费医疗　□城镇职工基本医疗保险　□城镇居民基本医疗保险 □新型农村合作医疗 □商业性医疗保险 □自费 □其他		
过去半年就医次数	□0次　□＜6次　□≥6次		
过去一年住院次数	□0次　□1次　□≥2次		
过去三年接受 健康体检次数	□0次　□1次　□2次　□≥3次		
接受治未病预防保健服务的时间	□6个月～1年　□1～2年　□≥2年		
了解治未病预防保健服务的途径（可多选）	□报纸 □杂志 □电视 □网络 □朋友介绍 □书籍 □"治未病"服务单位宣传 □其他（请注明）：_____		

（续表）

一、请根据您接受治未病预防保健服务以来，身体原有不适近半年来变化的实际情况，在对应选项内打"√"。

序号	不适表现	选项					
		无	有				
			比半年前差多了	比半年前差一些	和半年前差不多	比半年前好一些	比半年前好多了
1	神疲乏力						
2	困倦						
3	精神不振						
4	少气懒言						
5	闷闷不乐						
6	急躁易怒						
7	头昏或眩晕						
8	头痛						
9	胸闷不适						
10	心慌心悸						
11	失眠						
12	多梦						
13	注意力不集中						
14	记忆力减退						
15	关节肌肉疼痛						
16	腰膝酸软						
17	气短						
18	盗汗或多汗						
19	易受到惊吓						
20	反应减慢						
21	工作效率低						
22	头发早白						
23	牙齿松动						
24	手足发冷						
25	手足心热						

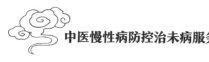

（续表）

序号	不适表现	选项					
		无	有				
			比半年前差多了	比半年前差一些	和半年前差不多	比半年前好一些	比半年前好多了
26	手足麻木						
27	口干咽痛						
28	脘腹痞满						
29	食欲不振						
30	面色萎黄或㿠白						
31	担心自己的健康						
32	性欲减退						
33	月经先后不定期						
34	经量时多时少						
35	易感冒						
36	大便稀溏						
37	大便秘结						
38	小便增多或清长						

二、在您接受的服务措施中，按照对您健康改善的作用大小，在对应选项内打"√"。

服务措施		选项			
		无	有（重要程度）		
			重要	一般	不重要
健康档案建立					
中医体质辨识					
健康指导					
自助干预（经过指导，采用中医方法进行自我调理）	饮食调理				
	运动调理（如太极拳等）				
	情志调理				
	手法调理（如穴位按摩等）				
	设备、器具（材）调理				
	其他（请注明）：_____				

（续表）

服务措施			选　项		
			无	有（重要程度）	
				重要	一般	不重要
他助干预（采用中医方法进行干预）	内服药物调理（包括膏方等）					
	外用药物调理（如药浴、贴敷等）					
	非药物调理	针灸				
		推拿				
		拔罐				
		刮痧				
		足疗				
		熏蒸				
		点穴				
		耳穴				
	其他（请注明）：＿＿＿＿＿＿＿					

三、请根据您在本机构接受治未病预防保健服务的体会，在对应选项内打"√"。

项目	满意程度
服务场所的设施环境	□非常不满意　□不满意　□一般　□满意　□非常满意
服务项目的丰富程度	□非常不满意　□不满意　□一般　□满意　□非常满意
服务过程的设计安排	□非常不满意　□不满意　□一般　□满意　□非常满意
服务人员的技术水平	□非常不满意　□不满意　□一般　□满意　□非常满意
服务人员的服务态度	□非常不满意　□不满意　□一般　□满意　□非常满意
服务项目的收费情况	□非常不满意　□不满意　□一般　□满意　□非常满意
服务的总体感觉	□非常不满意　□不满意　□一般　□满意　□非常满意

2. 疗效评价

（1）中医证候疗效评价采用尼莫地平法计算。疗效指数＝［（治疗前积分−治疗后积分）/治疗前积分］×100%。

临床痊愈：主要症状、体征消失或基本消失，疗效指数≥95%。

显效：主要症状、体征明显改善，70%≤疗效指数<95%。

有效：主要症状、体征明显好转，30%≤疗效指数<70%。

无效：主要症状、体征无明显改善，甚或加重，疗效指数<30%。

（2）中医证候分组量化标准及评分，见表3-4-6。

表3-4-6　中医证候分级量化标准及评分

主症	量化分级				评分
	0分	3分	6分	9分	
胃脘胀满，或隐痛，或痛有定处	无	疼痛偶作	白昼或夜间疼痛	白昼、夜间均痛	
胃脘喜按或喜暖	无	偶有	时有	频有	
次症	0分	1分	2分	3分	
食少纳呆	无	偶有	时有	频有	
大便稀溏或黏	无	偶有	时有	频有	
倦怠乏力	无	偶有	时有	频有	
气短懒言	无	偶有	时有	频有	
食后脘闷	无	偶有	时有	频有	
口苦口干	无	偶有	时有	频有	
恶心呕吐	无	偶有	时有	频有	
胃脘灼热	无	偶有	时有	频有	
面色暗滞	无	偶有	时有	频有	
证候总积分					
舌苔	舌质淡红，舌苔薄白	舌质淡，舌苔薄白	其他异常舌苔：		
脉象	脉平	脉弦或细弱	其他异常脉象：		

（3）中医证候疗效评定标准，见表3-4-7。

表3-4-7 中医证候疗效评定标准

姓名：	年龄：		性别：		
科室：	诊断：		门诊号：		
疗效评定	评价标准		疗效情况		
			1个月	2个月	3个月
临床痊愈	主要症状、体征消失或基本消失，疗效指数≥95%				
显效	主要症状、体征明显改善，70%≤疗效指数<95%				
有效	主要症状、体征明显好转，30%≤疗效指数<70%				
无效	主要症状、体征无明显改善，甚或加重，疗效指数<30%				

（4）主要症状疗效评价

按主要症状（餐后饱胀不适、早饱感、上腹部疼痛）的记录与评价，计算症状改善百分率。症状改善百分率＝［（治疗前总积分－治疗后总积分）/治疗前总积分］×100%。见表3-4-8。

痊愈：症状消失。

显效：症状改善百分率≥80%。

进步：50%≤症状改善百分率<80%。

无效：症状改善百分率<50%。

恶化：症状改善百分率为负值。

通过痊愈和显效病例数计算总有效率。

表3-4-8　主要症状疗效评价标准

姓名：	年龄：		性别：		
科室：	诊断：		门诊号：		
疗效评定	评价标准		疗效情况		
			1个月	2个月	3个月
痊愈	症状消失				
显效	症状改善百分率≥80%				
进步	50%≤症状改善百分率<80%				
无效	症状改善百分率<50%				
恶化	症状改善百分率负值				

4. 相关检查指标评价

内镜下胃黏膜疗效评定（表3-4-9）：分别对胃镜下红斑、糜烂、出血和胆汁反流，花斑、苍白、血管显露、黏膜结节等的情况加以统计，计算各单个镜下表现的改善等级及总积分改善程度。

（1）痊愈：胃黏膜恢复正常。

（2）显效：胃黏膜病变积分减少2级以上。

（3）有效：胃黏膜病变积分减少1级。

（4）无效：胃黏膜病变无改变或加重。

表3-4-9　内镜下胃黏膜疗效评定

姓名：	年龄：		性别：		
科室：	诊断：		门诊号：		
疗效评定	评价标准		疗效情况		
			1个月	2个月	3个月
痊愈	胃黏膜恢复正常				
显效	胃黏膜病变积分减少2级以上				
有效	胃黏膜病变积分减少1级				
无效	胃黏膜病变无改变或加重				

第五节　慢性阻塞性肺疾病中医防控治未病服务规范

一、概述

（一）概念

慢性阻塞性肺疾病，简称慢阻肺（COPD），中医称肺胀，系因肺部疾病反复发作，迁延不愈，使肺气胀满，不能敛降所致。慢阻肺是一种常见的、可预防的和可治疗的疾病，其特征在于持续的呼吸道症状和气流受限，这是由于气道和（或）肺泡异常所致，通常是由于长期曝露于有害颗粒或气体的环境所引起的。

慢阻肺由于其患病人数多，死亡率高，社会经济负担沉重，已成为一个重要的公共卫生问题。就世界平均水平而言，慢阻肺居当前死亡原因的第4位。世界银行、世界卫生组织发表的研究结果显示，至2020年，慢阻肺将跃至世界疾病经济负担的第5位。在我国，慢阻肺同样是严重危害人民健康的慢性呼吸系统疾病。

（二）病史特征

（1）吸烟史：多有长期较大量的吸烟史。

（2）职业性或环境有害物质接触史：长期接触粉尘、烟雾、有害颗粒或有害气体。

（3）家族史：慢阻肺有家族聚集倾向。

（4）发病年龄及好发季节：多于中年以后发病，症状好发于秋冬寒冷季节，常有反复呼吸道感染及急性加重史。随病情进展，急性加重逐渐频繁。

（5）慢性肺源性心脏病史：慢阻肺后期出现低氧血症和（或）高碳酸血症，可并发慢性肺源性心脏病和右心衰竭。

（三）症状

（1）慢性咳嗽通常为首发症状。初起咳嗽呈间歇性，早晨较重，以后早晚或整日均有咳嗽，但夜间咳嗽并不显著。少数患者咳嗽不伴咳痰，也有部分患者虽有明显气流受限但无咳嗽症状。

（2）咳嗽后通常咳少量黏液性痰，部分患者在清晨咳痰较多；合并感染时痰量增多，常有脓性痰。

（3）气短或呼吸困难是慢阻肺的标志性症状，是使患者焦虑不安的主要原因，早期仅于劳力时出现，以后逐渐加重，以致日常活动甚至休息时也感到气短。

（4）喘息和胸闷不是慢阻肺的特异性症状。部分患者特别是重度患者会出现喘息；胸部紧闷感通常于劳力后发生，与呼吸费力、肋间肌等容收缩有关。

（5）在慢阻肺的临床过程中，特别是病情较重的患者，可能会发生全身性症状，如体重下降、食欲减退、外周肌肉萎缩和功能障碍、精神抑郁和（或）焦虑等。合并感染时可咳血性痰或咯血。

（四）体征

慢阻肺早期体征可不明显。随疾病进展，常有以下体征：①视诊及触诊：胸廓形态异常，包括胸部过度膨胀、前后径增大、剑突下胸骨下角（腹上角）增宽及腹部膨凸等；常见呼吸变浅，频率增快，辅助呼吸肌如斜角肌及胸锁乳突肌参加呼吸运动，重症可见胸腹矛盾运动；患者不时采用缩唇呼吸以增加呼出气量；呼吸困难加重时常采取前倾坐位；低氧血症者可出现黏膜及皮肤发绀，伴右心衰竭者可见下肢水肿，肝脏增大。②叩诊：由于肺脏过度充气使心浊音界缩小，肺肝界降低，肺叩诊可呈过度清音。③听诊：两肺呼吸音可降低，呼气延长，平静呼吸时可闻及干啰音，两肺底或其他肺野可闻及湿啰音；心音遥远，剑突部心音较清晰响亮。

（五）诊断标准

（1）症状及病史：反复咳嗽、咳痰、喘息并逐渐加重。有吸烟史，以及其他环境曝露，如生物燃料曝露和空气污染。

（2）慢性阻塞性肺疾病筛查问卷：用于社区无辅助检查设备初筛。

（3）肺通气功能及支气管激发/舒张试验。

二、服务内容

（1）人群初筛，侧重于40岁以上的男性，有吸烟史和慢性咳嗽史。

（2）慢性阻塞性肺疾病筛查问卷或基础肺通气功能提示的存在慢阻肺可能或阻塞性通气功能障碍者，进一步行支气管激发试验或舒张试验。我院已配置呼吸气道慢性病诊前风险评估设备，用于患者自评。

（3）明确慢阻肺患者纳入管理库，经体质辨识明确慢阻肺的分型。

（4）定期组织患者宣教；定期电话随访控制药物使用情况；通过多种方式推送不同节气、不同证型的食疗养生方案。

三、实施流程

应严格按照中医慢病防控指导服务规范的要求制定慢性病团队的服务规范流程（图3-5-1）。

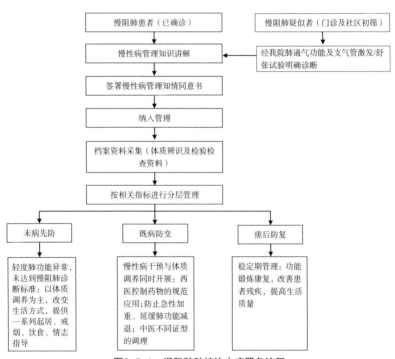

图3-5-1　慢阻肺防控治未病服务流程

四、档案管理

（1）一般情况（四诊特点）：症状包括慢性、持续性的咳嗽、咳痰、喘息，反复发作，进行性加重，多有吸烟史。体征包括桶状胸、呼气相延长、消瘦、肢体浮肿等。

（2）专科特点：早期症状隐匿，症状明显时表示肺功能受损明显，过程不能逆转。

（3）相关检验检查项目：肺通气功能及支气管激发/舒张试验、血气分析、血常规、心脏功能、胸部CT、外周血氧饱和度监测等。

五、服务周期

根据疾病管理情况进行服务周期设定，原则上至少半年，且原则上没有随访上限（表3-5-1）。

表3-5-1　慢性阻塞性肺疾病患者中医管理记录

姓名：　　　　　　　　性别：　　　　　　　　年龄：
住院号：　　　　　　　门诊号：

随访日期	年　月　日	年　月　日	年　月　日	年　月　日
随访方式	1. 门诊　2. 家庭 3. 电话　　　□	1. 门诊　2. 家庭 3. 电话　　　□	1. 门诊　2. 家庭 3. 电话　　　□	1. 门诊　2. 家庭 3. 电话　　　□
症状　1. 咳嗽 2. 咳痰 3. 气促，呼吸困难 4. 胸闷 5. 体重减轻 6. 食欲下降				
体征　血压（mmHg）	/	/	/	/
体重（kg）				
身高（cm）				
BMI				
心率（次/min）				
其他				

（续表）

生活方式指导（咨询调养）	运动方式 1.日常 2.低运动量 3.中等运动 4.高运动量	方式 □ 目标 h/周	方式 □ 目标 h/周	方式 □ 目标 h/周	方式 □ 目标 h/周
	每日吸烟量（支）	支减至 支	支减至 支	支减至 支	支减至 支
	每日饮酒量（mL）相当于白酒量	mL减至 mL	mL减至 mL	mL减至 mL	mL减至 mL
	体质辨识				
	药膳服用	次/周	次/周	次/周	次/周
	穴位按摩				
	心理辅导				
	其他疗法 1.膏方疗法 2.五谷调养 3.音乐疗法				
辅助检查 肺通气功能检测 （呼气流速仪）		FVC： FEV1： FEV1/FVC： 检查日期：	FVC： FEV1： FEV1/FVC： 检查日期：	FVC： FEV1： FEV1/FVC： 检查日期：	FVC： FEV1： FEV1/FVC： 检查日期：
服药依从性		1.规律 2.间断 3.不服药 □	1.规律 2.间断 3.不服药 □	1.规律 2.间断 3.不服药 □	1.规律 2.间断 3.不服药 □
药物不良反应		1.无 2.有 □	1.无 2.有 □	1.无 2.有 □	1.无 2.有 □
此次随访分类		1.控制满意 2.控制不满意 3.不良反应 4.并发症 □	1.控制满意 2.控制不满意 3.不良反应 4.并发症 □	1.控制满意 2.控制不满意 3.不良反应 4.并发症 □	1.控制满意 2.控制不满意 3.不良反应 4.并发症 □
用药情况	药物名称1				
	用法用量	每日 次 每次	每日 次 每次	每日 次 每次	每日 次 每次
	药物名称2				
	用法用量	每日 次 每次	每日 次 每次	每日 次 每次	每日 次 每次
	药物名称3				
	用法用量	每日 次 每次	每日 次 每次	每日 次 每次	每日 次 每次
	中药汤方/颗粒方				
	用法用量	每日 次 每次	每日 次 每次	每日 次 每次	每日 次 每次
转归	病情转归	□好转 □平稳 □转变 □下降	□好转 □平稳 □转变 □下降	□好转 □平稳 □转变 □下降	□好转 □平稳 □转变 □下降
	转院及科别				
下次随访日期					
随访医生签名					

六、治未病服务规范

（一）体质辨识

慢阻肺患者的体质以气虚质、阳虚质、阴虚质、血瘀质、痰湿质、湿热质为多见，多种体质兼存。

1. 气虚质

体质描述：气短懒言，精神不振，疲劳易出汗，目光少神，唇色少华，毛发不泽，头晕健忘，大便正常，小便偏多。性格内向。

形成原因：元气虚弱，先天不足，后天失养或病后气亏。

疾病倾向：易患感冒，胃下垂，直肠脱垂，营养不良，贫血，神经性尿频，重症肌无力，心律失常，过敏性鼻炎，鼻咽癌，脑萎缩，骨质疏松症，胃肠道疾病，肺病，女性易患子宫脱垂，流产。

2. 阳虚质

体质描述：平素畏冷，喜热饮食，精神不振，睡眠偏多，口唇色淡，毛发易落，易出汗，大便溏薄，小便清长。性格内向沉静，发病多为寒证。

形成原因：元阳不足或先天禀赋不足，如父母老年得子或母体妊娠调养失当等。

疾病倾向：肺病，冠心病，水肿，性功能低下，窦性心动过缓，骨质疏松症，腹泻，慢性胃肠道疾病，失眠。

3. 阴虚质

体质描述：手足心热，口燥咽干，大便干燥，两目干涩，唇红微干，皮肤偏干，易生皱纹，眩晕耳鸣，睡眠差，小便短。性情急躁，外向好动。

形成原因：真阴不足，与先天本弱，后天久病、失血、积劳伤阴有关。

疾病倾向：肺咳，高血压，糖尿病，脑血管疾病，失眠，甲状腺功能亢进（甲亢），口腔溃疡，慢性咽炎。

4. 血瘀质

体质描述：面色晦暗，易有瘀斑，易患疼痛，口唇黯淡或紫，眼眶黯黑，发易脱落，皮肤干燥，女性多见痛经、闭经等。性格内郁，心情易烦。

形成原因：血脉瘀滞不畅，先天遗传，后天损伤，起居失度或久病血瘀。

疾病倾向：冠心病，脑血管疾病，血管神经性头痛，慢性疼痛性疾病，肿瘤，黄褐斑，闭经，痛经。

5. 痰湿质

体质描述：面部油多，多汗且黏，面黄晦暗，眼泡微浮，容易困倦，身重不爽，大便正常或不实，小便不多或微浑。性格温和，多善忍耐。

形成原因：脾虚失司，先天遗传或后天食肥甘厚味之品及病后水湿停聚所致。

疾病倾向：肺病，冠心病，高血压，糖尿病，脑血管疾病，颈椎病，痛风性关节炎，高脂血症。

6. 湿热质

体质描述：面垢油光，易生痤疮，口苦口干，身重困倦，大便燥结，小便短赤，多急躁易怒，男性易阴囊潮湿，女性易带下量多。

形成原因：多由湿热蕴结不解，先天禀赋不足或久居湿地造成。

疾病倾向：脑血管疾病，肝病，脾胃病，口腔溃疡，高脂血症，多发性结石，泌尿系统感染，高血压，糖尿病。

（二）治未病检查项目

1. 肺通气功能检测

了解肺通气功能对慢阻肺发生与发展的病情判断有着重要的作用。

2. 身体成分分析

具体内容见第三章第一节（P44）。

3. 经络检测

具体内容见第三章第三节（P112）。

（三）慢阻肺体质调养方案

根据慢阻肺人群的体质特点，制订相应的体质调养方案。

1. 气虚质

具体内容见第三章第一节（P46）。

2. 阳虚质

具体内容见第三章第一节（P48）。

3. 阴虚质

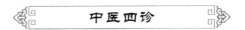

中医四诊

形体消瘦，面色潮红，有烘热感，双目干涩，视物昏花，皮肤偏干，易生皱纹，手足心热，平素易口燥咽干，口渴喜冷饮，眩晕耳鸣，睡眠质量差，大便干燥，小便短赤，舌质红，少苔少津，脉细弦或数。

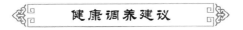

健康调养建议

（1）远离危险因素：如高温酷暑的环境、情绪波动、工作紧张、熬夜、吸烟饮酒。

（2）情志调养：①情绪波动易加重阴虚，故应节制，安神定志，以舒缓情志。②学会喜与忧、苦与乐、顺与逆的正确对待，保持稳定的心态。

（3）饮食调养：①应多食滋补肾阴之品，以滋阴潜阳。②多食芝麻、糯米、绿豆、乌贼、海参、鲍鱼、螃蟹、牛奶、牡蛎、蛤蜊、海蜇、鸭肉、猪皮、豆腐、甘蔗、桃子、银耳等食物。这些食物性味多甘寒，皆有滋补机体阴气的功效。也可适当配合补阴药膳。③忌食辛辣刺激之品，忌食温热香燥之品，忌食煎炸炒爆之品，忌食性热上火之品，忌食脂肪、碳水化合物含量过高之品。

（4）起居调养：①阴虚者畏热喜凉，冬寒易过，夏热难受。尤其要注意"秋冬养阴"的原则，居住环境宜安静，选择坐南朝北的房屋。②应保证充足的睡眠时间，以藏养阴气。工作紧张、熬夜、剧烈运动、高温酷暑的工作生活环境等会加重阴虚倾向，应尽量避免，特别是冬季，更要注意保护阴精。③肾阴是一身阴气之本，偏阴虚者要节制房事，惜阴保精。④应戒烟，烟草燥热，长期吸食易致燥热内生，而见口干咽燥或咳痰咯血等症。

（5）运动调养：①阴虚质是由于体内津液精血等阴液亏少所致，故只适合做中低强度的运动，应重点调养肝肾功能，经常习练太极拳、八段锦、固精功、保健功，内练生津咽津的功法，也可习练六字诀中的"嘘"字功，以涵养肝气。②阴虚者由于阳气偏亢，不宜进行剧烈运动，避免高强度、大运动量的运动形式，避免在炎热的夏天或闷热的环境中运动，以免出汗过多，损伤阴液。运动时要控制出汗量，及时补充水分。③阴虚者多消瘦，容易上火，皮肤干燥等。皮肤干燥甚者，可多游泳，能够滋润肌肤，减少皮肤瘙痒，但不宜桑拿。静气功锻炼对人体内分泌具有双向调节功能，能够促进脾胃运化，增加体液的生成，改善阴虚体质。

（6）日常自我保健：可按摩三阴交、太溪、照海、太冲等穴，以补肾养阴，改善阴虚体质。

取穴定位：①三阴交。足内踝上3寸，每日揉1～3 min。②太溪。足内踝与跟腱之间的凹陷处，每日揉1～3 min。③照海。足内踝尖下方凹陷处，每日约揉50下。④太冲。在足背侧，当第1跖骨间隙的后方凹陷处，每日揉3～5次，每次100～300下。

（7）其他：茶疗。

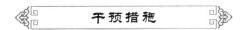
干预措施

（1）药膳：①沙参养肺汤。

【原料】沙参15 g，玉竹15 g，猪心100 g，猪肺100 g。

【制作】将沙参、玉竹用纱布包好，与洗净的猪心、猪肺及葱段同置砂锅内加水，先用武火煮，沸后改用文火炖约2 h，至猪心、猪肺熟透，稍加盐调味即可。

②银耳百合粥。

【原料】银耳10 g，百合10 g，粳米25 g。

【制作】银耳用水泡发，百合、粳米洗净后同放入锅中，加水适量煮成粥，再加少许冰糖即可。每日1次，配餐温服。

（2）非药物疗法：可在专科医生指导下进行针刺、腹针、沐足等。针刺宜以益气养阴为主。根据辨证选用手足少阴、足厥阴经穴。

4. 血瘀质
具体内容见第三章第一节（P53）。

5. 痰湿质
具体内容见第三章第一节（P50）。

6. 湿热质
具体内容见第三章第一节（P51）。

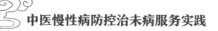

七、慢阻肺防控调养方案

慢阻肺防控可以使进行性气流受限、严重呼吸困难且很少活动的患者改善其活动能力、提高生活质量，是慢阻肺患者的重要治疗措施。慢阻肺防控调养方案着重于康复治疗，包括呼吸生理治疗和肌肉训练、环境和营养支持等多方面措施，可分为生活方式指导方案及中医适宜技术干预两个方面。

（一）慢阻肺生活方式指导方案

1. 呼吸生理治疗和肌肉训练

呼吸生理治疗包括帮助患者咳嗽，用力呼气以促进分泌物清除；使患者放松，进行缩唇呼吸及避免快速浅表的呼吸，以帮助患者克服急性呼吸困难等措施。在肌肉训练方面有全身性运动及呼吸肌锻炼，前者包括步行、登楼梯、踏车等，后者包括腹式呼吸锻炼等。

（1）深呼吸和有效咳嗽：患者每2～4 h定时进行数次随意的深呼吸，在吸气终末屏气片刻然后爆发性咳嗽，促使分泌物从远端气道随气流移向大气道。

（2）胸部叩击：方法为五指并拢，向掌心微弯曲，呈空心掌，腕部放松，迅速而规律地叩击肺部痰液聚集处。从肺底到肺尖、从肺外侧到肺内侧，每一叶叩击1～3 min。叩击时鼓励患者做深呼吸和咳嗽、咳痰。叩击时间以15～20 min为宜，每日2～3次，餐前进行。

（3）缩唇呼吸：缩唇呼气增加气道外口段阻力，可防止气道过早闭合。教会患者用鼻吸气，用口呼气，呼气时嘴唇缩成吹笛状，气体经缩窄的嘴唇缓慢呼出，吸气与呼气之比为1∶2或1∶3。

（4）腹式呼吸锻炼：作深而缓慢的腹式呼吸，使呼吸阻力降低，潮气量增大，通气/血流比例失调改善（正常比为0.8）。同时通过腹肌主动的舒张与收缩可加强膈肌运动，提高通气量，减少氧耗量，从而减轻呼吸困难症状，提高活动耐力。方法为患者取立位或坐位，一手放于腹部，一手放于胸部。吸气时尽力挺腹，胸部不动；呼气时腹部内陷，尽量将气呼出。每分钟呼吸7～8次，每次10～30 min，每日锻炼2次，掌握腹式呼吸后，应将缩唇呼吸融于其中，能有效增加呼吸运动的力量和效率，调动通气的潜力。

（5）呼吸操练习：以缩唇呼气配合肢体动作为主，吸气用鼻，呼气用嘴。第一节双手上举吸气，放下呼气，10～20次；第二节双手放于身体侧面，交替沿体侧上移下滑，上移吸气，下滑呼气，10～20次；第三节双肘屈曲握拳，交替向斜前方击拳，出拳吸气，还原呼气，10～20次；第四节双腿交替抬起，屈膝90°，抬起吸气，放下呼气，10～20次；第五节吹悬挂的小纸球训练，10～20次。

（6）有氧体力训练：有步行、登楼梯、踏车等，开始时每次5～10 min，每日4～5次，适应的延长至20～30 min，其运动量由慢至快、由小到大、逐渐增加。

（7）家庭氧疗：氧疗能使低氧血症患者提高活动强度，扩大活动范围，增加运动耐力，改善生活质量。标准的家庭氧疗时间为每日24 h吸氧。根据患者具体情况确定氧流量和给氧时间，一般应低流量持续给氧（1～2 L/min），以避免二氧化碳潴留的加重和对呼吸的抑制。采用鼻导管或鼻塞吸入，氧流量1～2 L/min，浓度24%～30%，昼夜持续＞16 h，吸氧浓度为28%～30%，可以降低发生二氧化碳潴留的风险。注意用氧安全，防火、防油、防震、防热。

（8）耐寒锻炼：应尽早进行耐寒或冷适应锻炼，增强患者抵御寒冷的能力，提高身体素质，以便在秋冬季节战胜寒冷，保护自己。耐寒锻炼适用于所有健康人群和慢性呼吸道疾病患者。日常保持冷水洗漱的习惯，训练抗寒能力。

2. 环境和营养支持

在营养支持方面，应达到理想的体重；同时应避免过高碳水化合物和热量的摄入，以免产生过多的二氧化碳。在环境支持方面，要远离空气污染的人群密集场所，改善工作区域的环境，保持居住室内空气清新，避免烟尘等刺激性气味如松香水、涂料、502胶水、修改液、工业酒精、油烟气味等。肺肾气虚者应保暖防寒，痰热郁肺者室温宜凉爽，痰湿壅肺者室内湿度应偏低等。居室里比较舒适的温湿匹配条件是：室温达25℃时，相对湿度控制在40%～50%为宜；室温在18℃时，相对湿度应控制在30%～40%。

（二）中医适宜技术干预

1. 辨证原则

慢阻肺中医称肺胀，是因喘咳日久，肺脾肾心俱虚，气道滞塞，肺气胀满，出现以胸部膨满，咳逆上气，痰涎壅盛，甚则面色晦暗，唇舌紫绀，面目四肢浮肿，病程缠绵，经久不愈为特征的疾病。

本病的发生，多因久病肺虚，痰瘀潴留，每因复感外邪诱使本病发作加剧。故"未病先防"是本病防治的重点，着重于从头做起，避免接触有害粉尘，避免吸烟及吸入二手烟；强身健体，多做有氧运动，锻炼心肺功能；平时有肺气虚弱，反复咳嗽，易感冒或支气管哮喘等情况要及时治疗。疾病发生之后的重点在于"既病防变"。肺胀是由多种慢性肺系疾病反复发作、不断加重导致，故既病防变尤为重要，应重视调治原发病。对于年老、久病体虚的患者，尤其应预防复感外邪加重病情。气候多变的季节应注意保暖，避免感受外邪。适当参加体育锻炼，增强体质。调节情志，保持乐观。避免劳欲过度，顾护真精。平时常服扶正固本方药以增强人体正气，提高机体抗病能力。以清淡富有营养的食物为主，忌食辛辣香燥、酸咸肥甘、生冷发物，戒烟限酒。

2. 辨证分型

辨证施治是中医治疗疾病的原则，对慢阻肺的治疗亦应据此原则进行。实践中体验到某些中药具有祛痰、舒张支气管、免疫调节等作用，值得深入研究。参照中华人民共和国中医药行业标准《中医病证诊断疗效标准》及《中医内科学》。本病可分为以下七种证型。

（1）风热犯肺证：咳嗽喘息症状加重，伴流浊涕，咳黄痰，发热恶风，口干，舌质淡红，舌苔白或黄，脉浮数。

（2）外寒内饮证：咳逆喘促，胸膈满闷，咳痰稀薄色白，或带泡沫，口干不欲饮，兼有恶寒发热，身痛无汗，舌质淡红，舌苔白滑，脉浮紧或弦紧。

（3）痰热壅肺证：咳嗽，咳痰黄稠难出，发热恶寒，喘促气急，胸胁胀满，口干喜饮，舌质红，舌苔黄，脉滑数。

（4）痰浊阻肺证：咳逆胸闷，痰多黏稠，口黏不渴，兼有呕吐恶心，纳呆，便溏，舌质淡红，脉弦滑或濡滑。

（5）肺脾两虚证：喘咳，短气，痰多，神疲乏力，自汗，恶风，纳呆，便溏，舌质淡，舌体胖，舌苔白，脉细弱。

（6）肺肾阴虚证：喘促气短，动辄喘甚，咳嗽，少痰，或痰黏难出，五心烦热，潮热，盗汗，舌质红，舌苔少，脉细数。

（7）脾肾阳虚证：喘促日久，呼长吸短，咳声低微，动辄喘甚，痰多清稀，纳呆，腹胀便溏，腰膝酸软，汗出，肢冷，夜尿频多，舌青唇黯，胫肿，舌质淡，舌苔白，脉沉细。

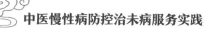

3. 辨证干预

辨证干预是中医治疗本病的根本，根据患者辨证情况选择相应的干预方案，具体如下：

（1）风热犯肺证：①穴位贴敷。采用贵州康琦药械有限公司生产的"平喘止咳贴"，内含白芥子、紫苏子等药物，通过先进的红外线纳米技术制成的远红外贴剂，具有透皮力强、过敏反应少等特点。每次将贴剂剪成大小0.5 cm×0.5 cm的正方形直接贴敷于定喘、肺俞、天突等穴。持续时间为6～24 h/次，7～14日为1个疗程，用于止咳化痰平喘，对各型均适用。②中医定向疗法。用中医定向治疗仪对双侧肺俞、丰隆穴进行治疗，每日2次，每次20 min，具有清通肺络，化痰止咳之效。③磁热疗法。应用磁振热治疗仪对肺俞、足三里穴进行治疗，每日2次，每次20 min，具有清通肺络，化痰止咳的作用。

（2）外寒内饮证：①红外线照射。双侧肺俞用红外线照射，每日2次，每次20 min，具有温通肺络的作用。②穴位贴敷。具体内容见前文。③中医定向疗法。具体内容见前文。④磁热疗法。具体内容见前文。

（3）痰热壅肺证：①中药保留灌肠。选用大黄、芒硝、厚朴、枳实、当归、党参等煎成150 mL药液保留灌肠，适合大便秘结的患者。②穴位贴敷。吴茱萸粉研成细末，米醋调成糊状，制成2 cm×2 cm大小的饼状，贴敷于双侧涌泉穴，用于风热犯肺、痰热壅肺、发热痰黄者，每日2次，用于退热或引热下行。也可以通便散贴敷于脐部，药用大黄、玄明粉、生地黄、当归、枳实、陈皮等研成细末，用蜂蜜调贴敷脐部，每日1次。治疗咳喘，便秘，腑气不通，取"肺与大肠相表里"之意，腑气通，肺气降，咳喘自愈，尤其适用于老年患者。

（4）痰浊阻肺证：①红外线照射。具体内容见前文。②穴位贴敷。具体内容见前文。

（5）肺脾两虚证：①红外线照射。具体内容见前文。②穴位贴敷。具体内容见前文。③中医定向疗法。具体内容见前文。④磁热疗法。具体内容见前文。⑤黄金火龙灸：夹脊。

（6）肺肾阴虚证：①中医定向疗法。具体内容见前文。②磁热疗法。具体内容见前文。③红外线照射。具体内容见前文。④穴位贴敷。具体内容见前文。

（7）脾肾阳虚证：①中医定向疗法。具体内容见前文。②磁热疗法。具体内容见前文。③红外线照射。具体内容见前文。④穴位贴敷。具体内容见前文。

八、慢阻肺应急方案

（一）急性加重期诊断标准

1. 病因

引起慢阻肺加重的最常见原因是气管—支气管感染，主要是病毒、细菌的感染，部分患者加重的原因难以确定，环境、理化因素改变可能有作用。肺炎、充血性心力衰竭、心律失常、气胸、胸腔积液、肺血栓栓塞症等可引起酷似慢阻肺急性发作的症状，需要仔细加以鉴别。

2. 症状

慢阻肺加重的主要症状是气促加重，常伴有喘息、胸闷、咳嗽加剧，痰量增加、痰液颜色和（或）黏度改变以及发热等症，此外亦可出现全身不适、失眠、嗜睡、疲乏抑郁和精神紊乱等症状。当患者出现运动耐力下降、发热和（或）胸部影像异常时可能为慢阻肺加重的征兆。气促加重，咳嗽，痰量增多及出现脓性痰常提示细菌感染。与加重前的病史、症状、体征、肺功能测定、动脉血气检测和其他实验室检查指标进行比较，对判断慢阻肺加重的严重程度甚为重要。应特别注意了解本次病情加重或新症状出现的时间，气促、咳嗽的严重程度和频度，痰量和痰液颜色，日常活动的受限程度，是否曾出现过水肿及其持续时间，既往加重时的情况和有无住院治疗，以及目前的治疗方案等。本次加重期肺功能和动脉血气结果与既往对比可提供极为重要的信息，这些指标的急性改变较其绝对值更为重要。对于严重慢阻肺患者，神志变化是病情恶化和危重的指标，一旦出现需及时送医院救治。是否出现辅助呼吸肌参与呼吸运动、胸腹矛盾呼吸、发绀、外周水肿、右心衰竭、血流动力学不稳定等征象亦有助于判定慢阻肺加重的严重程度。

3. 检查

（1）肺功能测定：加重期患者常难以满意地完成肺功能检查。FEV<1 L可提示严重发作。

（2）动脉血气分析：在海平面呼吸空气条件下，$PaO_2<60$ mmHg和（或）$SaO_2<90\%$提示呼吸衰竭。如$PaO_2<50$ mmHg，$PaCO_2>70$ mmHg，pH<7.30提示病情危重，需进行严密监护或入住ICU行无创或有创机械通气治疗。

（3）胸部X线影像、心电图（ECG）检查：胸部X线影像有助于慢阻肺加重与其他具有类似症状的疾病相鉴别。ECG对心律失常、心肌缺血及右心室肥厚的诊断有帮助。

（4）螺旋CT、血管造影和血浆D-二聚体检测在诊断慢阻肺加重患者发生肺动脉栓塞（肺栓塞）时具有重要作用，但核素通气灌注扫描对此诊断价值不大。低血压或高流量吸氧后PaO_2不能升至60 mmHg以上可能提示肺栓塞的存在，如果临床上高度怀疑合并肺栓塞，则应同时处理慢阻肺和肺栓塞。

（5）其他实验室检查：血红细胞计数及血细胞比容有助于了

解有无红细胞增多症或出血。部分患者血白细胞计数增高及中性粒细胞核左移可为气道感染提供佐证，但通常白细胞计数并无明显改变。当慢阻肺加重且有脓性痰者，应给予抗生素治疗。肺炎链球菌、流感嗜血杆菌及卡他莫拉菌是慢阻肺加重最常见的病原菌。若患者对初始抗生素治疗反应不佳时，应进行痰培养及细菌药物敏感试验。此外，血液生化检查有助于确定引起慢阻肺加重的其他因素，如电解质紊乱（低钠、低钾和低氯血症等）、糖尿病危象或营养不良等，也可发现合并存在的代谢性酸碱失衡。

4. 治疗

对于慢阻肺加重早期，病情较轻的患者可以在院外治疗，但需注意病情变化，及时决定送医院治疗的时机。慢阻肺加重期的院外治疗包括适当增加以往所用支气管舒张剂的量及频度。若未曾使用过抗胆碱药物，可以用异丙托溴铵或噻托溴铵吸入治疗，直至病情缓解。对于更严重的患者，可给予数天较大剂量的雾化治疗。如沙丁胺醇2 500 μg，异丙托溴铵500 μg，或沙丁胺醇1 000 μg加异丙托溴铵250～500 μg雾化吸入，每日2～4次。全身使用糖皮质激素对慢阻肺加重期治疗有益，可促进病情缓解和肺功能恢复。如患者的基础FEV<50%预计值，除支气管舒张剂外可考虑口服糖皮质激素和泼尼松龙，每日30～40 mg，连用7～10天。也可用糖皮质激素联合长效β-受体激动剂雾化吸入治疗。慢阻肺症状加重，特别是咳嗽痰量增多并呈脓性时应积极给予抗生素治疗。抗生素选择应依据患者肺功能及常见的致病菌结合患者所在地区致病菌及耐药流行情况，选择敏感抗生素。在院外治疗的慢阻肺急性加重患者，通常病情都不严重。主要病原体多为流感嗜血杆菌、肺炎链球菌、卡他莫拉菌、病毒等。因此，除确诊为单纯病毒感染可不应用抗菌药物外，都应给予适当的抗菌药物。可选择青霉素、β-内酰胺类/酶抑制剂（阿莫西林/克拉维酸）、大环内酯类（阿奇霉素、克拉霉

素、罗红霉素等），第一代或第二代头孢菌素（头孢呋辛、头孢克洛）、多西环素、左氧氟沙星等，这些药物除青霉素外，均可使用口服制剂，病情较重者注射给药。

慢阻肺急性加重且病情严重者需住院治疗。慢阻肺急性加重到医院就诊或住院治疗的指标：①症状显著加剧，如突然出现的静息状况下呼吸困难；②出现新的体征或原有体征加重（如发绀、外周水肿）；③新近发生的心律失常；④有严重的伴随疾病；⑤初始治疗方案失败；⑥高龄慢阻肺患者的急性加重；⑦诊断不明确；⑧院外治疗条件欠佳或治疗不力。

慢阻肺急性加重收入重症加强护理病房（ICU）的指征：①严重呼吸困难且对初始治疗反应不佳；②精神障碍，嗜睡，昏迷；③经氧疗和无创正压通气（NIPPV）后，低氧血症（$PaO_2 < 50$ mmHg）仍持续或呈进行性恶化，和（或）高碳酸血症（$PaCO_2 > 70$ mmHg）无缓解甚至恶化，和（或）严重呼吸性酸中毒（pH $<$ 7.30）无缓解，甚至恶化。

（二）急性加重期治疗方案

1. 评估病情

根据症状、动脉血气分析、X线胸片等评估病情的严重程度。

2. 氧疗

氧疗是慢阻肺加重期住院患者的基础治疗。无严重合并症的慢阻肺加重期患者氧疗后易达到满意的氧合水平（$PaO_2 > 60$ mmg 或 $SaO_2 > 90\%$）。但吸入氧浓度不宜过高，需注意可能发生潜在的二氧化碳潴留及呼吸性酸中毒，给氧途径包括鼻导管或Venturi面罩，其中Venturi面罩更能精确地调节吸入氧浓度。氧疗30 min后应复查动脉血气结果，以确认氧合水平满意，且未引起二氧化碳潴留及（或）呼吸性酸中毒。

3. 抗生素

慢阻肺急性加重多由细菌感染诱发，故抗生素治疗在慢阻肺加重期治疗中具有重要地位。当患者呼吸困难加重，咳嗽伴有痰量增多及脓性痰时，应根据慢阻肺严重程度及相应的细菌分层情况，结合当地常见致病菌类型及耐药流行趋势和药物致敏情况尽早选择敏感抗生素。如对初始治疗方案反应欠佳，应及时根据细菌培养及药敏试验结果调整抗生素用量。通常慢阻肺Ⅰ级轻度或Ⅱ级中度患者病情加重时，主要致病菌多为肺炎链球菌、流感嗜血杆菌及卡他莫拉菌。慢阻肺Ⅲ级重度及Ⅰ级严重患者急性加重时，除以上常见细菌外，尚可有肠杆菌科细菌、铜绿假单胞菌及耐甲氧西林金黄色葡萄球菌。出现铜绿假单胞菌的危险因素有：近期住院、频繁应用抗生素、以往有铜绿假单胞菌分离或寄植史等。要根据细菌可能的分布采用适当的抗生素治疗。抗菌治疗应尽可能将细菌负荷降低到最低水平，以延长慢阻肺急性加重的间隔时间。长期应用广谱抗生素和糖皮质激素易继发深部真菌感染，应密切观察真菌感染的临床征象并采用防治真菌感染措施。抗生素使用疗程一般情况下为3～7天，根据病情需要可适当延长。

4. 短效支气管舒张剂

β-受体激动剂较适用于慢阻肺急性加重期的治疗。若效果不显著，建议加用抗胆碱能药物（如异丙托溴铵、噻托溴铵等）。对于较为严重的慢阻肺加重患者，可考虑静脉滴注茶碱类药物。由于茶碱类药物血清浓度个体差异较大，治疗窗较窄，监测血清茶碱浓度对于评估疗效和减少副作用都有一定意义。β_2受体激动剂、抗胆碱能药物及茶碱类药物由于作用机制不同，药物代谢及药物动力学特点不同且分别作用于大小不同的气道，所以联合应用可获得更大的舒张支气管作用。不良反应的报道较少。

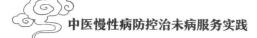

5. 糖皮质激素

慢阻肺加重期患者宜在应用支气管舒张剂的基础上，口服或静脉滴注糖皮质激素，激素的剂量要权衡疗效及安全性，建议口服泼尼松30～40 mg/d，连续服用7～10日后逐渐减量停药。也可以静脉滴注甲泼尼龙，40 mg/d，每日1次，3～5日后改为口服给药。延长给药时间不能增加疗效，相反会使副作用增加。

6. 机械通气

可通过无创或有创方式给予机械通气，根据病情需要，可首选无创性机械通气。机械通气无论是无创或有创方式都不是一种治疗方式，而是生命支持的一种方式，在此条件下，可以通过药物治疗消除慢阻肺加重的原因，使急性呼吸衰竭得到逆转。进行机械通气的患者应有动脉血气监测。

（1）无创性机械通气：慢阻肺急性加重期患者应用NIPPV可降低$PaCO_2$，减轻呼吸困难，降低气管插管和有创呼吸机的使用概率，缩短住院天数，降低患者死亡率。使用NIPPV要注意掌握合理的操作方法，提高患者依从性，避免漏气，从低压力开始逐渐增加辅助吸气压并采用有利于降低$PaCO_2$的方法，从而增强NIPPV的效果。

（2）有创性机械通气：在积极进行药物治疗和NIPPV的治疗条件下，若患者呼吸衰竭仍呈进行性恶化，出现危及生命的酸碱异常和（或）神志改变，宜用有创性机械通气治疗。在决定终末期慢阻肺患者是否使用机械通气时还需充分考虑病情好转的可能性，患者自身及家属的意愿，以及强化治疗的条件是否允许。

使用最广泛的三种通气模式包括辅助控制通气（A-CMV），压力支持通气（PSV）或同步间歇指令通气（SIMV）与PSV联合模式（SIMV+PSV）。因慢阻肺患者广泛存在内源性呼气末正压（PEEPi），为减少因PEEPi所致吸气功耗增加和人机不协调，可常规加用适度水平的外源性呼气末正压（PEEP），约为PEEP的70%~80%。慢阻肺的撤机可能会遇到困难，需设计和实施一套周密方案。NIPPV已被用于帮助早期脱机，并且初步取得了良好的效果。

7. 其他治疗措施

在液体出入量和血电解质的监测下适当补充液体和电解质；注意维持液体和电解质平衡；注意补充营养，对不能进食者需经胃肠补充要素饮食或给予静脉高营养治疗；对卧床、红细胞增多症或脱水的患者，无论是否有血栓栓塞性疾病史均需考虑使用肝素或低分子肝素；注意痰液引流，积极排痰治疗（如刺激咳嗽、叩击胸部、体位引流等方法）。

8. 合并症的治疗

识别并治疗伴随疾病对慢阻肺的预后有着重要的影响。慢阻肺经常合并存在其他疾病，对预后产生重要影响。一般来说，存在合并症并不需要改变慢阻肺的治疗，合并症亦应按照其应有的治疗方案进行。心血管疾病是慢阻肺最常见和最主要的合并症。骨质疏松症和抑郁症也是极其重要的合并症。肺癌是慢阻肺患者常见的死亡原因。

九、服务评价方法

体质干预疗效评价

见表3-5-2。

表3-5-2 治未病预防保健服务效果
——健康情况改善和服务满意度评价

您好！我们真诚地邀请您参加一次调查活动，目的是了解治未病服务对您身体健康的帮助情况，以及您对治未病服务的客观看法，以帮助我们更好地改进工作，为您提供更好的服务，请您根据实际情况客观地填写本调查表（回答以下问题）。

非常感谢您的大力支持！

说明：本调查表适用于在中医健康状态辨识与评估基础上进行过中医健康干预〔自助干预和（或）他助干预〕满6个月的服务对象。

姓名		联系电话	
性别	□男　　□女	职　业	
年龄	□≤20岁　□20～29岁　□30～39岁　□40～49岁 □50～59岁　□60岁及以上		
学历	□小学及以下　□初中　□高中或中专　□大专　□本科 □硕士及以上		
月均收入	□≤2000元　□2001～3000元　□3001～5000元 □5001～10000元　□>10000元		
医疗付费方式 （可多选）	□公费医疗　□城镇职工基本医疗保险　□城镇居民基本医疗保险 □新型农村合作医疗　□商业性医疗保险　□自费　□其他		
过去半年就医次数	□0次　□<6次　□≥6次		
过去一年住院次数	□0次　□1次　□≥2次		
过去三年接受 健康体检次数	□0次　□1次　□2次　□≥3次		
接受治未病预防保健服务的时间	□6个月～1年　□1～2年　□≥2年		
了解治未病预防保健服务的途径（可多选）	□报纸　□杂志　□电视　□网络　□朋友介绍　□书籍 □"治未病"服务单位宣传　□其他（请注明）：＿＿＿＿＿＿		

一、请根据您接受治未病预防保健服务以来，身体原有不适近半年来变化的实际情况，在对应选项内打"√"。

序号	不适表现	选项					
		无	有				
			比半年前 差多了	比半年前 差一些	和半年前 差不多	比半年前 好一些	比半年前 好多了
1	神疲乏力						
2	困倦						
3	精神不振						
4	少气懒言						
5	闷闷不乐						
6	急躁易怒						

（续表）

序号	不适表现	选项					
		无	有				
			比半年前差多了	比半年前差一些	和半年前差不多	比半年前好一些	比半年前好多了
7	头昏或眩晕						
8	头痛						
9	胸闷不适						
10	心慌心悸						
11	失眠						
12	多梦						
13	注意力不集中						
14	记忆力减退						
15	关节肌肉疼痛						
16	腰膝酸软						
17	气短						
18	盗汗或多汗						
19	易受到惊吓						
20	反应减慢						
21	工作效率低						
22	头发早白						
23	牙齿松动						
24	手足发冷						
25	手足心热						
26	手足麻木						
27	口干咽痛						
28	脘腹痞满						
29	食欲不振						
30	面色萎黄或㿠白						
31	担心自己的健康						
32	性欲减退						
33	月经先后不定期						
34	经量时多时少						

（续表）

序号	不适表现	选 项					
		无	有				
			比半年前差多了	比半年前差一些	和半年前差不多	比半年前好一些	比半年前好多了
35	易感冒						
36	大便稀溏						
37	大便秘结						
38	小便增多或清长						

二、在您接受的服务措施中，按照对您健康改善的作用大小，在对应选项内打"√"。

服务措施			选 项			
			无	有（重要程度）		
				重要	一般	不重要
健康档案建立						
中医体质辨识						
健康指导						
自助干预（经过指导，采用中医方法进行自我调理）	饮食调理					
	运动调理（如太极拳等）					
	情志调理					
	手法调理（如穴位按摩等）					
	设备、器具（材）调理					
	其他（请注明）：_____					
他助干预（采用中医方法进行干预）	内服药物调理（包括膏方等）					
	外用药物调理（如药浴、贴敷等）					
	非药物调理	针灸				
		推拿				
		拔罐				
		刮痧				
		足疗				
		熏蒸				
		点穴				
		耳穴				
	其他（请注明）：_____					

（续表）

三、请根据您在本机构接受治未病预防保健服务的体会，在对应选项内打"√"。

项目	满意程度
服务场所的设施环境	□非常不满意　□不满意　□一般　□满意　□非常满意
服务项目的丰富程度	□非常不满意　□不满意　□一般　□满意　□非常满意
服务过程的设计安排	□非常不满意　□不满意　□一般　□满意　□非常满意
服务人员的技术水平	□非常不满意　□不满意　□一般　□满意　□非常满意
服务人员的服务态度	□非常不满意　□不满意　□一般　□满意　□非常满意
服务项目的收费情况	□非常不满意　□不满意　□一般　□满意　□非常满意
服务的总体感觉	□非常不满意　□不满意　□一般　□满意　□非常满意

第六节　中风中医防控治未病服务规范

一、概述

（一）概念

中风是在人体气血内虚的基础上，由劳倦内伤、忧思恼怒、嗜食厚味及烟酒等因素诱发，以脏腑阴阳失调，气血逆乱，直冲犯脑，致脑脉痹阻或血溢脑脉之外为基本病机，临床以突然昏仆、半身不遂、口舌歪斜、言语謇涩或不语、偏身麻木等为主症，具有起病急、变化快的特点。高血压患者、高脂血症患者、糖尿病患者、肥胖人群为中风的易感人群。

（二）诊断标准

1. 中医诊断标准

参照1995年国家中医药管理局脑病急症科研协作组起草制定的《中风病诊断与疗效评定标准》（试行）。

（1）主症：偏瘫、神识昏蒙、言语謇涩或不语、偏身感觉异常、口舌歪斜。

（2）次症：头痛、眩晕、瞳神变化、饮水发呛、目偏不瞬、共济失调。

（3）急性起病，发病前多有诱因，常有先兆症状。

具备两个以上主症，或者一个主症两个次症，结合起病、诱因、先兆症状、年龄即可确诊；不具备上述条件，结合影像学检查结果亦可确诊。

根据中风的病理特点，中风分为缺血性中风和出血性中风，前者主要指缺血性脑血管病，后者主要指出血性脑血管病。

2. 西医诊断标准

脑梗死西医诊断标准参照2018年《中国急性缺血性脑卒中诊治指南2018》中脑梗死的诊断标准。

脑出血西医诊断标准参照2019年《中国脑出血诊治指南（2019）》中脑出血的诊断标准。

短暂性脑缺血发作诊断标准参照2021年《中国短暂性脑缺血发作早期诊治指导规范》中短暂性脑缺血发作的诊断标准。

二、实施流程

应严格按照中医慢性病防控治未病服务规范要求制定本慢性病团队的规范服务流程（图3-6-1）。

中医慢性病防控治未病服务实践

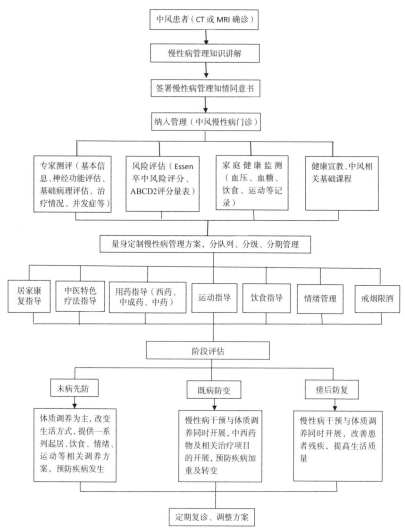

图3-6-1 中风防控治未病服务流程

三、档案管理

1. 一般情况（四诊特点）

（1）一般情况：姓名、性别、年龄、既往病史、过敏史、用药史。

（2）专科特点：身高、体重、脉搏、心率、血压、体温。

2. 相关检验检查指标

（1）实验室检查：血常规、肝功能、肾功能、电解质、凝血功能、血脂、同型半胱氨酸等。

（2）影像学检查：头颅CT、CT血管成像技术、头颅磁共振成像（MRI）、MRA、颈动脉彩超、椎动脉彩超、心脏彩超、头颅多普勒血流图检查等。

四、服务周期

服务周期设定为1个月、3个月、6个月、12个月、18个月、24个月随访。

五、治未病服务规范

（一）体质辨识

中风者体质以痰湿质、湿热质、气郁质、血瘀质、气虚质、阴虚质、阳虚质为多见，且以兼夹体质出现较多。

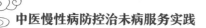

（二）辨证论治

1. 急性期—中经络

（1）风阳上扰证。证候：半身不遂，偏身麻木，舌强言语謇涩或不语，或口舌歪斜，眩晕头胀痛，耳鸣，面红目赤，心烦易怒，口苦咽干，便秘尿黄，舌质红或红绛，舌苔薄黄，脉弦有力。

治则：清肝泻火，息风潜阳。

方药：天麻钩藤饮加减。伴头晕、头痛加菊花、桑叶；肝火偏旺加龙胆草、夏枯草；便秘加大黄。

（2）风痰入络证。证候：突然偏身麻木，肌肤不仁，口舌歪斜，言语不利，甚则半身不遂，舌强言语謇涩或不语，头晕目眩，舌质黯淡，舌苔白腻，脉弦滑。

治则：息风化痰，活血通络。

方药：半夏白术天麻汤、涤痰汤。瘀血重加桃仁、红花、赤芍；有热象加黄芩、栀子；头晕、头痛加菊花、夏枯草。

2. 急性期—中脏腑

（1）阳闭—痰热腑实证。证候：突发神志昏迷，半身不遂，口舌歪斜，舌强言语謇涩或不语，偏身麻木，身热，气粗，腹部胀满，按之有痛感，大便秘结，面赤，口秽，舌质红而干，舌苔黄腻，脉弦滑数。

治则：化痰通腑泻热。

方药：桃核承气汤。热象明显加栀子、黄芩；年老体弱津亏加生地黄、麦冬、玄参。

（2）阳闭—痰热瘀闭证。证候：突然昏倒，不省人事，躁动不安，牙关紧闭，口噤不开，两手握固，肢体强痉，二便闭结，面赤身热，痰涎壅盛，气粗口臭，舌质红，舌苔黄腻，脉弦滑数。

方药：羚羊角汤合安宫牛黄丸。痰多加竹沥、胆南星；火盛加黄芩、栀子；烦扰不宁加石菖蒲、郁金、远志、珍珠母。

（3）阴闭—痰蒙神窍证。证候：神志昏蒙，半身不遂，口舌歪斜，痰声辘辘，面白唇黯，静卧不烦，二便自遗或周身湿冷，舌质紫黯，舌苔白腻，脉沉滑缓。治法：温阳化痰，醒神开窍。

方药：涤痰汤合苏合香丸。瘀血加桃仁、红花、丹参；四肢厥冷加制附子、桂枝、细辛。

（4）元气败脱。证候：昏愦不知，目合口开，四肢松懈瘫软，肢冷汗多，二便自遗，舌蜷缩，舌质紫，舌苔白腻，脉微欲绝。

治则：扶助正气，回阳固脱。

方药：参附汤合生脉散。汗出不止加山茱萸、黄芪、煅龙牡；兼有瘀象加丹参、红花、赤芍等。

3. 恢复期和后遗症期

（1）气虚血瘀证。证候：半身不遂，口舌歪斜，舌强言语謇涩或不语，偏身麻木，面色㿠白，气短乏力，自汗出，心悸便溏，手足肿胀，舌质黯淡，边有齿痕，舌苔白腻，脉沉细。

治则：益气活血。

方药：补阳还五汤。口舌歪斜加白附子、全蝎、僵蚕；患肢浮肿加茯苓、泽泻、防己；上肢偏瘫加桂枝、桑枝；下肢不利加杜仲、牛膝、桑寄生等。

（2）阴虚风动证。证候：半身不遂，口舌歪斜，言语謇涩或不语，偏身麻木，舌体颤抖，眩晕耳鸣，五心烦扰，手足心热，咽干口燥，舌质红，舌体瘦，少苔或无苔，脉弦细数。

治则：滋养肝肾，潜阳息风。

方药：镇肝息风汤。活血通络加丹参、红花、鸡血藤等；言语不利兼见心悸气短，腰膝酸软，潮热盗汗者，为肾虚精气不能上承，可用地黄饮子加减；痰热加天竺黄、瓜蒌、胆南星；心烦失眠加珍珠母、首乌藤；五心烦热加黄柏、知母、地骨皮。

（3）肝肾亏虚证。证候：手足瘫缓不收，酸麻不仁，腰腿软弱，足废不能行，或患肢僵硬，拘挛变形，肌肉萎缩，手足心热，肢体麻木，五心烦热，失眠，眩晕耳鸣，舌质淡红，脉细。

治则：滋补肝肾，养血和络。

方药：地黄饮子。痰热加天竺黄、竹沥、川贝母、瓜蒌、胆南星以清热化痰；心烦失眠加黄芩、栀子、首乌藤、珍珠母以清热安神；头痛、头重加石决明、夏枯草以清肝息风；潮热盗汗，五心烦热加黄柏、知母、地骨皮以清相火；腰膝酸软加杜仲、桑寄生、牛膝、女贞子、墨旱莲等以补益肝肾；活血通络加丹参、红花、鸡血藤等。

（三）疾病相关监测指标

体重、血压、血糖、血脂、尿酸、肝肾功能、心电图、心脏彩超、动脉彩超（颈动脉、椎动脉）、运动情况、饮食情况。

六、中风防控调养方案

根据患者体质制订符合本病特点的中医调养方案，要求具有可操作性、规范性及依从性。

（一）远离危险因素，改变生活方式

根据疾病特点，远离或避免相关的不良嗜好，改变影响疾病的发生、发展的相关不良生活方式，应含空气环境、饮食、起居，情绪及运动等内容。

1. 生活起居指导

（1）调摄情志、建立信心、起居有常、不妄作劳，戒烟酒、慎避外邪。

（2）注意安全，防呛咳窒息、防跌倒坠床、防压疮、防烫伤、防走失等意外。

2. 饮食指导

（1）脂肪和糖类要少吃，如动物内脏、蛋类、奶油等。

（2）多吃新鲜蔬菜、水果，对脑和心脏均有保护作用。

（3）减少食盐的摄入，每日控制在3～5 g，这对降低血压、减少血管和心脏负担有好处。

（4）饮食中应有足量的蛋白质，多吃瘦猪肉、牛肉、鱼及豆制品，以供身体需要。

（5）食物要容易消化，注意色、香、味，避免过饱，忌饮酒。

3. 用药指导

（1）按医嘱长期规律服药。

（2）不能自行停药。

（3）服药后有不适及时就诊。

4. 情绪指导

（1）多鼓励、多沟通、多交流。鼓励家属多陪伴患者，家庭给予温暖是疏导情志的重要方法。

（2）移情易志法。通过戏剧、音乐等手段或设法培养患者某种兴趣，以分散注意力，调节其心境情志，使之闲情怡志。

（3）五行相胜法。在情志调护中，要善于运用《黄帝内经》情志治疗中的五行制约法则，即"怒伤肝，悲胜怒；喜伤心，恐胜喜；思伤脾，怒胜思；忧伤肺，喜胜忧；恐伤肾，思胜恐"。同时，要注意掌握情绪刺激的程度，避免刺激过度带来新的身心问题。

5. **运动指导**

（1）仰卧位（图3-6-2）。

①偏瘫侧肩放在枕头上，保持肩前伸、外旋；②偏瘫侧上肢放在枕头上，外展20°～40°，肘、腕、指关节尽量伸直，掌心向下；③偏瘫侧臀部固定于枕头上；④偏瘫侧膝部放在枕头上，防止屈膝位控制不住突然髋膝旋造成股内收肌拉伤，膝下垫一小枕保持患膝稍屈，足尖向上。

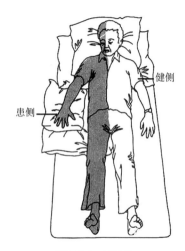

图3-6-2　仰卧位

（2）患侧卧位（图3-6-3）。

①躯干略后仰，背后放枕头固定；②偏瘫侧肩向前平伸外旋；③偏瘫侧上肢和躯干呈90°，肘关节尽量伸直，手掌向上；④偏瘫侧下肢膝关节略弯曲，髋关节伸直；⑤健侧上肢放在身上或枕头上；⑥健侧下肢保持踏步姿势，放在枕头上，膝关节和踝关节略屈曲。

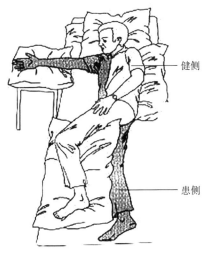

健侧

患侧

图3-6-3 患侧卧位

（3）健侧卧位。

①躯干略为前倾；②偏瘫侧肩关节向前平伸，患肩前屈
90°～100°；③偏瘫侧上肢放在枕头上；④偏瘫侧下肢膝关节、髋
关节略弯曲，放在枕头上，避免足外翻；⑤健侧上肢摆放以患者舒
适为宜；⑥健侧下肢膝关节、髋关节伸直。

（二）健康干预

1. 生活方式干预

根据疾病特点，提供如膏方、膳食、茶疗、音乐、中药沐足等
生活方式干预措施（至少提供三项以上）。

（1）痰湿质。

原则：化痰祛湿活络。

推荐食材：白萝卜、茯苓、芹菜、玉米、红薯、扁豆、苹果。

推荐药膳：五指毛桃茯苓芡实炖猪骨、玉米白萝卜扁豆汤。

推荐茶饮：陈皮茶。

187

饮食禁忌：忌辛辣刺激之品，忌食冷饮、冰激凌等生冷之品，忌食肥肉、炸鸡等油腻肥甘厚味之品。

（2）湿热质。

原则：清热祛湿活络。

推荐食材：绿豆、丝瓜、薏苡仁、赤小豆、冬瓜、紫菜、海藻、海带。

推荐药膳：土茯苓赤小豆炖猪骨、鸡骨草薏苡仁炖鸡脚。

推荐茶饮：红豆薏苡仁茶。

饮食禁忌：忌油腻厚味、滋腻温热之品。

（3）气郁质。

原则：疏肝理气，祛风通络。

推荐食材：黄花菜、佛手、合欢花、玫瑰花、洋葱、金橘。

推荐药膳：佛手瓜鲫鱼汤。

推荐茶饮：玫瑰薄荷茶、三花茶（玫瑰花、茉莉花、菊花）。

饮食禁忌：忌产气类食物及辛辣、浓茶等刺激品，少食肥甘厚味之品。

（4）血瘀质。

原则：活血化瘀，舒经通络。

推荐食材：黑木耳、山楂、香菇、紫菜、醋。

推荐药膳：鸡血藤山药乌鸡汤。

推荐茶饮：田七茶。

饮食禁忌：忌寒凉、油腻厚味之品。

（5）气虚质。

原则：健脾益气，养血通络。

推荐食材：莲子、山药、大枣、饴糖、糯米、鸡肉、猴头菇。

推荐药膳：黄芪党参当归鸡汤。

推荐茶饮：黄芪茶（黄芪、党参、红枣、枸杞子）。

饮食禁忌：忌暴饮暴食及生冷苦寒、耗气、油腻厚味、香燥之品。

（6）阴虚质。

原则：滋阴潜阳，祛风通络。

推荐食材：百合、石斛、黑芝麻、银耳、甲鱼、兔肉、燕窝、枸杞子。

推荐药膳：天麻枸杞炖甲鱼。

推荐茶饮：石斛茶。

饮食禁忌：忌苦寒、辛辣、温燥、爆炒之品。

（7）阳虚质。

原则：温阳祛寒，温经通络。

推荐食材：核桃仁、韭菜、牛肉、羊肉、狗肉、鳝鱼、淡菜、虾类。

推荐药膳：杜仲炖牛肉。

推荐茶饮：红枣核桃茶。

饮食禁忌：忌生冷、苦寒之品。

2. 中医适宜技术干预

根据疾病特点，提供针灸、火罐、推拿、按摩等中医适宜技术干预措施（至少提供三项以上）的规范内容。

（1）针刺疗法：①中经络。口角歪斜者取地仓、颊车、合谷、内庭、太冲、牵正、下关、四白穴；语言謇涩者取哑门、廉泉、通里穴；半身不遂者上肢取肩髃、曲池、手三里、外关、合谷穴，下肢取环跳、阳陵泉、足三里、解溪、昆仑、太溪穴。②中脏腑。闭证者取水沟、太冲、丰隆、劳宫穴；牙关紧闭者取颊车、合谷穴；语言不利者取哑门、廉泉、关冲穴；脱证者取关元、百会、内关、水沟穴。

（2）艾灸疗法：气虚质、阳虚质者可在神阙穴用竹盐药饼灸。

（3）耳穴疗法：取脑、心、肝、脾、内分泌、皮质下、神门为主穴并辨证配穴。偏瘫者根据症状，酌情加肾、颈部、肩部、腕部、肘、膝、髋、踝；吞咽障碍者加舌、口、咽喉、脑干；失眠者加枕、垂前、失眠、交感；便秘者加大肠、小肠、肺、三焦；精神抑郁者加三焦、肾、胆、交感；食欲不振者加胃、小肠。

（4）拔罐疗法：①拔罐疗法对痰湿质、湿热质、气郁质、血瘀质具有行气活血、祛湿通络的作用。②易罐吸附力强，可以随意变形，舒筋活络效果更好，可以配合康复运动使用。

（5）刮痧疗法：血瘀质者可用刮痧疗法治疗。

3. 健康指导内容

根据疾病特点提供相关的健康指导内容。

（1）指导原则。中风调养的原则重在固本祛邪，避免内伤积损，减少情志过激，应起居有常，坚持饮食调养、运动调养等，以减少中风的发生风险。对于已经罹患中风的患者，应当积极采取康复训练、饮食调养、中医特色疗法等干预措施，以促进患肢康复，预防中风再次发生，避免中风后痴呆、郁证、痫病等继发病证的发生，降低病残率和病死率。

（2）指导方法。应包括饮食指导、健康宣教、小视频及自我保健方法（包括自我穴位保健、运动保健等）等服务内容并细化。还应提供如生活质量评估，疾病观察量表及随访记录表等相关检查评估记录表格。

七、中风应急方案

急性加重或经治疗不缓解的患者，需尽快到医院就诊。完善相关检查，如头颅CT、心电图、血常规、凝血五项、血管彩超等。处理中风突发患者时应注意：

（1）保持患者呼吸道通畅。如果患者意识清楚，可以让其平躺在地上或床上，处于仰卧位，头部略向后，不需要垫枕头，同时需保持室内温暖，空气流通，也可盖上棉毯以保暖。如果患者意识昏迷且出现呕吐时，需将头偏向一侧，取出口中的义齿等，避免误将呕吐物吸入肺部使患者出现肺炎，甚至死亡，或者义齿掉入咽喉部位堵塞呼吸。同时还需要保持患者昏睡时的体位，不要随意搬动患者。及时拨打120急救电话，由专业的医师根据患者的具体情况确定治疗方案，进行下一步的治疗。

（2）争取中风的救治时机。当患者确诊为脑梗死后，应在发病的4.5～6 h内行静脉溶栓治疗，促进患者脑部血管的再通，恢复受损脑组织的血液供应，故发病后应尽快到有救治能力的医院。

（3）保证患者有充足的氧气供应。可借助鼻导管吸氧、面罩吸氧的方式来供氧。若患者心跳、呼吸停止时，还需要及时地进行心肺复苏，以恢复患者的呼吸和心跳。

八、服务评价方法

1. 体质干预疗效评价

见表3-6-1。

表3-6-1 治未病预防保健服务效果
——健康情况改善和服务满意度评价

您好！我们真诚地邀请您参加一次调查活动，目的是了解治未病服务对您身体健康的帮助情况，以及您对治未病服务的客观看法，以帮助我们更好地改进工作，为您提供更好的服务，请您根据实际情况客观地填写本调查表（回答以下问题）。

非常感谢您的大力支持！

说明：本调查表适用于在中医健康状态辨识与评估基础上进行过中医健康干预［自助干预和（或）他助干预］满6个月的服务对象。

姓名		联系电话	
性别	□男 □女	职 业	
年龄	□≤20岁 □20～29岁 □30～39岁 □40～49岁 □50～59岁 □60岁及以上		

（续表）

学历	□小学及以下 □初中 □高中或中专 □大专 □本科 □硕士及以上
月均收入	□≤2000元 □2001~3000元 □3001~5000元 □5001~10000元 □>10000元
医疗付费方式 （可多选）	□公费医疗 □城镇职工基本医疗保险 □城镇居民基本医疗保险 □新型农村合作医疗 □商业性医疗保险 □自费 □其他
过去半年就医次数	□0次 □<6次 □≥6次
过去一年住院次数	□0次 □1次 □≥2次
过去三年接受 健康体检次数	□0次 □1次 □2次 □≥3次
接受治未病预防保健服 务的时间	□6个月~1年 □1~2年 □≥2年
了解治未病预防保健服 务的途径（可多选）	□报纸 □杂志 □电视 □网络 □朋友介绍 □书籍 □"治未病"服务单位宣传 □其他（请注明）：_____

一、请根据您接受治未病预防保健服务以来，身体原有不适近半年来变化的实际情况，在对应选项内打"√"。

序号	不适表现	选 项					
		无	有				
			比半年前 差多了	比半年前 差一些	和半年前 差不多	比半年前 好一些	比半年前 好多了
1	神疲乏力						
2	困倦						
3	精神不振						
4	少气懒言						
5	闷闷不乐						
6	急躁易怒						
7	头昏或眩晕						
8	头痛						
9	胸闷不适						
10	心慌心悸						
11	失眠						
12	多梦						
13	注意力不集中						

（续表）

序号	不适表现	选项					
		无	有				
			比半年前差多了	比半年前差一些	和半年前差不多	比半年前好一些	比半年前好多了
14	记忆力减退						
15	关节肌肉疼痛						
16	腰膝酸软						
17	气短						
18	盗汗或多汗						
19	易受到惊吓						
20	反应减慢						
21	工作效率低						
22	头发早白						
23	牙齿松动						
24	手足发冷						
25	手足心热						
26	手足麻木						
27	口干咽痛						
28	脘腹痞满						
29	食欲不振						
30	面色萎黄或㿠白						
31	担心自己的健康						
32	性欲减退						
33	月经先后不定期						
34	经量时多时少						
35	易感冒						
36	大便稀溏						
37	大便秘结						
38	小便增多或清长						

（续表）

二、在您接受的服务措施中，按照对您健康改善的作用大小，在对应选项内打"√"。

服务措施			选 项			
		无	有（重要程度）			
			重要	一般	不重要	
健康档案建立						
中医体质辨识						
健康指导						
自助干预（经过指导，采用中医方法进行自我调理）	饮食调理					
	运动调理（如太极拳等）					
	情志调理					
	手法调理（如穴位按摩等）					
	设备、器具（材）调理					
	其他（请注明）：＿＿＿＿					
他助干预（采用中医方法进行干预）	内服药物调理（包括膏方等）					
	外用药物调理（如药浴、贴敷等）					
	非药物调理	针灸				
		推拿				
		拔罐				
		刮痧				
		足疗				
		熏蒸				
		点穴				
		耳穴				
	其他（请注明）：＿＿＿＿					

三、请根据您在本机构接受治未病预防保健服务的体会，在对应选项内打"√"。

项目	满意程度
服务场所的设施环境	□非常不满意　□不满意　□一般　□满意　□非常满意
服务项目的丰富程度	□非常不满意　□不满意　□一般　□满意　□非常满意
服务过程的设计安排	□非常不满意　□不满意　□一般　□满意　□非常满意
服务人员的技术水平	□非常不满意　□不满意　□一般　□满意　□非常满意
服务人员的服务态度	□非常不满意　□不满意　□一般　□满意　□非常满意
服务项目的收费情况	□非常不满意　□不满意　□一般　□满意　□非常满意
服务的总体感觉	□非常不满意　□不满意　□一般　□满意　□非常满意

2. 症状疗效评价

（1）脑卒中自我效能量表（SSEQ）（表3-6-2）。

表3-6-2 脑卒中自我效能量表（SSEQ）

请您仔细阅读下面的描述，根据真实情况（实际感受）选择合适的数字。答案没有对错之分，对每一个句子无须多考虑。0分表示您完全没有信心，根本不能完成，10分表示您没有任何困难。为了您更好地康复，请您认真填写，感谢配合！

1. 您的姓名：（填空题）*

2. 您的性别：（单选题）*

○男　　　○女

3. 年龄（岁）：（填空题）*

4. 请写上手机号码：（填空题）*

5. 您目前从事的职业：（填空题）*

6. 文化程度：（单选题）*

○小学

○初中

○高中

○大学

7. 您的年收入：（填空题）

8. 是否有医保：（单选题）*

○是

○否

9. 调查日期：（填空题）*

10. 您有多大信心能够每天晚上轻松地上床？（单选题）*

○完全没 有信心	○1	○2	○3	○4	○5	○6	○7	○8	○9	○绝对 有信心

11. 有多大信心即使感到疲惫仍能自己下床？（单选题）*

○完全没 有信心	○1	○2	○3	○4	○5	○6	○7	○8	○9	○绝对 有信心

（续表）

12. 您有多大的信心能够在你家地面自己走几步？（单选题）*

○完全没 有信心	○1	○2	○3	○4	○5	○6	○7	○8	○9	○绝对 有信心

13. 您有多大信心在您家四处行走，去做您想做的大部分事情（如洗漱、洗澡、晒衣服、如厕、打扫卫生等）？（单选题）*

○完全没 有信心	○1	○2	○3	○4	○5	○6	○7	○8	○9	○绝对 有信心

14. 您有多大的信心自己在室外任何地面（平地、凹凸不平的地面、上下台阶、坡道、草地等）上安全地行走？（单选题）*

○完全没 有信心	○1	○2	○3	○4	○5	○6	○7	○8	○9	○绝对 有信心

15. 您有多大信心自己端碗用勺（筷子）吃饭？（单选题）*

○完全没 有信心	○1	○2	○3	○4	○5	○6	○7	○8	○9	○绝对 有信心

16. 您有多大信心即使感到疲惫也能自己穿脱衣服？（单选题）*

○完全没 有信心	○1	○2	○3	○4	○5	○6	○7	○8	○9	○绝对 有信心

17. 您有多大信心自己做一顿饭？（单选题）*

○完全没 有信心	○1	○2	○3	○4	○5	○6	○7	○8	○9	○绝对 有信心

18. 您有多大信心能在中风治疗出院后坚持不懈地去恢复？（单选题）*

○完全没 有信心	○1	○2	○3	○4	○5	○6	○7	○8	○9	○绝对 有信心

19. 您有多大信心完成每日做针对自己的锻炼项目？（单选题）*

○完全没 有信心	○1	○2	○3	○4	○5	○6	○7	○8	○9	○绝对 有信心

20. 您有多大信心应对因为中风不能完成事情的挫败感？（单选题）*

○完全没 有信心	○1	○2	○3	○4	○5	○6	○7	○8	○9	○绝对 有信心

21. 您有多大信心继续您中风前喜欢做的大部分事情（如承担社会工作或喜欢的爱好）？（单选题）*

○完全没 有信心	○1	○2	○3	○4	○5	○6	○7	○8	○9	○绝对 有信心

22. 您有多大信心能够加快完成因为中风减慢速度完成的事情？（单选题）*

○完全没 有信心	○1	○2	○3	○4	○5	○6	○7	○8	○9	○绝对 有信心

（2）Barthel指数评定表（表3-6-3）。

表3-6-3　Barthel指数评定

项目	评分标准	得分（　月　　日）
1. 大便	0分：失禁或昏迷 5分：偶尔失禁（每周<1次） 10分：能控制	
2. 小便	0分：失禁或昏迷或需由他人导尿 5分：偶尔失禁（每日<1次，每周>1次） 10分：能控制	
3. 修饰	0分：需帮助 5分：独立洗脸、梳头、刷牙、剃须	
4. 如厕	0分：依赖别人 5分：需部分帮助 10分：自理	
5. 吃饭	0分：依赖别人 5分：需部分帮助（夹饭、盛饭、切面包） 10分：全面自理	
6. 床椅转移	0分：完全依赖别人，不能坐 5分：需大量帮助（2人），能坐 10分：需少量帮助（1人）或指导 15分：自理	
7. 步行活动（在病房及其周围，不包括走远路）	0分：不能动 5分：在轮椅上独立行动 10分：需1人帮助步行（体力或语言指导） 15分：独立步行（可用辅助器）	
8. 穿衣	0分：依赖别人 5分：需一半帮助 10分：自理（系开纽扣、拉拉链和穿鞋）	
9. 上下楼梯（上下一段楼梯，用手杖也算独立）	0分：不能 5分：需1人帮助（体力或语言指导） 10分：自理	
10. 洗澡	0分：依赖别人 5分：自理	
总分		
评定者		

注：60分以上为有轻度残疾，但生活基本自理；40~60分为中度残疾，生活需要帮助；20~40分为重度残疾，生活需要很大帮助；20分以下为完全残疾，生活完全依赖。

（3）医院焦虑抑郁量表（表3-6-4）。

情绪在大多数疾病中起着重要作用，如果医生了解您的情绪变化，他们就能给您提供更多的帮助，请您阅读以下各个项目，在其中最符合您过去一个月的情绪评分上画一个圈。对这些问题的回答不要做过多的考虑，立即做出的回答往往更符合实际情况。

表3-6-4　医院焦虑抑郁量表

1. 我感到紧张（或痛苦）（A）：	
根本没有	0分
有时候	1分
大多时候	2分
几乎所有时候	3分

2. 我对以往感兴趣的事情还是有兴趣（D）：	
肯定一样	0分
不像以前那样多	1分
只有一点	2分
基本上没有了	3分

3. 我感到有点害怕好像预感到什么可怕的事情要发生（A）：	
根本没有	0分
有一点，但并不使我苦恼	1分
是有，不太严重	2分
非常肯定和十分严重	3分

4. 我能够哈哈大笑，并看到事物好的一面（D）：	
我经常这样	0分
现在已经不太这样了	1分
现在肯定是不太多了	2分
根本没有	3分

5. 我的心中充满烦恼（A）：	
偶然如此	0分
时时，但并不轻松	1分

（续表）

时常如此	2分
大多数时间	3分

6．我感到愉快（D）：

大多数时间	0分
有时	1分
并不经常	2分
根本没有	3分

7．我能够安闲而轻松地坐着（A）：

肯定	0分
经常	1分
并不经常	2分
根本没有	3分

8．我对自己的仪容失去兴趣（D）：

我仍然像以往一样关心	0分
我可能不是非常关心	1分
并不像我应该做的那样关心	2分
肯定	3分

9．我有点坐立不安，好像感到非要活动不可（A）：

根本没有	0分
并不很少	1分
是不少	2分
确实非常多	3分

10．我对一切都是乐观地向前看（D）：

差不多是这样做	0分
并不完全是这样做的	1分
很少这样做	2分
几乎从不这样做	3分

11．我突然发现有恐慌感（A）：

根本没有	0分

（续表）

并非经常	1分
非常肯定，十分严重	2分
确实很经常	3分

12. 我好像感到情绪在渐渐低落（D）：

根本没有	0分
有时	1分
很经常	2分
几乎所有时间	3分

13. 我感到有点害怕，好像某个内脏器官变化了（A）：

根本没有	0分
有时	1分
很经常	2分
非常经常	3分

14. 我能欣赏一本好书或好的广播或电视节目（D）：

常常如此	0分
有时	1分
并非经常	2分
很少	3分

评分标准：本量表包括焦虑和抑郁2个亚量表，分别针对焦虑（A）和抑郁（D）问题各7题。焦虑与抑郁2个亚量表的分值划分为：0~7分为阴性；8~10分为轻度；11~14分为中度；15~21分为重度。得分越高表示焦虑或抑郁症状越严重。

第七节　痴呆中医防控治未病服务规范

一、概述

（一）概念

痴呆是以呆傻愚笨为主要临床表现的一种神志疾病，多因七情内伤、久病年老等病因，导致髓减脑消、神机失用。轻者可见寡言少语、反应迟钝、善忘等症；重者则表现为神情淡漠、终日不语、哭笑无常、分辨不清昼夜、外出不知归途、不欲食、不知饥、二便失禁等，生活不能自理。

（二）诊断标准

1. 中医诊断标准

参照《实用中医内科学（第二版）》中痴呆的诊断标准。

（1）记忆障碍，包括短期记忆障碍（如间隔 5 min 后不能复述3 个词或 3 件物品名称）和长期记忆障碍（如不能回忆本人的经历或一些常识）。

（2）认知损害，包括失语（如找词困难和命名困难）、失用（如观念运动性失用及运动性失用）、失认（如视觉和触觉性失认）、执行功能（如抽象思维、推理、判断损害）等一项或以上损害。

（3）上述两类认知功能障碍明显影响了患者的职业和社交活动，或与患者以往相比明显减退。

（4）起病隐匿，发展缓慢，渐进加重，病程一般较长。但也有少数患者为突然起病，或呈波动样、阶梯样进展，常有中风、眩晕、脑外伤等病史。

神经心理学检查、日常生活能力量表、MRI或脑脊液检查等有助于痴呆的临床诊断。

2. 西医诊断标准

参照世界卫生组织的《国际疾病分类》（第10版）中痴呆的诊断标准。

（1）痴呆的证据及严重程度。①学习新东西发生障碍，严重者对以往的事情回忆有障碍，损害的内容可以是词语或非词语部分。不仅根据患者的主诉，而且通过客观依据作出上述障碍的评价，并根据下列标准分为轻度、中度和重度损害。A. 轻度损害表现为记忆障碍涉及日常生活，但仍能独立生活，主要影响近期记忆，远期记忆受或不受影响；B. 中度损害表现为较严重的记忆障碍，已影响到患者的独立生活，可有括约肌功能障碍；C. 重度损害表现为严重的记忆障碍，完全需他人照顾，有明显的括约肌功能障碍。②通过病史及神经心理检查证实智能衰退，思维和判断受影响。A. 轻度表现为其智能障碍影响到患者的日常生活，但患者仍能独立生活，完成复杂任务有明显障碍；B. 中度表现为其智能障碍影响到患者的独立日常生活，需他人照顾，对任何事物完全缺乏兴趣；C. 重度表现为其完全依赖他人照顾。

（2）出现上述功能障碍的过程中，不伴有意识障碍，且不发生谵妄。

（3）可伴有情感、社会行为和主动性障碍。

（4）临床诊断出现记忆和（或）智能障碍持续6个月（含）以上。出现下列皮层损害的体征更支持诊断，如失语、失认、失用。影像学检查出现相应的改变，包括：CT、MRI、单光子发射计算机断层成像（SPECT）和正电子发射断层成像（PET）等。

二、服务内容

中医痴呆防控治未病服务是以慢性病团队为核心，覆盖三甲医院、社区卫生服务中心，对痴呆患者进行中医治未病三级防控及闭环管理服务。

严格按照中医慢性病防控指导服务规范的要求制定本慢性病团队的规范服务流程。认知下降患者签署知情同意书后，可在三甲医院及社区卫生服务中心进行中医痴呆防控管理服务，采集患者信息，建立个人档案，进行中医治未病三级防控，针对性地进行中医体质辨识与评估，提供中医调养咨询与指导，实施个性化的健康干预，并定期随访以评估疗效。

三、实施流程

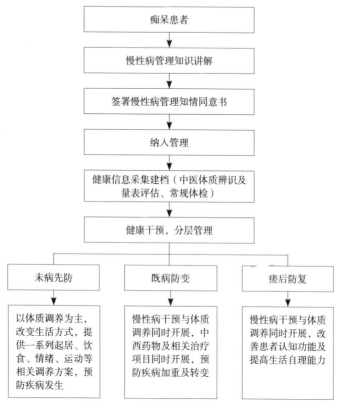

图3-7-1　痴呆防控治未病服务流程

四、档案管理

1. 一般情况

痴呆的发生多缓慢隐匿，临床表现纷繁多样，总以渐进性加重的善忘前事、呆傻愚笨及性情改变为其共有特征。

2. 专科特点

（1）记忆减退是痴呆的核心症状。早期出现近期记忆障碍，随着病情的进一步发展，远期记忆也受损。

（2）学习新知识、掌握新技能的能力下降是痴呆的另一个早期症状。

（3）患者早期可出现情绪不稳定，在疾病演进过程中逐渐变为性情淡漠及反应迟钝。

（4）部分患者可首先出现人格改变。通常表现为兴趣减少、主动性差、社会性退缩，但亦可表现为脱抑制行为，如冲动、幼稚行为等。患者的社会功能受损，对自己熟悉的工作不能完成。

（5）晚期生活不能自理，运动功能逐渐丧失，穿衣、洗澡、进食及大小便均需他人协助，甚至出现躁狂，幻觉等。

3. 相关检验检查项目

（1）血液和脑脊液检查：叶酸、维生素B_{12}、甲状腺功能、感染四项、血常规、生化全项；血清中淀粉样前体蛋白、肿瘤标记物等。

（2）测定Tau蛋白定量和β淀粉样蛋白片段。

（3）影像学检查：①CT检查显示脑萎缩，脑室扩大，脑梗死，可为痴呆的性质和类型提供依据；MRI检查显示双侧颞叶、海马体萎缩，也是提示痴呆的依据。②电生理检查如脑电图。

（4）量表测定：神经心理测验，如简易精神状态检查量表（MMSE）、日常生活活动能力（ADL）量表等。

五、服务周期

根据痴呆慢性病中医管理流程，每1～3个月随访1次，设定服务周期为2年，原则上没有随访上限。

六、治未病服务规范

本服务内容适用于中医痴呆三级防控治未病的全过程服务，社区痴呆防控人员及三甲医院的痴呆防控团队可根据本病的体质特点进行治未病服务。

（一）体质辨识

体质以气虚质、气郁质、阳虚质、阴虚质、血瘀质、痰湿质为主，常多种体质兼存。

1. 气虚质

（1）体质描述：气短懒言，精神不振，疲劳易出汗，目光少神，唇色少华，毛发不泽，头晕健忘，大便正常，小便或偏多。性格内向不稳。

（2）形成原因：元气虚弱，先天不足、后天失养或病后气亏。

2. 气郁质

（1）体质描述：形体偏瘦，忧郁面貌，烦闷不乐，胸胁胀满，走窜疼痛，多伴太息，睡眠较差，健忘痰多，大便偏干，小便正常。性格忧郁脆弱，敏感多疑。

（2）形成原因：气机郁滞，与先天遗传及后天情志所伤有关。

3. 阳虚质

（1）体质描述：平素畏冷，喜热饮食，精神不振，睡眠偏多，口唇色淡，毛发易落，易出汗，大便溏薄，小便清长。性格内向沉静，发病多为寒证。

（2）形成原因：元阳不足，先天禀赋不足，如属父母老年得子或母体妊娠调养失当等。

4. **阴虚质**

（1）体质描述：手足心热，口燥咽干，大便干燥，两目干涩，唇红微干，皮肤偏干，易生皱纹，眩晕耳鸣，睡眠差，小便短。性格急躁，外向好动。

（2）形成原因：真阴不足，与先天本弱，后天久病、失血、积劳伤阴有关。

5. **血瘀质**

（1）体质描述：面色晦暗，易有瘀斑，易患疼痛，口唇黯淡或紫，眼眶黯黑，发易脱落，肌肤干燥，女性多见痛经、闭经等。性格内郁，心情易烦。

（2）形成原因：血脉瘀滞不畅，先天遗传、后天损伤、起居失度或久病血瘀。

6. **痰湿质**

（1）体质描述：面部油多，多汗且黏，面黄胖暗，眼泡微浮，容易困倦，身重不爽，大便正常或不实，小便不多或微浑。性格温和，多善忍耐。

（2）形成原因：脾虚失司，多由先天遗传、后天食肥甘厚味或病后水湿停聚所致。

（二）辨证论治

1. **髓海不足**

智能减退，记忆力和计算力明显减退，头晕耳鸣，懒情思卧，齿枯发焦，腰酸骨软，步行艰难，舌质淡，舌体瘦，舌苔薄白，脉沉细弱。

2. **脾肾两虚**

表情呆滞，沉默寡言，记忆力减退，失认失算，口齿含糊，词不达意，伴气短懒言，肌肉萎缩，食少纳呆，口涎外溢，腰膝酸软，或四肢不温，腹痛喜按，泄泻，舌质淡白，舌体胖大，舌苔白，或舌质红，舌苔少或无苔，脉沉细弱。

3. 痰浊蒙窍

表情呆钝，智力衰退，或哭笑无常，喃喃自语，或终日无语，伴不思饮食，脘腹胀痛，痞满不适，口多涎沫，头重如裹，舌质淡，舌苔白腻，脉滑。

4. 瘀血内阻

表情迟钝，言语不利，善忘，易惊恐，或思维异常，行为古怪，伴肌肤甲错，口干不欲饮，双目晦暗，舌质黯或有瘀点瘀斑，脉细涩。

（三）生活方式监测指标

（1）保持性情豁达，精神愉悦。

（2）勤学习，多动脑。多做一些使用脑力的休闲活动，比如看书、学习等，可以大大延缓记忆力减退的时间和程度。

（3）加强体育锻炼。运动可以促使全身血液循环活跃，保证大脑有足够的血液供应，有助于记忆。老年人可以根据自己的身体状况，积极地参加多种活动，如打太极拳、散步、爬山等户外活动。

（4）养成良好的生活习惯和生活规律。平时要注意养成良好的生活习惯，睡眠充足但是不要过多，注意营养但是不要过剩，老年人的饮食以清淡为宜，多摄入富含蛋白质及含维生素A、B、C、E的食物，如牛奶、豆制品、新鲜蔬菜、水果、瘦肉、鱼、鸡蛋、粗纤维食品等。多吃富含维生素B_{12}的食物，如香菇、大豆、鸡蛋、牛奶、动物肾脏，以及各种发酵的豆制品等。还要多吃富含叶酸的食物，如绿叶蔬菜、柑橘、西红柿、花椰菜、西瓜、菌类、酵母、牛肉等。

（5）积极治疗全身性慢性病。脑血管病、高血压、糖尿病和高脂血症等疾病是导致记忆障碍的主要危险因素。积极预防和治疗这些慢性病，可以避免或减轻病理性记忆障碍的发生和发展。

（6）定期复查血生化指标，监测患者的健康状况。

（7）运用MMSE和ADL量表定期进行评估。

（四）治未病检查项目

1. 脏腑功能检测

具体内容见第三章第一节（P44）。

2. 经络检测

具体内容见第三章第三节（P112）。

3. 精神压力分析仪（心率变异分析）

通过测量自主神经系统的交感和副交感神经的功能，准确分析由于压力引起自主神经系统失去平衡所导致的功能性紊乱。评估心理健康状况，可作为普通人群精神心理性疾病及心理性疾病所引起的高血压、心脏病的早期预警指标，达到早发现、早治愈的目的。

（五）痴呆体质调养方案

1. 气虚质

具体内容见第三章第一节（P46）。

2. 气郁质

具体内容见第三章第四节（P133）。

3. 阳虚质

具体内容见第三章第一节（P48）。

4. 阴虚质

具体内容见第三章第五节（P159）。

5. 血瘀质

具体内容见第三章第一节（P53）。

6. 痰湿质

具体内容见第三章第一节（P50）。

七、痴呆防控调养方案

（一）远离危险因素，改变生活方式

精神调摄、智能训练、调节饮食、调摄起居既是预防措施，又是治疗的重要环节。对由其他疾病所致的痴呆，应积极查明病因，及时治疗。良好的环境和有规律的生活习惯及饮食调养等颇为重要，适当的调养措施可促进患者健康水平的提升和延缓精神衰退的进程。

（二）健康干预

1. 生活方式干预

（1）多食鱼类、蛋类、豆制品及新鲜蔬菜等，少食肥肉、猪油等。

（2）茶疗：刺五加、菊花、山楂、何首乌泡水代茶饮。

（3）药酒：菖蒲、枸杞子、黄精、黄芪、丹参、刺五加、藏红花用白酒或黄酒浸泡，每日少量服用。

（4）食疗：核桃肉、龙眼肉、山楂、红枣、何首乌、山药、黑芝麻、枸杞子等与粳米煮粥服用，痰火者加薏苡仁、莲子心。

2. 中医适宜技术干预

（1）体针疗法。

治则：醒脑调神，活血通络。以督脉、足少阳、足少阴经穴为主。

主穴：印堂、四神聪透百会、神庭透上星、风池、太溪、悬钟、合谷、太冲。

配穴：肝肾不足加肝俞、肾俞；痰浊上扰加丰隆、中脘、足三里；瘀血阻络加内关、膈俞。

操作：合谷、太冲用泻法，太溪、悬钟用补法，余穴用平补平泻法，头部穴位间歇捻转行针或加用电针。

功效：督脉入络脑，百会、神庭、上星及印堂可醒脑调神；风池通调头部气血；太溪、悬钟可补益脑髓；合谷、太冲活血通络；四神聪为健脑益聪之效穴。

（2）穴位注射疗法。

选穴：风府、风池、肾俞、足三里、三阴交。

操作：用复方当归或丹参注射液，或用胞二磷胆碱，或用乙酰谷酰胺注射液，每穴注入药液0.5～1.0 mL，隔日1次。

（3）耳针疗法。

选穴：皮质下、额、枕、颞、心、肝、肾、内分泌、神门。

操作：每次2～4穴，毫针刺用轻刺激，或用耳穴疗法。

3. 健康指导原则

医护人员应帮助患者正确认识和对待疾病，解除情志因素影响。对轻症患者应进行耐心细致的智能训练，使之逐渐掌握一定的生活及工作技能；对重症患者则应注意生活照顾，防止因大小便自遗及长期卧床引发褥疮、感染等。要防止患者自伤或伤人。

4. 健康指导方法

（1）饮食指导：①摄入一定量的脂肪，以植物油为主，如花生油、豆油及芝麻油等。核桃、瓜子、松子中所含的不饱和脂肪酸较多，又有健脑益智的作用，每日坚持适量食用可预防大脑早衰、智力减退。②高维生素饮食。维生素C与维生素E是天然的抗氧化剂、防衰老剂，在老年痴呆症的预防和治疗过程中起到了举足轻重的作用。新鲜蔬菜、水果中维生素C含量丰富，油类作物中尤以糠油、麦胚油中含量最高。③摄入适量的无机盐和微量元素，如碘、锌、钙等。碘在海产品中含量较高，尤以海带、紫菜中含量最高。锌存在于鱼类、贝类、瘦肉、鸡蛋、豆类及坚果等食物中。含钙丰富的食物有奶类、豆类、虾、黑芝麻等。增加蛋白质饮食，尤其是生理价值高的优质蛋白质应占一半以上，其中首选鱼类，尤其是海洋鱼类、瘦肉与奶类。

（2）心理指导：由于痴呆患者各方面功能均在下降，使其易产生不安和抑郁情绪，家属亦担心无从照顾患者而产生焦虑、紧张情绪，因此，医护人员应特别关心和照顾患者，详细介绍病情及预后，合理地安排陪护及探视，利用说理、暗示、疏导、行为疗法等，改善不良情绪，使患者安心，家属放心。

（3）行为指导：①保持个人清洁卫生，经常洗澡抹身，更换衣裤；②保持口腔清洁，以增加食欲；③有症状者应做好"四防"，即防伤人、防自伤、防走失、防跌倒。

（4）特殊指导：①对记忆力障碍者，应多给予鼓励，避免大声训斥，引导去房间、厕所等，外出有人陪护，贵重物品不要交给患者；②言语沟通障碍者，谈话时目光要注视患者，交谈内容要正面直接，最好使患者能作简单回答，说话时声音要温和，速度要缓慢，也可用文字、微笑、抚摸和握手等沟通方法来表达。

八、痴呆应急方案

（一）坠床、跌倒的防护

（1）创造安全的环境。根据患者的病情安排患者的居住环境，室内家具物品应尽量简单，使活动空间尽量大些。病床要低些，并加床栏以防坠床。地面保持干燥平坦。患者穿大小合适稳定性好的鞋子，裤子避免过长，呼叫器放在患者易取处。

（2）使用保护性防护用具。应经常与患者及其家属进行沟通，告知其坠床、跌倒的危险性，及时使用护栏，必要时使用身体约束带。

（二）自杀的防护

（1）心理护理。首先从社会和家庭层面给老年患者精神上的关爱，不能歧视、冷落他们，要让他们积极对待生活。不能因为患者固执、摔打东西而对其进行人格侮辱，或采用关锁的方法来处理。

（2）专人陪护。发现患者有自杀倾向时应立即通知患者家属及陪护人员，密切观察患者的行为举止，稳定患者的情绪，家属应24 h陪护，防止意外的发生。

（3）加强药品、物品的管理。排除可能导致伤害的危险物品（如打火机、剪刀、热水瓶、尖锐器皿等），让患者远离电源、煤气、化学物品。

（三）走失的预防

（1）提供安全卡。老年痴呆患者因定向力、记忆力下降，失去了认家记路的能力，外出容易走失，可在患者口袋里放一张写有

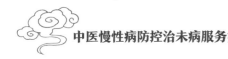

患者姓名、地址、联系电话的卡片，万一走失便于寻找。

（2）对于有走失危险的患者，应告知其家属患者外出一定要有人陪伴。

（3）提供辨认环境的线索。随着病情的进展，痴呆患者对环境的辨认能力越来越差。应提供一些线索引导患者辨认环境，如在房门上贴患者熟悉的图案或照片，在卫生间门上画马桶的图案等。

九、服务评价方法

1. 满意度评价

见表3-7-1。

表3-7-1　满意度评价

一、总体情况评价
您对本次中医痴呆慢性病健康教育的总体感觉是：1.很满意（　）；2.满意（　）；3.一般（　）；4.不满意（　）。
二、单项情况评价

序号	评价项目	评分标准				
		很满意	满意	一般	不满意	意见与建议
1	您对本次中医痴呆慢性病健康教育选题（主题）满意吗？					
2	您对本次健康教育采用的形式满意吗？					
3	您对本次健康教育老师的表现满意吗？					
4	您对本次健康教育的效果满意吗？					
5	本次健康教育中，您有满意的收获吗？					

三、既往情况评价
您对最近半年来中医痴呆慢性病健康教育的总体感觉是：1. 很满意（　）；2. 满意（　）；3. 一般（　）；4. 不满意（　）；5. 未参加（　）。
四、您对今后工作有什么建议？

2. 相关检查指标评价

见表3-7-2和表3-7-3。

表3-7-2 简易精神状态检查量表（MMSE）

姓名：_____ 性别：_____ 年龄：_____ 文化程度：_____

评定时间：_____ 既往病史：_____

项目		记录	评分	
I 定向力（10分）	星期几		0	1
	几号		0	1
	几月		0	1
	什么季节		0	1
	哪一年		0	1
	省市		0	1
	区县		0	1
	街道或乡		0	1
	什么地方		0	1
	第几层楼		0	1
II 记忆力（3分）	皮球		0	1
	国旗		0	1
	树木		0	1
III 注意力和计算力（5分）	100-7		0	1
	-7		0	1
	-7		0	1
	-7		0	1
	-7		0	1
IV 回忆能力（3分）	皮球		0	1
	国旗		0	1
	树木		0	1
V 语言能力（9分）	命名能力		0	1
			0	1
	复述能力		0	1
	三步命令		0	1
			0	1
			0	1
	阅读能力		0	1
	书写能力		0	1
	结构能力		0	1
总分				

操作说明：

Ⅰ 定向力（最高分：10分）

1. 首先询问日期，之后再有针对性地询问其他部分，如"您能告诉我现在是什么季节吗？"每答对1题得1分。

2. 请依次提问："您能告诉我们在什么省市吗？"（区县？街道？什么地方？第几层楼？）每答对1题得1分。

Ⅱ 记忆力（最高分：3分）

告诉被测试者您将问几个问题来检查他/她的记忆力，然后清楚、缓慢地说出3个相互无关的物品的名称（如：皮球、国旗、树木，大约1 s说一个）。说完所有的3个名称之后，要求被测试者重复它们。被测试者的得分取决于他们首次重复的答案。（答对1个得1分，最多得3分）。如果他们没能完全记住，您可以重复，但重复的次数不能超过5次。如果5次后他们仍未记住所有的3个名称，那么对于回忆能力的检查就没有意义了（请跳过Ⅳ "回忆能力"部分检查）。

Ⅲ 注意力和计算力（最高分：5分）

要求被测试者从100开始减7，之后再减7，一直减5次（即93，86，79，72，65）。每答对1个得1分，如果前次错了，但下一个答案是对的，也得1分。

Ⅳ 回忆能力（最高分：3分）

如果前次被测试者完全记住了3个名称，现在就让他们再重复一遍。每正确重复1个得1分。

Ⅴ 语言能力（最高分：9分）

1. 命名能力（0～2分）：拿出手表卡片给被测试者看，要求他们说出这是什么。之后拿出铅笔问他们同样的问题。

2. 复述能力（0～1分）：要求被测试者注意您说的话并重复一次，注意只允许重复一次。这句话是"四十四只石狮子"，只有正确，咬字清楚的才记1分。

3. 三步命令（0～3分）：给被测试者一张空白的纸，要求对方按照您的命令去做，注意不要重复或示范。只有他们按正确的顺序做动作才算正确，每1个正确动作计1分。

4. 阅读能力（0～1分）：拿出一张"闭上您的眼睛"卡片给被测试者看，要求被测试者读它并按要求去做。只有他们确实闭上眼睛才能得分。

5. 书写能力（0～1分）：给被测试者一张白纸，让他们自发地写出一个完整的句子。句子必须有主语、动词，并有意义。注意您不能给予任何提示。语法和标点的错误可以忽略。

6. 结构能力（0～1分）：在一张白纸上画有交叉的两个五边形，要求被测试者照样准确地画出来。评分标准为五边形需画出5个清楚的角和5条边。同时，两个五边形交叉处形成菱形。线条的抖动和图形的旋转可以忽略。

最高得分为30分，分数在27～30分为正常，分数<27为认知功能障碍。

痴呆严重程度分级方法：MMSE≥21分为轻度；20分≥MMSE≥10分为中度；MMSE≤9分为重度。

表3-7-3 日常生活活动能力（ADL）量表

姓名：_____ 性别：___ 年龄：___ 床号：___ 诊断：___ 住院号：_____

项目	评分	标　准	评估日期			
大便	0	失禁或昏迷				
	5	偶有失禁（每周<1次）				
	10	控制				
小便	0	失禁或昏迷或需由他人导尿				
	5	偶有失禁（每24h<1次）				
	10	控制				

（续表）

项目	评分	标　准	评估日期			
修饰	0	需要帮助				
	5	自理（洗脸、梳头、刷牙、剃须）				
如厕	0	依赖他人				
	5	需部分帮助				
	10	自理（去和离开厕所、使用厕纸、穿脱裤子）				
进食	0	较大程度或完全依赖				
	5	需部分帮助（切面包、抹黄油、夹菜、盛饭）				
	10	全面自理（能吃各种食物，但不包括取饭、做饭）				
转移	0	完全依赖他人，无坐位平衡				
	5	需大量帮助（1~2人，身体帮助），能坐				
	10	需少量帮助（言语或身体帮助）				
	15	自理				
活动	0	不能步行				
	5	在轮椅上能独立行动				
	10	需1人帮助步行（言语或身体帮助）				
	15	独立步行（可用辅助器，在家及附近）				
穿衣	0	依赖他人				
	5	需一半帮助				
	10	自理（自己系开纽扣，关开拉锁和穿鞋）				
上下楼梯	0	不能				
	5	需帮助（言语、身体、手杖帮助）				
	10	独立上下楼梯				
洗澡	0	依赖				
	5	自理（无指导能进出浴池并自理洗澡）				
总得分						
评估人						

评分结果：满分100分。

  <20分为极严重功能缺陷，生活完全需要依赖；

  20~40分为生活需要很大帮助；

  40~60分为生活需要部分帮助；

  >60分为生活基本自理。

3. 体质干预评价

见表3-7-4。

表3-7-4　痴呆慢性病体质干预调查表

第一部分：个人基本信息

姓名：＿＿＿＿＿　性别：＿＿＿＿＿　年龄：＿＿＿＿＿

民族：＿＿＿＿＿　职业：＿＿＿＿＿　联系电话：＿＿＿＿＿

单位或地址：＿＿＿＿＿＿＿＿＿＿＿＿＿＿＿＿＿＿＿＿＿＿＿＿

第二部分：个人健康信息

一、疾病情况：（根据既往情况填写以下内容，在符合选项的□内打"√"）

□高血压　□冠心病　□糖尿病　□慢性肺源性心脏病　□慢性支气管炎　□脑血管疾病
□关节病　□动脉硬化　□高脂血症　□肿瘤　□其他：＿＿＿＿＿

二、不适症状：（请根据您最近1年的体验，在出现的症状前的□内打"√"）

□精神不振，易疲劳　□体虚无力　□睡眠不深，易醒　□多梦　□难以入眠　□急躁
易怒　□精神紧张，难以放松　□焦虑不安　□头痛　□关节或肌肉酸痛　□腰腿酸痛
□颈肩酸痛　□记忆力减退　□抑郁苦闷　□悲伤易哭　□情绪低落，对事物缺乏兴趣
□大便秘结　□大便次数增多　□其他：＿＿＿＿＿

1. 上述不适或问题对您工作、生活、学习等的影响：

□基本无影响　□影响较小　□影响较大　□严重影响

2. 您对自己健康状况的判断：

□基本健康　□亚健康状态　□疾病

3. 体质类型判断问卷（根据自己的情况在符合选项上打"√"）

项目	没有	很少	有时	经常	总是
平和质					
1.您精力充沛吗？	1	2	3	4	5
2.您容易疲劳吗？	1	2	3	4	5
3.您说话声音低弱无力吗？	1	2	3	4	5
4.您感到闷闷不乐，情绪低沉吗？	1	2	3	4	5
5.您比一般人耐受不了寒冷（冬天的寒冷，夏天的冷空调、电扇等）吗？	1	2	3	4	5
6.您能适应外界自然和社会的变化吗？	1	2	3	4	5
7.您容易失眠吗？	1	2	3	4	5
8.您容易忘事（健忘）吗？	1	2	3	4	5
气虚质					
1.您容易疲乏吗？	1	2	3	4	5
2.您容易气短（呼吸短促，接不上气）吗？	1	2	3	4	5
3.您容易心慌吗？	1	2	3	4	5
4.您容易头晕或站起时眩晕吗？	1	2	3	4	5
5.您比别人容易感冒吗？	1	2	3	4	5
6.您喜欢安静，懒得说话吗？	1	2	3	4	5

（续表）

项目	没有	很少	有时	经常	总是
7.您说话声音低弱无力吗？	1	2	3	4	5
8.您活动量稍大就容易出虚汗吗？	1	2	3	4	5
阳虚质					
1.您手脚发凉吗？	1	2	3	4	5
2.您胃脘部、背部或腰膝部怕冷吗？	1	2	3	4	5
3.您感到怕冷，衣服比别人穿得多吗？	1	2	3	4	5
4.您感到闷闷不乐，情绪低沉吗？	1	2	3	4	5
5.您冬天更怕冷，夏天不喜欢吹风扇、空调吗？	1	2	3	4	5
6.您吃（喝）凉的东西会感到不舒服或怕吃（喝）凉的东西吗？	1	2	3	4	5
7.您受凉或吃（喝）凉的东西后，容易腹泻吗？	1	2	3	4	5
阴虚质					
1.您感到手脚心发热吗？	1	2	3	4	5
2.您感觉身体和脸上发热吗？	1	2	3	4	5
3.您皮肤或口唇干吗？	1	2	3	4	5
4.您口唇的颜色比一般人红吗？	1	2	3	4	5
5.您容易便秘或大便干燥吗？	1	2	3	4	5
6.您面部两颧潮红或偏红吗？	1	2	3	4	5
7.您感到眼睛干涩吗？	1	2	3	4	5
8.您感到口干咽燥吗？	1	2	3	4	5
痰湿质					
1.您感到胸闷或腹部胀满吗？	1	2	3	4	5
2.您感到身体沉重不轻松或不爽快吗？	1	2	3	4	5
3.您腹部肥满松软吗？	1	2	3	4	5
4.您有额部油脂分泌多的现象吗？	1	2	3	4	5
5.您上眼睑比别人肿（上眼睑有轻微隆起的现象）吗？	1	2	3	4	5
6.您嘴里有黏腻的感觉吗？	1	2	3	4	5

中医慢性病防控治未病服务实践

（续表）

项目	没有	很少	有时	经常	总是
7.您平时痰多，特别是感到咽喉部总有痰堵着吗？	1	2	3	4	5
8.您活动量稍大就容易出虚汗吗？	1	2	3	4	5
血瘀质					
1.您的皮肤在不知不觉中会出现青紫瘀斑（皮下出血）吗？	1	2	3	4	5
2.您的两颧部有细微血丝吗？	1	2	3	4	5
3.您身体上有哪里疼痛吗？	1	2	3	4	5
4.您面色晦暗或容易出现褐斑吗？	1	2	3	4	5
5.您会出现黑眼圈吗？	1	2	3	4	5
6.您容易忘事（健忘）吗？	1	2	3	4	5
7.您口唇颜色偏黯吗？	1	2	3	4	5
气郁质					
1.您感到闷闷不乐，情绪低沉吗？	1	2	3	4	5
2.您精神紧张，焦虑不安吗？	1	2	3	4	5
3.您多愁善感，感情脆弱吗？	1	2	3	4	5
4.您容易感到害怕或受到惊吓吗？	1	2	3	4	5
5.您胁肋部或乳房胀痛吗？	1	2	3	4	5
6.您会无缘无故叹气吗？	1	2	3	4	5
7.您咽喉部有异物感，且吐之不出，咽之不下吗？	1	2	3	4	5

第三部分：医生接诊记录（以下内容由医生填写）
目前受检者的体型属于：□瘦型 □中间型 □肥型
中医舌脉情况：
一、舌质：
□淡白 □红 □暗红 □边尖红 □淡红 □胖 □瘦 □嫩 □边有齿痕 □伴有瘀斑瘀点 □舌下静脉曲张 □紫黯 □其他：_____
二、舌苔：
□白 □黄 □薄 □厚 □腻 □润 □水滑 □干 □少/无 □其他：_____
三、脉象：
□平脉 □浮脉 □沉脉 □迟脉 □数脉 □细脉 □弱脉 □虚脉 □缓脉 □濡脉 □弦脉 □滑脉 □涩脉 □短脉 □紧脉 □其他：_____
四、初步判断受检者的体质类型：
□平和质 □气虚质 □阳虚质 □阴虚质 □痰湿质 □气郁质 □血瘀质 □杂合质

220

（续表）

五、综合判断受检者的健康状态：
□疾病状态，主要诊断：_____
□健康状态 □亚健康状态 □可疑亚健康状态

六、饮食指导方案：_____

七、起居指导方案：_____

八、运动指导方案：_____

九、非药物疗法干预方案：_____

十、药物疗法干预方案：_____

医生签名：_____ 日期：____年____月____日

4. 疗效评价

见表3-7-5。

表3-7-5 针灸科痴呆慢性病管理疗效评价

患者姓名：_____ 诊疗卡号：_____ 年龄：_____
原发病：_____ 门诊医生：_____ 门诊周期：_____
目前评估时间点：□首诊 □半年度 □一年度 □其他

1. 常住地：□广州市 □广东省内广州市外 □广东省外
2. 付费方式：□自费 □医保 □公费医疗 □其他
3. 教育程度：□小学或以下 □初中 □高中或中专 □大专 □大学 □研究生或以上
4. 工作状态：□工作或上学 □退休或无业
5. 是否自我管理：□自我管理 □其他人管理
6. 血压控制情况：□良好 □一般 □欠佳 □无高血压
7. 血糖控制情况：□良好 □一般 □欠佳 □无糖尿病
8. 中医痴呆核心症状、周边症状改善程度：□好 □中等 □欠佳
9. 患者本人及看护者对治疗效果的评价：□好 □中等 □欠佳
10. 简易精神状态检查量表（MMSE）评分：
11. 日常生活活动能力（ADL）量表评分：

评估人：_____ 评估时间：_____

5. 治疗情况评价

见表3-7-6、表3-7-7和表3-7-8。

表3-7-6　慢性病管理生活质量简表

（SF-36健康调查问卷）

本调查涉及您对自身健康的观点。这些信息将有助于追踪您从事日常活动的能力及自身感觉。请回答所有问题，在方框内填下您所选择的数字。如果您对答案不确定，请给出您认为最接近的答案。

序号	问题	填答案处
Q6001	总的来说，您认为您的健康状况：1.棒极了　2.很好　3.好　4.过得去　5.糟糕	
Q6002	与一年前相比，您如何评价现在的健康状况？ 1.比一年前好多了　2.比一年前好一点　3.和一年前差不多 4.比一年前差一点　5.比一年前差多了	
Q6003	下列项目是您平常在一天中可能做的事情。您现在的健康限制您从事这些活动吗？如果是的话，程度如何？ 选择项： 1.是，很受限　2.是，稍受限　3.不，完全不受限	
Q6003a	高强度活动，如跑步、举重物、参与剧烈运动	
Q6003b	中等强度活动，如移动桌子、推动真空吸尘器（或拖地板）、打保龄球、打高尔夫球（或打太极拳）	
Q6003c	举或搬运杂物	
Q6003d	爬数层楼梯	
Q6003e	爬一层楼梯	
Q6003f	弯腰、屈膝	
Q6003g	步行1 500m以上	
Q6003h	步行几个路口	
Q6003i	步行一个路口	
Q6003j	自己洗澡或穿衣	
Q6004	在过去4周，您是否因为生理健康原因，在工作或从事其他日常活动时有下列问题？ 选择项：1.是　2.否	
Q6004a	减少了工作或从事其他活动的时间	
Q6004b	减少了工作量或活动量	
Q6004c	从事工作或其他活动的种类受限	
Q6004d	从事工作或其他活动有困难（例如，费劲）	
Q6005	在过去4周，您是否因为任何情感问题（如感到抑郁或焦虑），在工作或从事其他日常活动时有下列问题？ 选择项：1.是　2.否	
Q6005a	减少了工作或从事其他活动的时间	
Q6005b	减少了工作量或活动量	
Q6005c	不能像平常那么专心地从事工作或其他活动	

（续表）

序号	问题	填答案处
Q6006	在过去4周，您的生理健康或情感问题在何种程度上干扰了您与家人、朋友、邻居或团体的正常社会活动？1.完全没有 2.轻度 3.中度 4.重度 5.极度	
Q6007	在过去4周，您经受了多少躯体疼痛？1.完全没有 2.很轻微 3.轻微 4.中等 5.严重 6.极严重	
Q6008	在过去4周，疼痛在多大程度上干扰了您的正常工作（包括户外工作和家务劳动）？1.完全没有 2.一点点 3.中度 4.重度 5.极度	
Q6009	这些问题将问及您在过去4周的感觉和情感体验。对每一问题，请给出与您想法最接近的一个答案。在过去4周，有多少时间？选择项：1.所有时间 2.绝大多数时间 3.很多时间 4.一些时间 5.一点时间 6.没有时间	
Q6009a	您觉得干劲十足？	
Q6009b	您是一个非常紧张的人？	
Q6009c	您感到情绪低落、沮丧，怎么也快乐不起来？	
Q6009d	您觉得平静、安适？	
Q6009e	您觉得精力旺盛？	
Q6009f	您感到闷闷不乐、心情忧郁？	
Q6009g	您觉得累极了？	
Q6009h	您是一个快乐的人？	
Q6009i	您觉得疲劳？	
Q6010	在过去4周，有多少时间您的社会活动（如访问朋友、亲戚等）受您的生理健康或情感问题的影响？1.所有时间 2.绝大多数时间 3.一些时间 4.一点时间 5.没有时间	
Q6011a	和其他人相比，您似乎更容易生病：1.全部符合 2.大部分符合 3.不知道 4.大部分不符合 5.全部不符合	
Q6011b	您和您认识的人一样健康：1.全部符合 2.大部分符合 3.不知道 4.大部分不符合 5.全部不符合	
Q6011c	您预计您的健康状况将变得更差：1.全部符合 2.大部分符合 3.不知道 4.大部分不符合 5.全部不符合	
Q6011d	您的身体棒极了：1.全部符合 2.大部分符合 3.不知道 4.大部分不符合 5.全部不符合	

表3-7-7 慢性病管理治疗情况调查表

一、在过去的一个月，您的治疗情况如何：

1.您是否有忘记服药的治疗经历？	□是　　　□否
2.您是否有时不注意服药？	□是　　　□否

二、过去一个月是否学习过我们提供的痴呆慢性病知识课程？

□是　□否	□视频　□微信文字版　□现场讲座　□现场宣教　□其他

三、过去一个月是否有控制饮食？

□严格执行　□尽量执行 □有所执行　□没有执行	备注：

四、过去一个月是否有注意运动？

□一周大于5次　□一周小于4次　□偶尔运动　□没有运动

五、做的是什么运动？

□慢跑　□散步　□游泳　□八段锦　□太极拳　□其他

六、过去一个月是否有住院治疗？

□因痴呆原因住院　□因其他原因住院　□无住院

七、过去一个月血压控制如何？

□大于150/90 mmHg　□正常　□小于100/60 mmHg　□没有规律测量

八、过去一个月血糖控制如何？

□正常　□空腹偏高　□餐后偏高　□没有规律测量

九、过去一个月您自觉心情如何（10分为满分，请给自己的心情打分）

□0　□1　□2　□3　□4　□5　□6　□7　□8　□9　□10

十、对您疾病的治疗方面或我们的工作方面有什么建议和疑问吗？

调查医护人员签名：_____　观察时间：_____年__月__日
电脑录入员签名：_____　录入时间：_____年__月__日

表3-7-8 痴呆慢性病管理随访情况调查表

姓名：	出生日期： 年 月 日	性别：
家庭住址：	电话：	
责任医护：	心电图提示：	

时间	随访		干预措施
	方式	问题	
	1.上门 2.电话 3.门诊	1.问题： 精神症状： 2.中医体质辨识： 主要： 体质 次要： 体质 倾向： 体质	1.情志调养 2.起居调摄 3.饮食调养 4.食疗药膳 5.运动疗法 6.针灸疗法 7.健康教育 8.戒烟限酒 9.中药处方
	1.上门 2.电话 3.门诊	1.问题： 精神症状： 2.中医体质辨识： 主要： 体质 次要： 体质 倾向： 体质	1.情志调养 2.起居调摄 3.饮食调养 4.食疗药膳 5.运动疗法 6.针灸疗法 7.健康教育 8.戒烟限酒 9.中药处方
	1.上门 2.电话 3.门诊	1.问题： 精神症状： 2.中医体质辨识： 主要： 体质 次要： 体质 倾向： 体质	1.情志调养 2.起居调摄 3.饮食调养 4.食疗药膳 5.运动疗法 6.针灸疗法 7.健康教育 8.戒烟限酒 9.中药处方
	1.上门 2.电话 3.门诊	1.问题： 精神症状： 2.中医体质辨识： 主要： 体质 次要： 体质 倾向： 体质	1.情志调养 2.起居调摄 3.饮食调养 4.食疗药膳 5.运动疗法 6.针灸疗法 7.健康教育 8.戒烟限酒 9.中药处方

第八节　肺结节中医防控治未病服务规范

一、概述

（一）概念

肺结节是指肺部影像上大小不一、边缘清楚或模糊、直径≤3 cm的局灶性圆形致密影。中国专家组制定了《肺结节诊治中国专家共识》，并分别讨论了结节直径＞8 mm、直径＜8 mm和不同密度结节（实性结节与非实性结节）。之所以将结节直径界限值定为8 mm，是因为结节直径＜8 mm者在短时间内发展为恶性肿瘤的可能性相对较小，或肿瘤倍增时间较长，目前较难准确判断。

肺结节容易癌变且致死率较高，危及人类生命安全，随着环境恶化及生活方式的改变，肺癌发生率呈逐年升高的趋势。早期防治和发现肺结节可提高患者的生存率，且费用较低，可减轻患者家庭的经济负担。

（二）诊断标准

1. 中医诊断标准

古代典籍中无肺结节这一病名的记载，因其为有形实邪，现代影像学呈现为积块，故中医多归属于"积""聚""瘤"等范畴。

2. 西医诊断标准

肺结节是影像学上表现为直径≤3 cm的圆形或类圆形、密度较高的实性或亚实性肺部阴影。随着全民健康体检意识的提高及螺旋CT的普及和应用，肺结节的检出率越来越高。报告显示，肺结节检出率高达14%～35.5%。其中，孤立性肺结节恶性概率为20%～40%，磨玻璃密度结节恶性概率达59%～73%，伴有实性成分的磨玻璃密度结节恶性概率更是高达80%以上。

3. **证候诊断**

（1）气阴两虚证：咳嗽有痰或无痰，神疲乏力，汗出气短，口干发热，午后潮热，手足心热，有时心悸，舌质红，舌苔薄，或舌质胖，边有齿痕，脉细。

（2）肺脾气虚证：久嗽痰稀，胸闷气短，神疲乏力，腹胀纳呆，浮肿便溏，舌质淡，舌苔薄，边有齿痕，脉沉细。

（3）肺阴虚证：咳嗽气短，干咳痰少，潮热盗汗，五心烦热，口干口渴，声音嘶哑，舌质赤，舌苔少，或舌体瘦小，舌苔薄，脉细数。

（4）气滞血瘀证：咳嗽气短而不爽，气促胸闷，心胸刺痛或胀痛，痞块疼痛拒按，唇黯，舌质紫黯或有瘀血斑，舌苔薄，脉弦或涩。

（5）痰热阻肺证：痰多嗽重，痰黄黏稠，气憋胸闷，发热，纳呆，舌质红，舌苔厚腻或黄，脉弦滑或兼数。

二、服务内容

中医肺结节防控治未病服务是以慢性病团队为核心，覆盖三甲医院、社区卫生服务中心，对肺结节患者进行中医治未病三级防控及闭环管理服务。

严格按照中医慢性病防控指导服务规范的要求制定本慢性病团队的规范服务流程。肺结节患者签署知情同意书后，可在三甲医院及社区卫生服务中心进行中医肺结节防控管理服务，建档采集基本资料后给予体质辨识、治未病检查及实验室检查等，对肺结节进行三级分类防控，提供体质调养方案和慢性病防控方案，定期跟踪随访及评估疗效，以期达到使病情稳定或治愈的目的。

三、实施流程

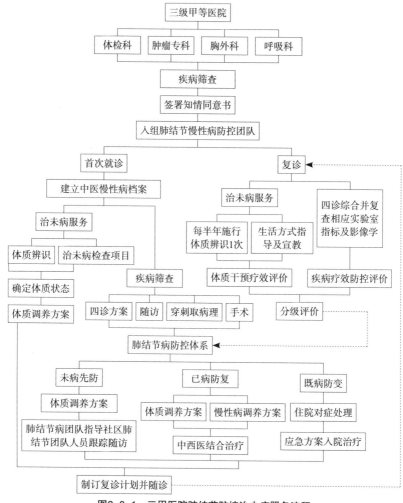

图3-8-1　三甲医院肺结节防控治未病服务流程

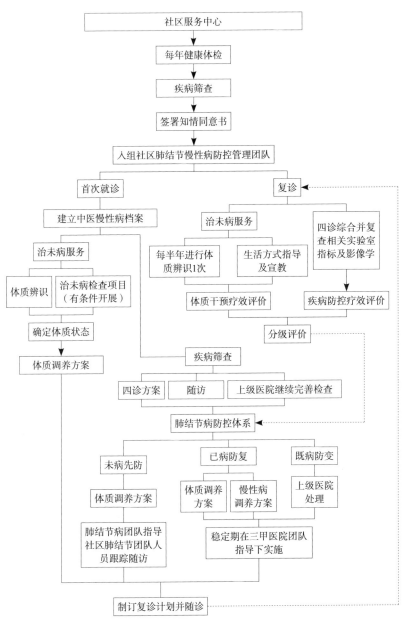

图3-8-2　社区卫生服务中心肺结节防控治未病服务流程

四、档案管理

1. 一般情况（四诊特点）

（1）一般情况：姓名、性别、年龄、既往病史、过敏史、用药史。

（2）专科特点：身高、体重、脉搏、心率、血压、体温。

2. 疾病筛查

肺结节主要通过影像学检查进行诊断，如数字化X射线摄影（DR）、CT、MR及正电子发射断层—X线计算机断层组合系统（PET/CT）等。确诊则依赖于纤维支气管镜、穿刺取病理组织检查及手术切除取病理组织检查等。

3. 相关检验检查项目（表3-8-1）

（1）重点观察指标：如DR、CT、MR及PET/CT等。

（2）辅助观察指标：如癌胚抗原（CEA）、CA-125、鳞状细胞癌抗原（SCC）、神经烯醇化酶（NSE）、CYFRA211、痰涂片、痰液癌细胞检查等。

表3-8-1　肺结节患者相关检验检查项目记录表

姓名：	年龄：		性别：	
科室：	诊断：		门诊号：	
必做项目				
检查项目	检查结果			完成情况
胸部DR				
胸部CT				
CEA				
SCC				
CYFRA211				
选做项目				
检查项目	检查结果			完成情况
尿常规				
大便常规+隐血				
生化检验				
血常规				

五、服务周期

每个月进行疾病防控疗效评价，包括每1～2个月填写1次肺结节患者随访登记表（表3-8-2），包括生活方式干预、中医适宜技术干预、饮食调养、运动锻炼、调畅情志、药膳使用、远离危险因素、自我保健及影像学变化等记录。

每半年进行1次体质辨识评估及体质干预疗效评价（见后详述），原则上没有随访上限。

表3-8-2　肺结节患者随访登记表

天数	生活方式干预	中医适宜技术干预	饮食调养	运动锻炼	调畅情志	药膳使用	远离危险因素	自我保健	影像学变化			
									完全缓解	部分缓解	稳定	进展
1	□	□	□	□	□	□	□	□	□	□	□	□
2	□	□	□	□	□	□	□	□	□	□	□	□
3	□	□	□	□	□	□	□	□	□	□	□	□
4	□	□	□	□	□	□	□	□	□	□	□	□
5	□	□	□	□	□	□	□	□	□	□	□	□
6	□	□	□	□	□	□	□	□	□	□	□	□
7	□	□	□	□	□	□	□	□	□	□	□	□
8	□	□	□	□	□	□	□	□	□	□	□	□
9	□	□	□	□	□	□	□	□	□	□	□	□
10	□	□	□	□	□	□	□	□	□	□	□	□
11	□	□	□	□	□	□	□	□	□	□	□	□
12	□	□	□	□	□	□	□	□	□	□	□	□
13	□	□	□	□	□	□	□	□	□	□	□	□
14	□	□	□	□	□	□	□	□	□	□	□	□
15	□	□	□	□	□	□	□	□	□	□	□	□
16	□	□	□	□	□	□	□	□	□	□	□	□

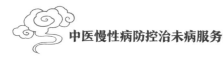

（续表）

天数	生活方式干预	中医适宜技术干预	饮食调养	运动锻炼	调畅情志	药膳使用	远离危险因素	自我保健	影像学变化			
									完全缓解	部分缓解	稳定	进展
17	☐	☐	☐	☐	☐	☐	☐	☐	☐	☐	☐	☐
18	☐	☐	☐	☐	☐	☐	☐	☐	☐	☐	☐	☐
19	☐	☐	☐	☐	☐	☐	☐	☐	☐	☐	☐	☐
20	☐	☐	☐	☐	☐	☐	☐	☐	☐	☐	☐	☐
21	☐	☐	☐	☐	☐	☐	☐	☐	☐	☐	☐	☐
22	☐	☐	☐	☐	☐	☐	☐	☐	☐	☐	☐	☐
23	☐	☐	☐	☐	☐	☐	☐	☐	☐	☐	☐	☐
24	☐	☐	☐	☐	☐	☐	☐	☐	☐	☐	☐	☐
25	☐	☐	☐	☐	☐	☐	☐	☐	☐	☐	☐	☐
26	☐	☐	☐	☐	☐	☐	☐	☐	☐	☐	☐	☐
27	☐	☐	☐	☐	☐	☐	☐	☐	☐	☐	☐	☐
28	☐	☐	☐	☐	☐	☐	☐	☐	☐	☐	☐	☐
29	☐	☐	☐	☐	☐	☐	☐	☐	☐	☐	☐	☐
30	☐	☐	☐	☐	☐	☐	☐	☐	☐	☐	☐	☐
31	☐	☐	☐	☐	☐	☐	☐	☐	☐	☐	☐	☐

六、治未病服务规范

本服务规范适用于中医肺结节三级防控治未病的全过程服务，社区肺结节防控人员及三甲医院肺结节防控团队可根据本病的体质特点进行治未病服务。

（一）体质辨识

肺结节的中医体质学说尚未完善，且对相关疾病的研究仍欠深入，根据临床经验总结，肺结节患者以气虚质、阴虚质、气郁质、血瘀质与湿热质较为多见，痰湿质亦可见。

1. **气虚质**

体质描述：气短懒言，精神不振，疲劳易出汗，目光少神，唇色少华，毛发不泽，头晕健忘，大便正常，小便或偏多。性格内向不稳。

形成原因：元气虚弱，先天不足、后天失养或病后气亏。

2. **阴虚质**

体质描述：手足心热，口燥咽干，大便干燥，两目干涩，唇红微干，皮肤偏干，易生皱纹，眩晕耳鸣，睡眠差，小便短。性格急躁，外向好动。

形成原因：真阴不足，与先天本弱、后天久病、失血、积劳伤阴有关。

3. **气郁质**

体质描述：忧郁面貌，烦闷不乐，胸胁胀满，走窜疼痛，多伴太息，睡眠较差，健忘痰多，大便偏干，小便正常。性格忧郁脆弱，敏感多疑。

形成原因：气机郁滞，与先天遗传及后天情志所伤有关。

4. **血瘀质**

体质描述：面色晦暗，易有瘀斑，易患疼痛，口唇黯淡或紫，眼眶黯黑，发易脱落，肌肤干燥，女性多见痛经、闭经等。性格内郁，心情易烦。

形成原因：血脉瘀滞不畅，先天遗传、后天损伤、起居失度或久病血瘀。

5. **湿热质**

体质描述：面垢油光，易生痤疮，口苦口干，身重困倦，大便燥结，小便短赤，男性易阴囊潮湿，女性易带下量多。性格多急躁易怒。

形成原因：多由湿热蕴结不解、先天禀赋不足或久居湿地造成。

6. 痰湿质

体质描述：面部油多，多汗且黏，面黄胖暗，眼泡微浮，容易困倦，身重不爽，大便正常或不实，小便不多或微浑。性格温和，多善忍耐。

形成原因：脾虚失司，多由先天遗传、后天食肥甘或病后水湿停聚所致。

（二）治未病检查项目

1. 身体成分分析

具体内容见第三章第一节（P44）。

2. 脏腑功能检测

具体内容见第三章第一节（P44）。

肺结节与肺、肝、脾、肾等脏腑功能有关，通过对脏腑功能的虚、实、寒、热等进行检测，了解身体脏腑失衡状态，为治未病调养服务提供辅助依据。

3. 经络检测

具体内容见第三章第三节（P112）。

（三）生活方式监测指标

1. 生活起居

有规律的生活起居对于肺结节患者的调养非常重要，要养成良好的生活习惯，劳逸结合，按时作息，早睡早起。经常熬夜会扰乱生理规律，影响肺部宣发肃降功能。

2. 运动锻炼

《灵枢·九针论》曰："肺者，五脏六腑之盖也。"由于肺位最高，与外界相通，故温邪外侵，首先被犯；肺又外合皮毛，风寒燥湿外袭，皮毛受邪，亦内合于肺。故肺为诸邪易侵之脏。经常锻炼身体，能够增强体质，提高抗病能力。运动养生方面选择五禽戏、太极拳、八段锦等项目。

3. 情志调养

（1）采用暗示疗法、认知疗法、移情调志法等帮助患者形成积极的情志状态。

（2）指导患者倾听五音中的商调音乐，抒发情感，缓解紧张焦虑的情绪，达到调理气血阴阳的作用。

（3）医护人员多与患者沟通，了解其心理状态，及时予以心理疏导。

（4）鼓励家属多陪伴患者，亲朋好友给予情感支持。

（5）鼓励患者间相互交流治疗体会，提高认知，增强治疗信心。

4. 饮食习惯

平素养成良好的饮食习惯，空腹不饮咖啡与浓茶，戒烟限酒，忌辛辣与硬质食物，少吃寒凉与生冷之品，少吃烧烤与烟熏类、肥甘厚味油腻之品。在饮食方面宜少、缓、软、温、洁、鲜。这些有利于食物的消化吸收并可减轻胃肠道负担。

5. 日常自我保健

患者每晚睡觉之前，可以躺在床上用两手按摩肺俞穴，还可配合按摩、推拿、点按或艾灸。

6. 远离危险因素

（1）戒烟，减少接触二手烟。

（2）有家族史、长期吸烟史、接触放射性物质史及石棉接触史的人群应当作为重点普查人群。

具体的管理措施与完成情况填写至表3-8-3。

表3-8-3　肺结节患者生活方式监测表

姓名：	年龄：		性别：	
科室：	诊断：		门诊号：	
管理方案	管理措施			完成情况
生活起居管理方案				
运动锻炼管理方案				
情志调养管理方案				
饮食习惯管理方案				
日常自我保健				
远离危险因素				

（四）肺结节体质调养方案

1. 气虚质

具体内容见第三章第一节（P46）。

2. 阴虚质

具体内容见第三章第五节（P159）。

3. 气郁质

具体内容见第三章第四节（P133）。

4. 血瘀质

具体内容见第三章第一节（P53）。

5. 湿热质

具体内容见第三章第一节（P51）。

6. 痰湿质

具体内容见第三章第一节（P50）。

七、肺结节防控调养方案

根据患者的疾病初筛或复诊进行疾病防控疗效评估后，对肺结节进行分级防控，对处于已病状态及他病转化状态的患者进行本方案的实施。三甲医院的肺结节防控团队可根据肺结节的已病状态及他病转化状态进行防控调养方案的制订与实施，社区肺结节防控团队可在肺结节疾病稳定状态下，在三甲医院肺结节防控团队的指导下进行本方案的实施。本方案包含生活方式指导方案及中医适宜技术干预方案，具有可操作性、规范性及依从性。

（一）肺结节生活方式指导方案

1. 远离危险因素，改变生活方式

（1）戒烟，减少接触二手烟。

（2）有家族史、长期吸烟史、接触放射性物质史及石棉接触史的人群应当作为重点普查人群。

（3）加强锻炼，增强机体抗病能力，指导患者进行八段锦、太极拳等锻炼项目。

2. 饮食指导

（1）肺脾气虚证。多食补益肺气、脾气的食物，如糯米、山药、鹌鹑、乳鸽、牛肉、鱼肉、鸡肉、大麦、扁豆、南瓜、蘑菇等。食疗方：糯米山药粥。

（2）肺阴虚证。多食滋阴润肺的食物，如蜂蜜、核桃、百合、银耳、梨、葡萄、萝卜、莲子、芝麻等。食疗方：核桃雪梨汤。

（3）气滞血瘀证。多食行气活血、化瘀解毒的食物，如山楂、桃仁、白菜、芹菜、白萝卜、生姜、大蒜等。食疗方：白萝卜丝汤。

（4）痰热阻肺证。多食清肺化痰的食物，如梨、白萝卜、荸荠等，咯血者可吃海带、荠菜、菠菜等。食疗方：荸荠拌海带丝。

（5）气阴两虚证。多食益气养阴的食物，如莲子、桂圆、瘦

237

肉、蛋类、鱼肉、山药、海参等。食疗方：皮蛋瘦肉粥、桂圆山药羹。

（6）忌烟酒。要强调戒烟，包括一手烟、二手烟、炊烟、PM2.5。

（7）忌辛辣刺激性食物，如葱、大蒜、韭菜、生姜、花椒、辣椒、桂皮等。当作香料或调料少量使用无妨。

（8）忌油炸食品、烧烤等热性食物，忌油腻、黏滞生痰的食物。

（9）忌过甜过咸重口味的食物，凉咳者忌生冷寒凉的食物。

3. 情志指导

（1）采用暗示疗法、认知疗法、移情调志法，帮助患者形成积极的情志状态。

（2）指导患者倾听五音中的商调音乐，抒发情感，缓解紧张焦虑的情绪，达到调理气血阴阳的作用。

（3）医护人员多与患者沟通，了解其心理状态，及时予以心理疏导。

（4）鼓励家属多陪伴患者，亲朋好友给予情感支持。

（5）鼓励患者间相互交流治疗体会，提高认知，增强治疗信心。

4. 药膳指导

（1）白花蛇舌草野菊花茶。

【原料】白花蛇舌草15 g，野菊花20 g，生甘草10 g。

【制作】将白花蛇舌草、野菊花和生甘草拣去杂质后，加清水适量煎煮或用开水冲泡代茶。

【功效】解热毒，祛痰浊。

【适应证】肺结节属于邪毒壅肺证且邪浅病轻者，症见咳嗽，痰黄稠，发热口干，舌质红，舌苔黄，脉数。

【注意事项】使用本方应以咳嗽，痰黄稠，舌红，舌苔黄，脉数等属于邪毒壅肺证的症状为要点。肺脾两虚者则不宜使用。

市场有新鲜白花蛇舌草可买，买回来后洗净沙泥，即可煎煮成汤代茶。鲜品解毒效果更佳，用量可增加至50 g。

（2）鱼腥草肉丝紫菜汤。

【原料】鱼腥草（鲜品）50 g，猪瘦肉100 g，紫菜20 g。

【制作】先将猪瘦肉洗净切成丝，入油锅炒片刻，备用；鱼腥草去杂质，加入清水适量，武火煎煮15～20 min，去渣留汤备用；紫菜加水适量浸泡10 min，待泥沙沉淀后，捞起滤干备用。将鱼腥草汤再煮沸，加入猪瘦肉丝和紫菜，煮10～15 min，调味。饮汤食肉。

【功效】清热解毒，散结化痰，滋阴润燥。

【适应证】肺结节属于痰热壅肺证者，症见咳嗽，口干，痰黄稠，或咳吐脓血痰，伴发热口苦，舌质红，舌苔薄黄，脉数者。

【注意事项】使用本方以咳嗽，痰黄稠，或咳吐脓血痰，舌质红，舌苔薄黄，脉数等属于痰热壅肺证的症状为要点。

紫菜为浅海之产品，含泥沙杂质较多，食用前宜漂洗干净。如无鱼腥草鲜品，亦可用干品30 g代替；也可用夏枯草、白花蛇舌草代替鱼腥草，制法同本方所述。

（3）白菜干猪肺汤。

【原料】白菜干100 g，猪肺250 g，蜜枣5枚。

【制作】先将猪肺切成片状，用手挤去猪肺内气管中的泡沫，洗净；白菜干洗净，切段；蜜枣去核。将猪肺、白菜干、蜜枣放入锅内，加清水适量，同煮约1 h，加盐调味。饮汤食猪肺和白菜干。

【功效】清热润肺，止咳化痰。

【适应证】肺结节属于热痰型，症见咳嗽口干，痰少难咳，舌质红，舌苔黄，脉弦数。

【注意事项】本方以痰热郁肺，久咳伤阴为要点，凡肺胃虚寒，咳嗽咽痒，咳痰色白者不宜食用。

白菜干宜新鲜，如已发霉变味则不宜食用。若无干品，可用鲜品200 g代之。痰热较盛者，可加鱼腥草（鲜品）50 g，与上料同煎服。

（4）三七鸡汤。

【原料】三七10 g，鸡肉250 g，吉林参10 g。

【制作】将三七粒捣碎；将鸡肉、吉林参洗净。将全部用料放入锅内，加清水适量，文火煮1 h，加盐调味。饮汤食鸡肉。

【功效】祛瘀止痛，养胃益气。

【适应证】肺结节属于气虚血瘀证者，症见咳嗽，咯血，胸痛，痛有定位；舌质暗红，舌苔薄白，脉弦细。

【注意事项】使用本方以咯血，胸痛，舌质暗红，脉弦等属于气虚血瘀证的症状为要点。凡感冒未清，发热，痰黄者勿服。

（5）三七藕汁炖鸡蛋。

【原料】三七末5 g，莲藕汁100 mL，鸡蛋1个。

【制作】将鸡蛋去壳打散，加入莲藕汁、三七末，拌匀，隔水武火蒸熟。可加少许冰糖或白砂糖调味。

【功效】清热凉血，活血祛瘀。

【注意事项】本方和三七鸡汤均有行气活血，祛瘀止痛之功。但本方较清寒，适用于肺结节患者症见咳嗽，胸痛，咳血痰；三七鸡汤则较温和，止痛效果强于本方。

（6）百合马蹄蜜枣汤。

【原料】百合100 g，马蹄200 g，蜜枣10枚。

【制作】将百合洗净，拣去杂质；马蹄去皮，洗净；蜜枣去核。将用料放入锅内，加清水适量，文火煮1 h，加适量冰糖服食。

【功效】滋阴清热，润肺化痰。

【适应证】肺结节属于邪热伤阴证且痰结于肺所致者，症见咳嗽，口干，睡眠不好，舌质红，舌苔少或薄白，脉细数。

【注意事项】百合与马蹄均为性寒之物，功用在于滋阴清热。凡为风寒感冒，症见咳痰色白清稀者，不宜使用。

（二）中医适宜技术干预

1. 沐足疗法

沐足疗法主要用于治疗肢体麻木，选用活血通络类药物随证加减，煎煮后洗按足部，每日1次，每次15～30 min，1周为1个疗程。

2. 敷贴疗法

敷贴疗法主要用于治疗胸背部疼痛，根据病情选用理气活血止痛类药物研细末，水调成糊状后外敷患处。技术规范：①准备。选取患者相对固定的、单一的疼痛部位作为用药部位，使用前清洁患处。②用药。将药末用开水调成糊状，平摊于石膏棉垫上，厚度约0.3 cm，直径约大于疼痛部位皮肤2 cm。③固定。药膏上敷盖一层纱布和一层塑料薄膜，并用脱敏胶布封闭固定。每日1次，每次8～12 h。

3. 耳穴疗法

耳穴疗法主要用于治疗恶心呕吐等症，将王不留行籽粘贴于耳穴处，并给予适度的揉、按、捏、压；主穴为膈、胃、肝、脾、交感；配穴为神门、皮质下、肾上腺。每日1次。

4. 节气灸法

节气灸法主要用于治疗乏力、食欲不振、恶心呕吐等症，根据病情及节气进行选穴（表3-8-4）。

表3-8-4　根据病情及节气进行选穴

二十四节气	十二经络	按节气选穴
立春，雨水	手太阴肺经	胆俞、太渊、少商（井木）
惊蛰，春分	手阳明大肠经	肝俞、合谷、三间（输木）
清明，谷雨	足阳明胃经	胃俞、冲阳、足三里（合土）
立夏，小满	足太阴脾经	小肠俞、太白、大都（荥火）
芒种，夏至	手少阴心经	心俞、神门、少府（荥火）
小暑，大暑	手太阳小肠经	脾俞、腕骨、小海（合土）
立秋，处暑	足太阳膀胱经	大肠、束京骨、至阴（井金）
白露，秋分	足少阴肾经	肺俞、太溪、复溜（经金）
寒露，霜降	手厥阴心包经	胃俞、大陵、大陵（输土）
立冬，小雪	手少阳三焦经	膀胱俞、阳池、液门（荥水）
大雪，冬至	足少阳胆经	肾俞、丘墟、侠溪（荥水）
小寒，大寒	足厥阴肝经	脾俞、太冲、太冲（输土）

5. 中医诊疗设备

可根据患者病情选用射频肿瘤治疗仪等中医诊疗设备，以提高疗效。

6. 针灸

（1）气阴两虚证。

针刺选穴：太渊、肺俞、膏肓、三阴交、膻中、足三里、脾俞。

针刺操作：太渊、肺俞、膏肓、脾俞施以捻转补法，针后可加灸。足三里、三阴交施以提插捻转补法，膻中施以呼吸补法，留针30 min，间歇行针。

（2）肺脾气虚证。

针刺选穴：脾俞、足三里、肺俞、膏肓、太渊、气海。便溏者加关元、命门。

针刺操作：针刺得气后，进行捻转补法，留针30 min，并间歇行针，针后可用艾条灸约30 min。灸法一般多选用回旋灸法。

（3）肺阴虚证。

针刺选穴：肺俞、太渊、中府、三阴交、鱼际、阴郄、太溪。咯血者加孔最；便干者加支沟、照海。

针刺操作：肺俞、太渊、中府、太溪施以捻转补法，三阴交施以提插捻转补法，阴郄、鱼际施以捻转平补平泻法，留针30 min，间歇行针。

（4）气滞血瘀证。

针刺取穴：内关、公孙、膻中、膈俞、血海、三阴交。

针刺操作：内关、公孙、膈俞、血海施以捻转泻法，膻中施以呼吸泻法，三阴交施以提插捻转平补平泻法，留针30 min，间歇行针。

（5）痰热阻肺证。

针刺取穴：内关、公孙、天突、膈俞、血海、丰隆、阴陵泉、足三里。

针刺操作：内关、公孙、膈俞、血海施以捻转泻法，天突施以呼吸泻法，至喘憋平缓为度，丰隆、阴陵泉施以提插捻转泻法，足三里施以提插捻转补法，留针30 min，间歇行针。

八、服务评价方法

1. 中医证候评价

参照《中药新药临床研究指导原则》的肺结节中医证候标准进行评价。观察中医药治疗对患者的临床症状，如咳嗽、咳痰、胸闷、气短、疲乏无力、食欲不振等的改善情况。

评定指标：中医症状根据临床观察分为4级：（0）无症状、（1）轻度、（2）中度、（3）重度，治疗情况根据症状出现的情况记录。

评价方法：治疗前后症状总积分情况比较（治疗后/治疗前）。

显效：症状消失或症状积分减少≥2/3。

有效：症状减轻或症状积分减少≥1/3且<2/3。

无效：症状无减轻或减轻<1/3。

2. 生存质量评价

主要采用Karnofsky功能状态评分标准（KPS评分）、生活质量调查表（QLQ-C30）作为参考。观察中医药对患者生活质量的影响，治疗前后进行生活质量判定。

（1）评定指标：KPS评分（表3-8-5）。

评价方法：治疗前后症状评分情况比较。

显效：治疗后比治疗前提高20分以上。

有效：治疗后比治疗前提高10分以上。

稳定：治疗后比治疗前提高不足10分或没有变化。

无效：治疗后比治疗前下降。

表3-8-5　KPS评分

计分	体力状况
100	一切正常，无不适病症
90	能进行正常活动，有轻微病症
80	勉强可以进行正常活动，有一些症状或体征
70	生活可自理，但不能维持正常或重的工作
60	生活能大部分自理，但偶尔需别人帮助
50	需要别人更多的帮助，并经常需要医疗护理
40	失去生活能力，需要特别照顾和帮助
30	严重失去生活能力，需住院，但暂无死亡威胁
20	病重，需要住院和积极的支持治疗
10	垂危
0	死亡

（2）评定指标：QLQ-C30（表3-8-6）。

评价方法：采用QLQ-C30，每一个症状由轻至重依次为0、1、2、3、4分，观察临床症状，根据积分法计算疗效指数，判定疗效。

疗效指数＝（治疗前积分－治疗后积分）/治疗前积分×100%。

显效：症状消失或疗效指数≥75%。

有效：症状减轻或疗效指数≥50%。

稳定：25%≤疗效指数<50%。

无效：疗效指数<25%。

表3-8-6　QLQ-C30

项目	题目	得分
躯体功能		
1	0 我做粗重活动完全无困难	
	1 我做粗重活动稍有些困难	
	2 我做粗重活动有些困难	
	3 我做粗重活动非常困难	
	4 我完全不能做粗重活动	
2	0 我能步行一段较长的路	
	1 我步行一段较长的路稍有困难	
	2 我步行一段较长的路有些困难	
	3 我步行一段较长的路非常困难	
	4 我完全不能步行一段较长的路	
3	0 我在户外走一小段路毫无困难	
	1 我在户外走一小段路稍有困难	
	2 我在户外走一小段路有些困难	
	3 我在户外走一小段路非常困难	
	4 我无法在户外走一小段路	

（续表）

项目	题目	得分
4	0 我的病并没有增加我在床上或椅子上的时间	
	1 我因为生病在床上或椅子上的时间稍增加	
	2 我因为生病在床上或椅子上的时间有些增加	
	3 我因为生病在床上或椅子上的时间明显增加	
	4 我几乎全部时间都在床上或椅子上度过	
5	0 我的日常生活不需要人帮助	
	1 我的日常生活偶尔需要帮助	
	2 我的日常生活有时需要帮助	
	3 我的日常生活经常需要帮助	
	4 我的日常生活根本不能自理	
角色功能		
6	0 疾病完全没有限制我的工作或生活	
	1 疾病轻微限制了我的工作或生活	
	2 疾病有些限制了我的工作或生活	
	3 疾病很大程度上限制了我的工作或生活	
	4 疾病完全限制了我的工作或生活	
7	0 疾病没有限制我的娱乐或其他休闲活动	
	1 疾病轻微限制了我的娱乐或其他休闲活动	
	2 疾病有些限制了我的娱乐或其他休闲活动	
	3 疾病很大程度上限制了我的娱乐或其他休闲活动	
	4 疾病完全限制了我的娱乐或其他休闲活动	
情绪功能		
8	0 我并不感到紧张	
	1 我偶尔会感到紧张	
	2 我有时会感到紧张	
	3 我经常感到紧张	
	4 我总是感到紧张	

（续表）

项目	题目	得分
9	0 我并不感到担心	
	1 我偶尔会有些担心	
	2 我有时感到担心	
	3 我经常感到担心	
	4 我总是担心	
10	0 我没有因为疾病而易动怒	
	1 我偶尔有些容易动怒	
	2 我有时容易动怒	
	3 我经常容易动怒	
	4 我极为容易动怒，不能自控	
11	0 我完全没有情绪低落	
	1 我偶尔会情绪低落	
	2 我有时情绪低落	
	3 我经常感到情绪低落	
	4 我总是情绪非常低落	
	认知功能	
12	0 我记事毫无困难	
	1 我偶尔记不住事	
	2 我有时记不住事	
	3 我经常记不住事	
	4 我完全记不住事	
13	0 我完全可以集中精神做事	
	1 我偶尔有些不能集中精神做事	
	2 我有时不能集中精神做事	
	3 我有些不能集中精神做事	
	4 我完全不能集中精神做事	

中医慢性病防控治未病服务实践

（续表）

项目	题目	得分
社会功能		
14	0 我的身体状况或治疗过程，没有妨碍我的家庭生活	
	1 我的身体状况或治疗过程，偶尔会妨碍我的家庭生活	
	2 我的身体状况或治疗过程，有时会妨碍我的家庭生活	
	3 我的身体状况或治疗过程，相当程度上妨碍我的家庭生活	
	4 我的身体状况或治疗过程，完全妨碍了我的家庭生活	
15	0 我的身体状况或治疗过程，没有妨碍我的社交活动	
	1 我的身体状况或治疗过程，偶尔会妨碍我的社交活动	
	2 我的身体状况或治疗过程，有时会妨碍我的社交活动	
	3 我的身体状况或治疗过程，相当程度上妨碍我的社交活动	
	4 我的身体状况或治疗过程，完全妨碍了我的社交活动	
总体状况		
16	0 我对目前的健康状况很满意	
	1 我对目前的健康状况基本满意	
	2 我对目前的健康状况有些不满	
	3 我对目前的健康状况相当不满	
	4 我对目前的健康状况极为不满	
17	0 我对目前的生活质量很满意	
	1 我对目前的生活质量基本满意	
	2 我对目前的生活质量有些不满	
	3 我对目前的生活质量相当不满	
	4 我对目前的生活质量极为不满	
相关经济状况		
18	0 我的治疗过程没有影响家庭的经济状况	
	1 我的治疗过程对家庭的经济状况稍有影响	
	2 我的治疗过程对家庭的经济状况有些影响	
	3 我的治疗过程使家庭的经济状况非常困难	
	4 我的治疗过程使家庭的经济陷入危机	

（续表）

项目	题目	得分
	物理症状	
19	0 无疼痛	
	1 轻度疼痛，偶尔服药	
	2 中度疼痛，二阶梯药可缓解	
	3 重度疼痛，服用三阶梯药	
	4 顽固性疼痛，药量逐渐增加	
20	0 无发热	
	1 小于38 ℃	
	2 在38至40℃之间	
	3 大于40℃	
	4 发热伴血压下降	
21	0 无恶心呕吐	
	1 有恶心无呕吐	
	2 恶心呕吐能自控	
	3 频繁恶心呕吐需药物治疗	
	4 频繁恶心呕吐难以控制	
22	0 无疲倦	
	1 轻微疲倦稍做休息可缓解	
	2 中度疲倦仅能轻微活动	
	3 重度疲倦多数时间卧床	
	4 极度疲倦被迫卧床不能活动	
23	0 无胸闷心悸	
	1 活动即胸闷心悸	
	2 胸闷心悸需间断吸氧及药物治疗	
	3 胸闷心悸需持续吸氧及药物治疗	
	4 持续吸氧与用药，胸闷心悸仍不缓解	
24	0 正常	
	1 轻度减少	
	2 显著减少但不足一半	
	3 减少超过一半	
	4 几乎不能进食	

（续表）

项目	题目	得分
25	0 正常	
	1 偶尔失眠	
	2 轻度失眠不服药	
	3 需要服药维持睡眠	
	4 服用药物维持睡眠仍不好	
26	0 无咳嗽咳痰	
	1 偶尔有咳嗽咳痰	
	2 有时咳嗽咳痰	
	3 频繁咳嗽咳痰	
	4 持续咳嗽咳痰，影响休息	
27	0 无出血	
	1 偶尔出血	
	2 出血量在50 mL之内	
	3 出血量在500 mL之内	
	4 出血量＞500 mL	
28	0 无便秘	
	1 偶尔便秘	
	2 有时便秘	
	3 经常便秘持续用药	
	4 总是便秘单纯用药	
29	0 无腹泻	
	1 偶尔腹泻	
	2 有时腹泻	
	3 经常腹泻	
	4 持续腹泻	
30	0 无吞咽困难	
	1 稍有吞咽困难	
	2 有些吞咽困难	
	3 吞咽非常困难	
	4 根本无法进食	

3. 心理状态评价

（1）汉密尔顿焦虑量表（表3-8-7）。

总分超过29分：可能为严重焦虑。

总分在21~29分：肯定有明显焦虑。

总分在14~20分：肯定有焦虑。

总分在7~13分：可能有焦虑。

总分<7分：正常。

表3-8-7　汉密尔顿焦虑量表

序号	项目	评分标准	无	轻	中	重	极重
1	焦虑心境	担心、担忧，感到有最坏的事将要发生，容易激怒	0	1	2	3	4
2	紧张	紧张感、易疲劳、不能放松 情绪反应：易哭、颤抖、感到不安	0	1	2	3	4
3	害怕	害怕黑暗、陌生人、一人独处、动物、乘车或旅行及人多的场合	0	1	2	3	4
4	失眠	难以入睡、易醒、睡得不深、多梦、夜惊、醒后感疲倦	0	1	2	3	4
5	认知功能	记忆力、注意力障碍，注意力不能集中，记忆力差	0	1	2	3	4
6	抑郁心境	丧失兴趣、对以往爱好缺乏快感、抑郁、早醒、昼重夜轻	0	1	2	3	4
7	躯体性焦虑（肌肉系统）	肌肉酸痛、活动不灵活、肌肉抽动、肢体抽动、牙齿打战、声音发抖	0	1	2	3	4
8	躯体性焦虑（感觉系统）	视物模糊、发冷发热、软弱无力感、浑身刺痛	0	1	2	3	4
9	心血管系统症状	心动过速、心悸、胸痛、血管跳动感、昏倒感、心搏脱漏	0	1	2	3	4
10	呼吸系统症状	胸闷、窒息感、叹息、呼吸困难	0	1	2	3	4
11	胃肠道症状	吞咽困难、嗳气、消化不良（进食后腹痛、腹胀、恶心、胃部饱感）、肠动感、肠鸣、腹泻、体重减轻、便秘	0	1	2	3	4

（续表）

序号	项目	评分标准	无	轻	中	重	极重
12	生殖、泌尿系统症状	尿意频数、尿急、停经、性冷淡、早泄、阳痿	0	1	2	3	4
13	自主神经系统症状	口干、潮红、苍白、易出汗、起鸡皮疙瘩、紧张性头痛、毛发竖起	0	1	2	3	4
14	会谈时行为表现	①一般表现：紧张、不能松弛、忐忑不安，咬手指、紧紧握拳、摸弄手帕、面肌抽动、不宁顿足、手发抖、皱眉、表情僵硬、肌张力高，叹气样呼吸、面色苍白。②生理表现：吞咽、打呃、安静时心率快、呼吸快（20次/min以上）、腱反射亢进、震颤、瞳孔散大、眼睑跳动、易出汗、眼球突出	0	1	2	3	4
	总分						

（2）汉密尔顿抑郁量表（表3-8-8）。

总分＞24分：严重抑郁症。

总分在17～24分：肯定有抑郁症。

总分在7～17分：可能有抑郁症。

总分＜7分：正常。

表3-8-8　汉密尔顿抑郁量表

项目	评分标准	评分
1. 抑郁情绪	0 未出现	
	1 只在问到时才诉述	
	2 在访谈中自发地描述	
	3 不用言语也可以从表情、姿势、声音或欲哭中流露出这种情绪	
	4 患者的自发言语和非语言表达（如表情、动作）几乎完全表现为这种情绪	

（续表）

项目	评分标准	评分
2. 有罪感	0 未出现	
	1 责备自己，感到自己已连累他人	
	2 认为自己犯了罪，或反复思考以往的过失和错误	
	3 认为疾病是对自己错误的惩罚，或有罪恶妄想	
	4 罪恶妄想伴有指责或威胁性幻想	
3. 自杀	0 未出现	
	1 觉得活着没有意义	
	2 希望自己已经死去，或常想与死亡有关的事	
	3 消极观念（自杀念头）	
	4 有严重自杀行为	
4. 入睡困难	0 入睡无困难	
	1 主诉入睡困难，上床半小时后仍不能入睡（要注意平时患者入睡的时间）	
	2 主诉每晚均有入睡困难	
5. 睡眠不深	0 未出现	
	1 睡眠浅多噩梦	
	2 半夜（晚12点钟以前）曾醒来（不包括上厕所）	
6. 早醒	0 未出现	
	1 有早醒，比平时早醒1小时，但能重新入睡	
	2 早醒后无法重新入睡	
7. 工作和兴趣	0 未出现	
	1 提问时才诉说	
	2 自发地直接或间接表达对活动、工作或学习失去兴趣，如感到没精打采，犹豫不决，不能坚持或需强迫自己去工作或劳动	
	3 病室劳动或娱乐不满3小时	
	4 因疾病而停止工作，住院患者不参加任何活动或没有他人帮助便不能完成病室日常事务	

（续表）

项目	评分标准	评分
8. 迟缓	0 思维和语言正常	
	1 精神检查中发现轻度迟缓	
	2 精神检查中发现明显迟缓	
	3 精神检查进行困难	
	4 完全不能回答问题（木僵）	
9. 激越	0 未出现异常	
	1 检查时有些心神不定	
	2 明显心神不定或小动作多	
	3 不能静坐，检查中曾起立	
	4 搓手、咬手指、咬嘴唇	
10. 精神焦虑	0 无异常	
	1 问及时诉说	
	2 自发地表达	
	3 表情和言谈流露出明显忧虑	
	4 明显惊恐	
11. 躯体性焦虑	指焦虑的生理症状，包括口干、腹胀、腹泻、打嗝、腹部绞痛、心悸、头痛、过度换气和叹息、尿频和出汗等	
	0 未出现	
	1 轻度	
	2 中度，有肯定的上述症状	
	3 重度，上述症状严重，影响生活或需要处理	
	4 严重影响生活和活动	
12. 胃肠道症状	0 未出现	
	1 食欲减退，但不需他人鼓励便能自行进食	
	2 进食需他人催促或请求和需要应用泻药或助消化药	

（续表）

项目	评分标准	评分
13. 全身症状	0 未出现	
	1 四肢，背部或颈部沉重感，背痛、头痛、肌肉疼痛、全身乏力或疲倦	
	2 症状明显	
14. 性症状	指性欲减退、月经紊乱等	
	0 无异常	
	1 轻度	
	2 重度	
	不能肯定或该项对被评者不适合（不计入总分）	
15. 疑病	0 未出现	
	1 对身体过分关注	
	2 反复考虑健康问题	
	3 有疑病妄想，并常因疑病而去就诊	
	4 伴幻觉的疑病妄想	
16. 体重减轻	按A或B评定	
	A按病史评定	
	0 不减轻	
	1 患者述可能有体重减轻	
	2 肯定有体重减轻	
	B按体重记录评定	
	0 一周内体重减轻0.5 kg以内	
	1 一周内体重减轻超过0.5 kg	
	2 一周内体重减轻超过1 kg	
17. 自知力	0 知道自己有病，表现为忧郁	
	1 知道自己有病，但归咎于伙食太差、环境问题、工作过忙、病毒感染或需要休息	
	2 完全否认有病	
总分		

4. 满意度评价

见表3-8-9。

表3-8-9　满意度评价

一、总体情况评价

您对本次中医肺结节慢性病健康教育的总体感觉是：1.很满意（　）；2.满意（　）；3.一般（　）；4.不满意（　）。

二、单项情况评价

序号	评价项目	评分标准				
		很满意	满意	一般	不满意	意见与建议
1	您对本次中医肺结节慢性病健康教育选题（主题）满意吗？					
2	您对本次健康教育采用的形式满意吗？					
3	您对本次健康教育老师的表现满意吗？					
4	您对本次健康教育的效果满意吗？					
5	本次健康教育中，您有满意的收获吗？					

三、既往情况评价

您对最近半年来中医肺结节慢性病健康教育的总体感觉是：1.很满意（　）；2.满意（　）；3.一般（　）；4.不满意（　）；5.未参加（　）。

四、您对今后工作有什么建议？

第九节 乳腺疾病中医防控治未病服务规范

一、概述

（一）概念

乳腺疾病指发生在乳房部位的疾病，男女均可发病，女性发病率明显高于男性。乳腺疾病主要包括乳腺良性疾病和恶性疾病，乳腺良性疾病是指乳腺恶性肿瘤以外的各种疾病，常见疾病包括乳腺增生性疾病、良性肿瘤和炎症性疾病，恶性疾病主要指乳腺癌。

（二）诊断标准

1. 乳腺增生性疾病

乳腺增生是指正常乳腺的发育与复旧异常（ANDI），而非疾病，但我国常将这类病变归为乳腺增生症。目前国际专著中乳腺良性疾病章节已无乳腺增生描述，而是以乳腺疼痛进行阐述。

（1）辅助检查：临床上将超声检查和乳腺X线检查作为乳腺疾病的辅助检查手段，两种检查采用国际推荐的乳腺影像报告和数据系统（BI-RADS）评价分级报告规范，主要目的是排查早期乳腺癌。

（2）临床表现：乳房肿块或囊肿可为乳腺增生的表现，更多则表现为团块或腺体增厚，可具有周期性或非周期性疼痛特点，表现为明显可触及的肿块或结节，可伴或不伴触痛。超声检查可仅表现为腺体增厚，也可表现为边界清晰、形态规则的略低回声肿物，或囊肿，或无回声异常，BI-RADS分级多为1～3级。乳腺X线检查则表现为致密腺体，或形态规则、界线清楚的肿物，或略高密度肿物影及环形透明晕。BI-RADS分级多为0级或2～3级，当与乳腺癌鉴别时，常需要进行经皮活检或MRI检查。当其BI-RADS分级为4级或5级时，则需经皮活检鉴别乳腺癌等疾病。

2. 乳腺纤维腺瘤

乳腺纤维腺瘤自然病程较长，少数可自然消退或快速增大，多数缓慢增大或无变化。纤维腺瘤恶变率非常低，不需要基于肿瘤学考虑的治疗。

（1）辅助检查：超声表现多为形状规则、边界清楚、有包膜的低回声区，仅依据乳房超声诊断纤维腺瘤的敏感性和特异性的准确率均约为87%。年轻女性腺体致密，钼靶在乳腺纤维腺瘤中的诊断作用有限。对于乳房超声怀疑有恶性可能性的纤维腺瘤患者，则需要接受钼靶检查。

（2）临床表现：乳腺纤维腺瘤主要表现为触及质韧、边界清楚、活动性良好的肿物，偶伴疼痛。单纯依靠临床查体诊断纤维腺瘤的准确率仅为66%左右。

3. 非哺乳期乳腺炎症

非哺乳期乳腺炎症指发生在女性非哺乳期的一组非特异性炎症，主要包括乳腺导管扩张症/导管周围乳腺炎（MDE/PDM）、肉芽肿性小叶乳腺炎（GLM），其发病可以影响各个年龄段的成年女性。

（1）辅助检查：①病原微生物检查。应积极寻找病原微生物存在的证据，方法包括显微镜检查和细菌培养。②细胞学检查。溢液者涂片可见大量泡沫形组织细胞、成熟的浆细胞。肉芽肿性小叶乳腺炎细针穿刺可见大量的上皮样细胞。③乳管镜。MDE的乳管镜下表现为总乳管和（或）大导管内有大量白色、絮状、团块状分泌物，导管增宽伴管壁弹性消失，有时可以见到纤维架桥网状结构。④乳腺超声。表现为边缘不规则的低回声肿块，回声不均匀，部分可见液性暗区。有时仅表现为局部腺体层结构紊乱，不同程度的导管扩张。乳腺X线片表现为与周围腺体密度相似的肿块，毛刺细小，可伴有稀疏钙化灶。⑤MRI。T1加权像（T1WI）上呈现低信号，T2加权像（T2WI）上呈现较高信号，动态增强扫描为不均匀混杂强化。

（2）病理分类：①乳腺导管扩张症/导管周围乳腺炎。镜下病变为乳腺导管高度扩张，管壁高度增厚，囊腔内充满粉红色颗粒状浓稠物质，扩张导管周围可见淋巴细胞、浆细胞、组织细胞和中性粒细胞浸润，后期可见大量浆细胞、淋巴细胞包绕。②肉芽肿性小叶乳腺炎。镜下可见以乳腺小叶单位为中心的非干酪样肉芽肿，呈多灶形分布。病变中部常见中性粒细胞灶——微脓肿。

（3）临床表现：①隐匿型。以乳房胀痛或乳头溢液为主要表现。疼痛与月经周期无关。乳头溢液常呈间歇性，多为单侧溢液，可发生在多个导管，溢液可为血清样，也可为白色或奶酪样等。②肿块型。肿块多位于乳晕周围，呈扁平或结节状，可伴有乳头内陷。③脓肿型。在慢性病变基础上继发急性感染形成脓肿，严重者可伴有局部红肿、灼热、触痛，但全身症状少见。④瘘管型。少见，脓肿自行破溃或引流术后形成瘘管或窦道。

4. 乳腺导管内乳头状瘤

乳腺导管内乳头状瘤分为中央型（单发）和外周型（多发），中央型乳头状瘤起源于大导管，通常位于乳晕下，不累及终末导管小叶单位；外周型乳头状瘤则起源于终末导管小叶单位。

（1）辅助检查：①超声检查。超声检查诊断乳腺导管内乳头状瘤的敏感性要高于乳腺钼靶X线摄影检查（乳腺钼靶）。大部分病灶的BI-RADS分级为3级，表现为实性低回声肿物，形态规则，

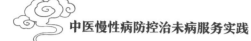

边界清晰；有时可表现为边界清晰的囊实混合性肿物。②乳腺钼靶。可见圆形或卵圆形、边界清晰的孤立肿物影，典型者位于乳晕周围。部分可表现为多发肿物。外周型乳头状瘤在钼靶片中常无异常改变，部分可表现为外周型微钙化或多发小结节。③MRI。MRI适用于超声诊断导管扩张超过3 mm，既往有乳头状瘤病史、家族史或怀疑有外周型乳头状瘤的患者。乳头状瘤可表现为边界清晰的增强肿物影像。④乳头溢液的细胞学检查。乳头溢液的细胞学涂片诊断乳头状瘤的阳性率较低，仅为50%～70%。乳头状瘤的形态学特征有时会与低级别癌细胞有重叠，此时需要通过组织活检来进一步明确诊断。⑤导管造影。选择性乳腺导管造影中，有90%的患者可见导管内有光滑圆形充盈缺损，或可见乳腺导管突然中断，断端呈光滑杯口状，还可表现为导管迂曲、扩张。在断端或充盈缺损区的近端导管可有明显扩张。较大的导管内乳头状瘤可见病变乳管扩张呈囊状，管壁光滑，其间可见分叶状充盈缺损。⑥乳管镜。镜下表现为导管内呈红色或淡红色及红、黄、白相间的实质性占位，表面呈光滑或小颗粒状，在管腔内可小范围前后移动，周围管壁光滑有弹性。⑦穿刺活检。穿刺活检常可确诊乳头状瘤。细针穿刺对恶性病变的敏感性明显低于粗针穿刺，有时也会出现假阳性结果，特别是存在硬化性乳头状病变时。

（2）临床表现：①乳头溢液。乳头出现血性、浆液血性或浆液性溢液，溢液可为持续性或间断性。有些患者在挤压乳腺时流出溢液，也有些患者是无意中发现自己内衣上有溢液污迹，个别患者可出现疼痛或有炎症表现。中央型导管内乳头状瘤较易出现乳头溢液，而外周型导管内乳头状瘤很少出现溢液。②乳腺肿块。由于乳腺导管内乳头状瘤瘤体小，多数情况下临床查体摸不到肿块。有些中央型导管内乳头状瘤可在乳晕附近摸到结节状或条索状肿块，质地较软，轻压肿块时可流出溢液。外周型导管内乳头状瘤发生在乳腺周围象限，若能触及肿块则在乳腺周边部位。

5. 乳腺癌

参照《NCCN乳腺癌临床实践指南（2010中国版）》，病理学诊断为必备条件。

疾病分期：根据临床检查及手术病理结果，参照美国癌症分期联合委员会（AJCC）第七版癌症分期标准做出分期诊断。

（三）辨证要点

（1）气滞痰凝证：乳房肿块胀痛，两胁作胀，心烦易怒；或口苦咽干，头晕目眩。舌苔薄白或薄黄，脉弦滑。

（2）冲任失调证：乳房肿块胀痛，两胁作胀，头晕目眩；或月经失调，腰膝酸软，五心烦热，目涩，口干。舌质红，舌苔少有龟裂，脉细数无力。

（3）毒热蕴结证：乳房肿块迅速增大，疼痛或红肿甚至溃烂翻花，分泌物臭秽或伴有倦怠乏力，食少纳差，发热，心烦，口干，便秘。舌质暗红，舌苔黄白或黄厚腻，脉弦数或滑数。

（4）气血两虚证：疲倦乏力，精神不振，恶心，食欲不振，失眠多梦，口干少津，二便失调，白细胞下降，舌质淡，舌苔薄白，脉沉细弱。

（5）气阴两虚证：乏力，口干苦，喜饮，纳差，乏力，腰膝酸软，五心烦热。舌质干红，舌苔少或薄，脉细数或弦细。

（6）瘀毒互结证：肿瘤增长迅速，神疲乏力，纳差消瘦，面色晦暗；或伴有疼痛，多为刺痛或胀痛，痛有定处；或伴有乳房肿物坚韧，若溃破则腐肉色败不鲜。舌质淡或淡黯，舌苔白，脉细数或弦细。

二、服务内容

（1）确诊为乳腺疾病患者，建立、完善档案，测量身高、体重、血压等指标，填写当日随访表中的体重、血压、生活方式等用药情况前的内容。

（2）引导患者至慢性病管理医生处，慢性病管理医生开具处方，完善当日随访表（体质辨识、用药情况及以后的内容）。

（3）慢性病助手每周定期查看无效档案、应访未访情况，电话催促应访患者、应体检患者来医院就诊。

（4）慢性病助手清理无效档案。

（5）慢性病医生每周定期查看当月或当周随访患者的规范性。

（6）慢性病医生对所有医生进行随访表填写规范培训。

三、实施流程

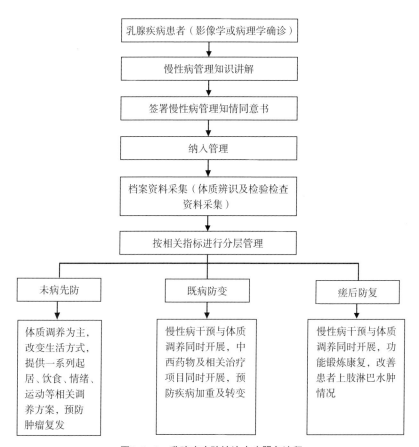

图3-9-1 乳腺疾病防控治未病服务流程

四、档案管理

1. 一般情况

可详细收集患者的基本信息、既往史、家族史、生活环境、过

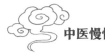

敏史、疾病病理类型及分期、建档、诊断。

2. 专科特点

乳腺查体重点观察有无肿块，乳头有无溢液、凹陷、溃疡，局部皮肤有无酒窝征、橘皮样改变、红肿，区域淋巴结有无肿大，术侧上肢有无淋巴样水肿。

3. 相关检验检查项目

影像学检查包括乳腺彩超、乳腺钼靶、乳腺MR检查、PET/CT等检查，病理学检查为确诊依据，检验项目重点查肿瘤六项，观察CEA、CA15-3等的变化情况。

定期监测相关指标，动态观察患者的病情变化，根据患者的监测指标，及时调整慢性病管理方案（表3-9-1）。

表3-9-1　乳腺疾病相关监测指标

姓名		年龄		性别		病历号	
诊断		分期		病理类型			
检查项目	时间点						
	首诊	3个月	6个月	9个月	1年	1年半	
血压	●	○	●	○	○	○	
体重	●	○	●	○	○	○	
血常规	○	○	○	○	○	○	
肝功能	○	○	○	○	○	○	
肾功能	○	○	○	○	○	○	
CEA	●	○	●	○	●	●	
CA15-3	●	○	●	○	●	●	
CA19-9	○	○	○	○	○	○	
CA12-5	○	○	○	○	○	○	
AFP	○	○	○	○	○	○	
乳腺影像学检查	○	○	●	○	●	●	
其他特殊检查	○	○	○	○	○	○	

注：表中●代表必做项目，○代表选做项目，可根据实际病情需要选做。

五、服务周期

中医乳腺疾病防控治未病服务是以慢性病团队为核心，覆盖三甲医院、社区卫生服务中心，对乳腺疾病患者群进行中医治未病三级防控。

严格按照中医慢性病防控指导服务规范的要求制定本慢性病团队的服务规范流程。乳腺疾病患者签署知情同意书后，可在三甲医院及社区卫生服务中心进行中医乳腺疾病防控管理服务，包括对所有患者进行体质辨识及辨证分析，为患者提供规范的药物治疗、定期检测相关指标、持续的生活方式干预和健康宣教、定期的随访管理等连续、综合、动态的服务，原则上至少持续半年，也可对患者实行全周期的健康管理。

六、治未病服务规范

（一）体质辨识

对乳腺疾病患者进行体质辨识，根据体质辨识结果，对患者进行个体化慢性病指导（表3-9-2，表3-9-3）。

表3-9-2　乳腺疾病慢性病管理体质调查问卷（普通人群）

姓名：　　　　性别：　年龄：　　　联系电话：
身份证（必填）：　　　　　　　　门诊号/住院号：
说明：请根据近一年的体验和感觉，选择最符合您的选项。如果某一个问题您不能肯定回答，请选择接近您实际情况的选项。每一个问题只能选一个选项。

题　　目	没有	很少	有时	经常	总是
第一组					
（1）您精力充沛吗?（指精神头足，乐于做事）					
（2）您容易疲乏吗?（指体力如何，是否稍微活动一下或做一点家务就感到累）					

（续表）

题 目	没有	很少	有时	经常	总是
（3）您说话声音低弱无力吗？（指说话没有力气）					
（4）您感到闷闷不乐、情绪低沉吗？（指心情不愉快，情绪低落）					
（5）您比一般人耐受不了寒冷吗？（指比别人容易害怕冬天或是夏天的冷空调、电扇等）					
（6）您能适应外界自然和社会环境的变化吗？					
（7）您容易失眠吗？					
（8）您容易忘事（健忘）吗？					
第二组					
（1）您容易疲乏吗？（指体力如何，是否稍微活动一下或做一点家务就感到累）					
（2）您容易气短（呼吸短促，接不上气）吗？					
（3）您容易心慌吗？					
（4）您容易头晕或站起时晕眩吗？					
（5）您比别人容易患感冒吗？（指每年感冒的次数）					
（6）您喜欢安静、懒得说话吗？					
（7）您说话声音低弱无力吗？（指说话没有力气）					
（8）您活动量稍大就容易出虚汗吗？					
第三组					
（1）您手脚发凉吗？（不包含因周围温度低或穿得少导致的手脚发冷）					
（2）您胃脘部、背部或腰膝部怕冷吗？（指上腹部、背部、腰部或膝关节等，有一处或多处怕冷）					
（3）您感到怕冷、衣服比别人穿得多吗？					
（4）您比一般人耐受不了寒冷吗？（指比别人容易害怕冬天或是夏天的冷空调、电扇等）					
（5）您比别人容易患感冒吗？（指每年感冒的次数）					
（6）您吃（喝）凉的东西会感到不舒服或怕吃（喝）凉的东西吗？（指不喜欢吃凉的食物，或吃了凉的食物后会不舒服）					
（7）您受凉或吃（喝）凉的东西后，容易腹泻（拉肚子）吗？					

（续表）

题　　目	没有	很少	有时	经常	总是
第四组					
（1）您感到手脚心发热吗?					
（2）您感觉身体、脸上发热?					
（3）您皮肤或口唇干吗?					
（4）您口唇的颜色比一般人红吗?					
（5）您容易便秘或大便干燥吗?					
（6）您面部两颧潮红或偏红吗?					
（7）您感到眼睛干涩吗?					
（8）您感到口干咽燥、总想喝水吗?					
第五组					
（1）您感到胸闷或腹部胀满吗?					
（2）您感到身体沉重不轻松或不爽快吗?					
（3）您腹部肥满松软吗?（指腹部脂肪肥厚）					
（4）您有额部油脂分泌多的现象吗?（指前额，脑门）					
（5）您上眼睑比别人肿（上眼睑有轻微隆起的现象）吗?					
（6）您嘴里有黏黏的感觉吗?					
（7）您平时痰多，特别是咽喉部总感到有痰堵着吗?					
（8）您舌苔厚腻或有舌苔厚厚的感觉吗?（如果自我感觉不清楚可由调查员观察后填写）					
第六组					
（1）您面部或鼻部有油腻感或油亮发光吗?（指脸上或鼻子）					
（2）您易生痤疮或疮疖吗?					
（3）您感到口苦或嘴里有异味吗?（指口苦或口臭）					
（4）您大便黏滞不爽、有解不尽的感觉吗?（大便容易粘在马桶或便坑壁上）					
（5）您小便时尿道有发热感、尿色浓（深）吗?					
（6）您带下色黄（白带颜色发黄）吗?					
第七组					
（1）您的皮肤在不知不觉中会出现青紫瘀斑、皮下出血吗?（指皮肤在没有外伤的情况下出现青一块紫一块的现象）					

（续表）

题　目	没有	很少	有时	经常	总是
（2）您两颧部有细微红丝吗?（脸颊部位细微的血丝，像钞票上的纹路）					
（3）您身体上有哪里疼痛吗?					
（4）您面色晦暗或容易出现褐斑吗?					
（5）您容易有黑眼圈吗?					
（6）您容易忘事（健忘）吗?					
（7）您口唇颜色偏黯吗?					
第八组					
（1）您感到闷闷不乐、情绪低沉吗?（指心情不愉快，情绪低落）					
（2）您容易精神紧张、焦虑不安吗?（指遇事是否感到紧张）					
（3）您多愁善感、感情脆弱吗?（指是否总会想事情不乐观的一面以致情绪不好）					
（4）您容易感到害怕或受到惊吓吗?					
（5）您胁肋部或乳房胀痛吗?					
（6）您无缘无故叹气吗?					
（7）您咽喉部有异物感，且吐之不出、咽之不下吗?					
第九组					
（1）您没有感冒时也会打喷嚏吗?					
（2）您没有感冒时也会鼻塞、流鼻涕吗?					
（3）您有因季节变化、温度变化或异味等而出现咳喘的现象吗?					
（4）您容易过敏吗?（对药物、食物、气味、花粉或在季节交替、气候变化时）					
（5）您的皮肤容易起荨麻疹吗?（包括风团、风疹块、风疙瘩和过敏性皮疹）					
（6）您的皮肤因过敏出现过紫癜吗?（紫红色瘀点、瘀斑）					
（7）您的皮肤一抓就红，并出现抓痕吗?（指被指甲或钝物划过后皮肤的反应）					

表3-9-3 乳腺疾病慢性病管理体质调查问卷（65岁以上人群）

姓名： 性别： 年龄： 联系电话：

身份证（必填）： 门诊号/住院号：

说明：请根据近一年的体验和感觉，选择最符合您的选项。如果某一个问题您不能肯定回答，请选择最接近您实际情况的选项。每一个问题只能选一个选项。

题 目	没有	很少	有时	经常	总是
（1）您精力充沛吗?（指精神头足，乐于做事）					
（2）您容易疲乏吗?（指体力如何，是否稍微活动一下或做一点家务就感到累）					
（3）您容易气短，呼吸短促，接不上气吗?					
（4）您说话声音低弱无力吗?（指说话没有力气）					
（5）您感到闷闷不乐、情绪低沉吗?（指心情不愉快，情绪低落）					
（6）您容易精神紧张、焦虑不安吗?（指遇事是否感到紧张）					
（7）您多愁善感、感情脆弱吗?（指是否总会想事情不乐观的一面以致情绪不好）					
（8）您容易感到害怕或受到惊吓吗?					
（9）您感到身体超重不轻松或不爽快吗?（感觉身体沉重） 自测标准根据BMI判定： 1分=BMI<24，2分=BMI在24～25之间，3分=BMI在25～26之间，4分=BMI在26～28之间，5分=BMI≥28					
（10）您感到手脚心发热吗?					
（11）您手脚发凉吗?（不包含因周围温度低或穿得少导致的手脚发冷）					
（12）您胃脘部、背部或腰膝部怕冷吗?（指上腹部、背部、腰部或膝关节等，有一处或多处怕冷）					
（13）您比一般人耐受不了寒冷吗?（指比别人容易害怕冬天或是夏天的冷空调、电扇等）					
（14）您容易患感冒吗?（指每年感冒的次数） 自测标准如下： 1分=<2次，2分=2～4次，3分=5～6次，4分=7次以上，5分=几乎每月都有					
（15）您没有感冒时也会鼻塞、流鼻涕吗?					
（16）您有额部油脂分泌多的现象吗?（指前额，脑门）					

（续表）

题　目	没有	很少	有时	经常	总是
（17）您容易过敏吗?（对药物、食物、气味、花粉或在季节交替、气候变化时） 自测标准如下: 1分＝从来没有，2分＝一年1～2次，3分＝一年3～4次，4分＝一年5～6次，5分＝每次遇到上述原因都过敏					
（18）您的皮肤容易起荨麻疹吗?（包括风团、风疹块、风疙瘩和过敏性皮疹）					
（19）您的皮肤在不知不觉中会出现青紫瘀斑、皮下出血吗?（指皮肤在没有外伤的情况下出现青一块紫一块的现象）					
（20）您的皮肤一抓就红，并出现抓痕吗?（指被指甲或钝物划过后皮肤的反应）					
（21）您皮肤或口唇干吗?					
（22）您颧部有细微红丝吗?（脸颊部位细微的血丝，像钞票上的纹路）					
（23）您面部或鼻部有油腻感或油亮发光吗?（指脸上或鼻子）					
（24）您面色晦暗或容易出现褐斑吗?					
（25）您容易生痤疮或疮疖吗?					
（26）您感到口干咽燥、总想喝水吗?					
（27）您感到口苦或嘴里有异味吗?（指口苦或口臭）					
（28）您腹部肥大吗?（指腹部脂肪肥厚） 自测标准如下: 1分＝腹围<80 cm，相当于<2.4尺；2分＝腹围在80～85 cm之间，相当于2.4～2.55尺；3分＝腹围在86～90 cm之间，相当于2.56～2.7尺；4分＝腹围在91～105 cm之间，相当于2.71～3.15尺；5分＝腹围>105 cm，相当于>3.15尺					
（29）您吃（喝）凉的东西会感到不舒服或怕吃（喝）凉的东西吗?（指不喜欢吃凉的食物，或吃了凉的食物后会不舒服）					
（30）您有大便黏滞不爽、解不尽的感觉吗?（大便容易粘在马桶或便坑壁上）					
（31）您容易便秘或大便干燥吗?					
（32）您舌苔厚腻或有舌苔厚厚的感觉吗?（如果自我感觉不清楚可由调查员观察后填写）					
（33）您舌下静脉瘀紫吗?（可由调查员辅助观察后填写）					

（二）辨证论治

中医乳腺疾病慢性病管理的目的包括两个方面：一是防止良性乳腺疾病恶变为乳腺癌，以达到预防乳腺癌的目的；二是对于已经诊断为乳腺癌的患者，要做到早诊断、早治疗，预防其复发转移。

乳腺疾病的体质研究目前尚未完全成熟，仍处于不断探索的阶段，预防良性乳腺疾病恶变的关键在于切断"正常乳腺组织—乳腺良性增生—乳腺非典型增生—乳腺原位癌—浸润性乳腺癌"这条路径，而其中重中之重在于中断由乳腺非典型增生向乳腺癌的进展。有研究认为不典型增生初期以肝郁血瘀为主，而重度不典型增生向原位癌转变阶段则以冲任失调为主。

中医体质的研究发现，乳腺癌患者的体质以气郁质、湿热质、痰湿质、阳虚质、血瘀质为主。

根据患者实际情况进行药物干预、膳食指导、生活方式及情绪调理、健康教育等慢性病指导，为患者制订个体化治未病调理方案，全方位、全周期监测各项指标，动态、及时地调整方案，做到未病先防，既病防变，瘥后防复。

1. 气郁质

体质描述：忧郁面貌，烦闷不乐，胸胁胀满，走窜疼痛，多伴太息，睡眠较差，健忘痰多，大便偏干，小便正常。忧郁脆弱，敏感多疑。

形成原因：气机郁滞，与先天遗传及后天情志所伤有关。

疾病倾向：失眠，抑郁症，焦虑症，胃肠神经官能症，癔症，肿瘤。

2. 湿热质

体质描述：面垢油光，易生痤疮，口苦口干，身重困倦，大便燥结，小便短赤，多急躁易怒，男性易阴囊潮湿，女性易带下量多。

形成原因：多由湿热蕴结不解，先天禀赋不足或久居湿地造成。

疾病倾向：脑血管疾病，肝病，脾胃病，口腔溃疡，高脂血症，多发性结石，泌尿系统感染，高血压，糖尿病。

3. 痰湿质

体质描述：面部油多，多汗且黏，面黄胖黯，眼泡微浮，容易困倦，身重不爽，大便正常或不实，小便不多或微浑。性格温和，多善忍耐。

形成原因：脾虚失司，先天遗传或后天食肥甘及病后水湿停聚。

疾病倾向：肺病，冠心病，高血压，糖尿病，脑血管疾病，颈椎病，痛风性关节炎，高脂血症。

4. 阳虚质

体质描述：平素畏冷，喜热饮食，精神不振，睡眠偏多，口唇色淡，毛发易落，易出汗，大便溏薄，小便清长。性格内向沉静，发病多为寒证。

形成原因：元阳不足，先天禀赋不足，如属父母老年得子或母体妊娠调养失当等。

疾病倾向：肺病，冠心病，水肿，性功能低下，窦性心动过缓，骨质疏松症，腹泻，慢性胃肠道疾病，失眠。

5. 血瘀质

体质描述：面色晦暗，易有瘀斑，易患疼痛，口唇黯淡或紫，眼眶黯黑，发易脱落，肌肤干，女性多见痛经、闭经等。性格内郁，心情易烦。

形成原因：血脉瘀滞不畅，先天遗传，后天损伤，起居失度或久病血瘀。

疾病倾向：冠心病，脑血管疾病，血管神经性头痛，慢性疼痛性疾病，肿瘤，黄褐斑，闭经，痛经。

（三）治未病检查项目

1. 身体成分分析

具体内容见第三章第一节（P44）。

2. 脏腑功能检测

具体内容见第三章第一节（P44）。

乳腺疾病与肝、脾、肾有关，了解脏腑功能可以为治未病调养服务提供辅助依据。

3. 经络检测

具体内容见第三章第三节（P102）。

乳房与经络密切相关，如：足太阴脾经络胃上膈，布于胸中；足厥阴肝经上膈，布胸胁绕乳头而行；足少阴肾经上贯肝膈而与乳相连；冲任二脉起于胞中，任脉循腹里，上关元至胸中；冲脉夹脐上行，至胸中而散。

（四）乳腺疾病体质调养方案

根据患者体质特点，制订符合本病种的中医调养方案。

1. 气郁质

具体内容见第三章第四节（P133）。

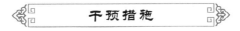

干预措施

（1）药膳：①玫瑰花鸡肝汤。

【原料】银耳15 g，玫瑰花10 g，茉莉花24朵，鸡肝100 g。

【制作】银耳洗净撕成小片，清水浸泡待用；玫瑰花、茉莉花温水洗净；鸡肝洗净切薄片备用。将水烧沸，先入料酒、姜汁、食盐，随即放入银耳及鸡肝，烧沸，撇去浮沫，待鸡肝熟，调味。再入玫瑰花、茉莉花，稍沸即可。

②疏肝粥。

【原料】柴胡6 g，白芍、枳壳各12 g，香附、川芎、陈皮、甘草各3 g，粳米50 g，白糖适量。

【制作】将以上7味中药水煎，取汁去渣，加入粳米煮粥，待粥将成时加白糖调味。

（2）非药物疗法：①指针疗法。取穴膻中、合谷、太冲等。②针刺治疗以疏肝理气、养心安神为主。取手、足厥阴经穴位。③耳穴疗法。取心、枕、脑点、肝、内分泌、神门。④穴位注射疗法。取风池、心俞、脾俞、足三里。⑤穴位埋线疗法。取风池、心俞、脾俞、足三里。

2. 痰湿质

具体内容见第三章第一节（P50）。

3. 湿热质

具体内容见第三章第一节（P51）。

4. 阳虚质

具体内容见第三章第一节（P48）。

5. 血瘀质

具体内容见第三章第一节（P53）。

七、乳腺疾病防控调养方案

（一）健康指导

1. 健康指导目的

乳腺疾病一部分为良性肿瘤，另一部分为恶性肿瘤，良性肿瘤相对于恶性肿瘤来说，属于"未病"，关键在于未病先防，防止其恶变；相反，乳腺癌则属于"已病"，关键在于既病防变，防止其恶化、转移、复发等。

2. 健康指导原则

（1）饮食：宜食低脂、适量蛋白质、高热量、富含叶酸和维生素等易于消化吸收之品。

（2）生活：慎起居，适劳逸，避寒暑。

（3）情志：陶冶心情，以喜胜忧；保持心情舒畅，避免烦躁、焦虑、抑郁等不良情绪。

3. 健康指导方法

（1）定期对患者进行随访，包括电话随访、门诊随访、家庭随诊、微信联系等，对患者进行生活质量评估、疾病观察。

（2）定期通过微信平台发送推文、发放宣教小册子、组织宣讲会等形式进行饮食指导和疾病宣教。

（3）录制八段锦、太极拳等短视频，指导患者居家锻炼，可起到疏通经络、调节脏腑等作用。

4. 乳腺癌术后健康宣教

（1）用药指导：遵医嘱用药，不可随意增减药量或停药。乳腺癌治疗后，根据情况可继续服用中药治疗。

①口服中药时，应与西药间隔30 min左右。②中药注射剂应单独使用，与西药注射剂合用时需用生理盐水间隔冲管。复方苦参注射液在静脉滴注过程中，应缓慢滴注，滴注过快可引起局部血管刺激性疼痛。③外用中药时观察局部皮肤有无不良反应。理气活血通络方外敷治疗乳腺癌引起胸部及术后患肢疼痛时，多采用湿热敷，热水调药，温度以患肢感觉舒适为宜，一般在37～45℃，贴敷时间为6～8 h，外用纱布覆盖，并用敷料固定好。有活动性出血或有出血倾向的患者禁用，贴敷部位皮肤完整性受损的患者禁用。

（2）运动指导：继续进行功能锻炼，直至患肢与健肢上爬高度一致。患肢功能恢复后，应以气功强身为主。

（3）生活起居指导：乳腺癌治疗后3年不能受孕。

（4）情志指导：采取心理疏导、心理导引，陶冶心情，以喜胜忧；取得朋友、亲人及爱人的理解、支持，正视现实。

（5）定期复诊：遵医嘱定时复诊，术后第1年每季度1次，第2年半年1次，以后每年1次；并按计划进行内分泌治疗及化疗。若出现以下症状请随时就诊：①胸壁肿块，腋窝、锁骨上淋巴结肿胀；②对侧乳房发现肿块，腋窝、锁骨上淋巴结出现肿块；③出现咳嗽、胸痛、肝肿大、腰背痛、消瘦、食欲下降等症。

5. 乳腺癌术后患肢护理宣教

（1）术后禁止在患侧上肢进行测量血压、抽血、注射等治疗。

（2）术后3天内患侧上肢应制动，尤其应避免外展上臂，下床活动时应用吊带将患肢托扶，需他人扶持时只能扶健侧，以免腋窝皮瓣滑动而影响愈合。

（3）患侧上肢水肿为根治术后较常见的并发症。术后应预防性地抬高患侧上肢，出现上肢水肿时，除继续抬高患肢外，应使用弹力绷带包扎，按摩患肢并进行适当的功能锻炼，但应避免过劳。

（4）术后功能锻炼：功能锻炼对于患侧上肢功能的恢复起着重要的作用，一般术后第1天可做握拳活动，第3～5天进行肘部活动，术后1周，根据伤口的愈合及有无积液等具体情况指导患者做肩部活动，以后逐步增加活动范围，可指导患者做手指爬墙活动，直至患侧手指能高举过头，自行梳理头发，上肢功能锻炼常用方法有两种：①患侧离墙15 cm左右，用患侧手沿墙壁而上摸高，每天记录手摸到的高度。②上肢外展锻炼：手指并拢抬起患侧上肢后，手绕过颈后部或经头部摸对侧耳朵，感到吃力时暂停前进，做深呼吸数次，然后继续前进，每日做3～4次为宜。

（5）术后继续给予患者及家属心理支持，促进患者身心两方面的全面康复，以适应生活方式的改变。

（二）生活方式干预

1. 不同时期膳食调护

（1）术后恢复期：宜食补气养血、宽胸利膈之品。如橘子、苹果、罗汉果、龙眼肉、大枣、冬瓜、海参、甲鱼、薏苡仁粥等。

（2）放疗期间：宜食生津养阴、清凉甘润之品，如藕汁、雪梨汁、萝卜汁、绿豆汤、冬瓜汤、竹笋、西瓜、橙子、蜂蜜、甲鱼等，可食用杏仁露、琵琶果、白梨、莲藕、新鲜蔬菜等。

（3）化疗期间：宜食促进消化、健脾开胃、补益气血之品，如薏苡仁粥、灵芝、木耳、蔬菜、水果等，蔬菜包括萝卜、香菇、菠菜、金针菇等，忌食辛辣及油炸之品。出现恶心纳差者，宜食促进消化、增加胃肠蠕动之品，如生白萝卜捣汁饮用；呕吐者，宜食止呕和胃之品，如频服姜汤（生姜汁1汤匙，蜂蜜2汤匙，加开水3汤匙调匀）。

2. 辨证膳食指导

（1）气滞痰凝证：宜食疏肝理气、化痰散结之品，如陈皮、丝瓜、李子、海带、紫菜等。

食疗方：海带汤。

（2）冲任失调证：宜食调理冲任、补益肝肾之品，如红枣、甲鱼、桑椹、黑木耳等。

食疗方：红杞鲫鱼汤。

（3）热毒蕴结证：宜食清热解毒、活血化瘀之品，如莲藕、苦瓜、葡萄、柠檬、白菜、茄子、香菇等。

食疗方：菱角汤或菱角薏苡仁粥。

（4）气血两虚证：宜食益气养血、健脾补肾之品，如龙眼肉、大枣、茯苓、山药、黑芝麻等，多食瘦肉、牛奶及蛋类等。

食疗方：小米大枣粥。

（5）气阴两虚证：宜食益气养阴之品，如黑木耳、银耳、鸭肉等。

食疗方：莲藕小米粥。

（6）瘀毒互结证：宜食解毒化瘀之品，如苦瓜、丝瓜、海带、海蜇、马蹄等。

食疗方：绿豆粥。

（7）肝气郁结证：宜食疏肝理气、化痰散结之品，如陈皮、丝瓜、李子等。

食疗方：枸杞陈皮李子茶，青橘叶皮核汤，乳香蛋。

（三）中医适宜技术干预

根据病情选择中医按摩、中药泡洗、中药外敷、针灸等外治法，用于治疗乳腺癌上肢淋巴水肿、手足综合征、末梢神经病变、恶性胸腔积液等疾病。

1. 中药联合理疗治疗患侧上肢淋巴水肿

（1）中药。推荐方药：柴胡、郁金、路路通、当归、鸡血藤、络石藤、海风藤、车前子、水蛭、桂枝。水煎内服兼外洗，每日1剂。

（2）理疗：①中医按摩治疗。首先按摩淋巴水肿肢体附近正常功能的淋巴管以改善淋巴回流，然后反复按摩水肿肢体，从远心端到近心端方向进行向心性按摩。②压力泵治疗。使用气压式血液循环驱动治疗仪，将可充气的袖套置于水肿肢体，间断地充气，使水肿液向心流动，每次治疗15 min，每日1次。

2. 中药泡洗治疗末梢神经病变

将生黄芪、当归、红花、黑附片、川乌头、鸡血藤、络石藤、海风藤、路路通等装入布袋中加水2 000 mL，煎煮30 min，凉至适宜温度（水温35～40℃），泡洗双手、双足，每次30 min，每日早、晚各1次。

3. 中药外敷治疗恶性胸腔积液

选用生黄芪60 g，牵牛子20 g，桂枝10 g，猪苓20 g，莪术30 g，桃仁10 g，薏苡仁60 g，水煮2次，浓缩后酌加冰片少许及赋形剂。外涂患侧胸壁，外覆保鲜膜保持湿润，每24 h换药1次，两次之间间隔2～4 h。

4. 针灸治疗

根据病情及临床实际选择体针、头针、电针、耳针、腕踝针、眼针、灸法、穴位埋线和拔罐等方法，可用于化疗所致免疫功能低下、恶心呕吐、便秘等消化道反应，手足麻木等神经毒性反应，失眠、焦虑抑郁状态等。

（1）针灸治疗肿瘤合并焦虑抑郁状态：①适应证。此法适用于确诊为焦虑抑郁状态的肿瘤患者。②取穴。肺俞、心俞、膈俞、肝俞、脾俞、肾俞。③针具。华佗牌针灸针，规格为长25 mm、Φ0.35 mm。④手法。将针向脊柱方向斜刺0.5寸。捻转至患者产生酸麻胀感为度。留针30 min。⑤疗程。每周5次，共观察6周。根据辨证论治，可随证加减适当穴位。

（2）针刺治疗恶心呕吐：①适应证。此法适用于恶心呕吐患者。②取穴。双侧内关、足三里、太冲及中脘，呕吐特别严重者，加经外奇穴"止吐穴"（掌面腕横纹正中下0.5寸）。③手法。患者取仰卧位，穴位常规消毒后，用25～40 mm毫针，快速刺入皮下，足三里穴针刺1.5～2.0 cm，内关穴针刺0.5 cm，中脘穴针刺1.0 cm，太冲穴平刺1.0 cm，至"得气"后，双侧内关穴同时施快速轻提轻插手法10～15次，在反复提插过程中，嘱患者深呼吸2～3次；足三里、中脘、太冲穴施以平补平泻手法；"止吐穴"针尖

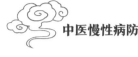

刺向中指端（针体呈15度～30度角），大幅度捻转强刺激。留针30～60 min，每隔10 min行针1次。④疗程。每日治疗1～2次，5日为1个疗程。

（3）隔姜灸治疗白细胞减少症：①适应证。白细胞减少症。②取穴。大椎、脾俞、膈俞、胃俞、肾俞。③操作方法。施灸腧穴部位涂少量凡士林，取鲜生姜1片（当中刺数孔），置于应灸腧穴部位，其上置艾炷，点燃，施灸3～5壮。观察以局部皮肤红晕而不起疱为度，防止艾灰脱落烫伤患者。④灸毕。用镊子取出艾炷，把生姜片放于弯盘中，清洁局部皮肤。

（4）腹针治疗肝癌引起疲乏：①取穴：引气归元穴包括中脘、下脘、气海、关元；关穴包括双侧滑肉门、双侧外陵；调胃气穴包括双侧大横。②操作方法。垂直于皮肤快速进针，过皮后缓慢刺入至相应深度，留针30 min，每日1次，连续治疗7次。

（5）其他疗法：可根据病情选择，如中药沐足疗法治疗肢体麻木，耳穴疗法治疗恶心呕吐等，也可根据病情酌情选用中医诊疗设备，如气压式血液循环驱动仪等。

（四）中医辨证论治

1. 气滞痰凝证

证候：乳房肿块胀痛，两胁作胀，心烦易怒；或口苦咽干，头晕目眩。舌苔薄白或薄黄，脉弦滑。

治法：疏肝理气，化痰散结。

推荐方药：海藻玉壶汤加减。海藻、昆布、柴胡、青皮、郁金、连翘、白芍、茯苓、半夏、浙贝母、七叶一枝花、山慈菇、白芷等。

2. 冲任失调证

证候：乳房肿块胀痛，两胁作胀，头晕目眩；或月经失调，腰膝酸软，五心烦热，目涩口干。舌质红，舌苔少有龟裂，脉细数无力。

治法：调理冲任，滋补肝肾。

推荐方药：逍遥散合左归饮加减。郁金、柴胡、当归、生地黄、白芍、牛膝、橘叶、菟丝子、枸杞子、生山药、茯苓、夏枯草等。

3. 毒热蕴结证

证候：乳房肿块迅速增大，疼痛或红肿甚至溃烂翻花，分泌物臭秽；或伴有倦怠乏力，食少纳差；或发热，心烦，口干，便秘。舌质暗红，舌苔黄白或黄厚腻，脉弦数或滑数。

治法：清热解毒，消肿溃坚。

推荐方药：仙方活命饮加减。金银花、紫花地丁、皂角刺、乳香、没药、浙贝母、赤芍、山慈菇、白芷、蒲公英、玄参、夏枯草、龙葵、当归等。

4. 气血两虚证

证候：疲倦乏力，精神不振，恶心，食欲不振，失眠多梦，口干少津，二便失调，白细胞下降等。舌质淡，舌苔薄白，脉沉细弱。

治法：益气养血，健脾补肾。

推荐方药：八珍汤加减。生黄芪、太子参、白术、茯苓、女贞子、枸杞子、山茱萸、熟地黄、白芍、鸡内金、焦三仙、鸡血藤、阿胶等。

5. 气阴两虚证

证候：乏力，口干口苦，喜饮，纳差，腰膝酸软，五心烦热。舌质干红，舌苔少或薄苔，脉细数或弦细。

治法：益气养阴，兼以解毒。

推荐方药：沙参麦冬汤加减。北沙参、麦冬、玉竹、生黄芪、

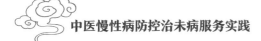

白术、花粉、女贞子、枸杞子、焦三仙、夏枯草、花粉、浙贝母、猫爪草等。

6. 瘀毒互结证

证候：肿瘤增长迅速，神疲乏力，纳差消瘦，面色晦暗；或伴有疼痛，多为刺痛或胀痛，痛有定处；或伴有乳房肿物坚韧，若溃破则腐肉色败不鲜。舌质淡或淡黯，舌苔白，脉细数或弦细。

治法：益气化瘀解毒。

推荐方药：桃红四物汤加减。桃仁、红花、生黄芪、党参、鹿角胶、熟地黄、川芎、龙葵、半枝莲、全蝎、土茯苓、白芍、元胡、水蛭等。

具体加减用药：自汗明显加浮小麦；患侧上臂肿胀加络石藤、桑枝、路路通；便秘加制大黄、火麻仁；眠差加首乌藤、炒枣仁；呕吐加砂仁、半夏；白细胞减少及贫血加阿胶、紫河车；血小板减少加茜草、大枣、鹿角胶；免疫功能低下加淫羊藿；解毒抗癌加半枝莲、浙贝母、蜂房、山慈菇、木鳖子、夏枯草、龙葵等（根据病情可选择数味药物）。除此之外，另附中成药及中药注射液如下：

（1）辨证选择口服中成药。根据病情选择益气养血、健脾补肾类中成药，如贞芪扶正胶囊（颗粒）、健脾益肾颗粒、参芪十一味颗粒、生血丸、生血宝颗粒等；或选择化瘀散结、解毒消肿类中成药，如西黄丸（胶囊）、小金丸（胶囊）等。

（2）辨证选择静脉滴注中药注射液。根据患者病情、中医辨证结合辨病选用参芪扶正注射液、生脉注射液、参附注射液、康艾注射液、榄香烯注射液、艾迪注射液、鸦胆子注射液、华蟾素注射液、复方苦参注射液等。

八、乳腺疾病应急方案

在乳腺疾病慢性病管理的过程中，患者可能会出现发热、感染、疼痛及肿瘤大量出血等情况，可参考以下治疗方案。

1. 发热、感染

发热可分为感染性发热和非感染性发热，由于恶性肿瘤所致免疫功能低下或放、化疗后骨髓抑制等原因，造成肿瘤患者感染风险增加。非感染性发热是由于肿瘤坏死物质的吸收所致，诊断应以血常规、降钙素原、C-反应蛋白、血培养、伤口分泌物培养为主要依据，并积极治疗原发病。感染性发热在治疗上以抗感染治疗为主，根据药敏结果选择合适的抗感染药，无药敏结果予经验性抗感染药治疗。

2. 癌性疼痛

癌性疼痛是指由癌症及癌症相关性病变所致的疼痛。主要以中西医结合治疗为主。西医治疗以世界卫生组织推荐的三阶梯镇痛方案为主。用药原则包括：首选口服给药或无创途径给药；按时给药；按阶梯给药；个体化给药；注意具体细节。中医治疗以理气止痛为主，治疗方案包括西黄丸、片仔癀等口服，以及中药硬膏外敷等。

3. 肿瘤破溃大出血

肿瘤破溃大出血时，止血最重要，包括外用去甲肾上腺素、三七粉等药物，静脉滴注止血敏、止血芳酸、血凝酶等药物，必要时输注血浆补充凝血因子，输注浓缩红细胞纠正贫血。

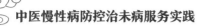

九、服务评价方法

（一）疗效评价

1. 中医症状评价

观察中医药治疗对患者的临床症状，如神疲乏力、食欲不振、睡眠障碍、心悸、胸闷、疼痛，舌象、脉象等中医证候的改善情况（表3-9-4）。

评定指标：中医症状根据临床观察分为4级：（0）无症状、（1）轻度、（2）中度、（3）重度，治疗情况根据症状出现的情况记录。

评价方法：治疗前后症状积分情况比较（治疗后/治疗前）。

显效：症状消失或症状积分减少≥2/3；

有效：症状减轻或症状积分减少≥1/3且<2/3；

无效：症状无减轻或症状积分减少<1/3。

2. 生存质量评价

观察中医药治疗对患者生存质量的影响，治疗前后进行生存质量评定（表3-9-5）。

评定指标：KPS评分。

评定方法：治疗前后评分情况比较。

显效：治疗后评分比治疗前提高20分以上；

有效：治疗后评分比治疗前提高10分以上；

稳定：治疗后评分比治疗前提高不足10分或没有变化；

无效：治疗后评分比治疗前下降。

3. 客观疗效评价

观察中医药治疗对患者瘤体变化的影响。

评定标准：

（1）目标病灶的评价。

完全缓解（CR）：所有目标病灶消失，至少维持4周。

部分缓解（PR）：基线病灶最大径之和至少减少30%，至少维持4周。

病变进展（PD）：基线病灶最大径之和至少增加20%或出现新病灶。

病变稳定（SD）：基线病灶最大径之和有减少但未达PR或有增加但未达PD。

（2）非目标病灶的评价。

CR：所有非目标病灶消失和肿瘤标志物恢复正常。

未完全缓解/病变稳定（IR/SD）：一个或多个非目标病灶持续存在和（或）肿瘤标志物高于正常。

PD：出现新病灶和（或）非目标病灶明确进展。

4. 评价方法

对照患者入院前后的病情变化情况，采用以下方法进行评价：

（1）中医症状。中医症状评价标准，参照《中药新药临床研究指导原则》相关病种或证候，经专家讨论后制定。

（2）生活质量。主要采用KPS评分评价。

（3）客观疗效。瘤体变化采用国际通用实体瘤的疗效评价标准（RECIST）进行评价。

（4）化验指标。血常规、肝肾功能、肿瘤标记物、免疫功能的检测方法参照化验室的相关要求执行。

表3-9-4　乳腺疾病中医症状分级量化评价表

症状	正常（0分）	轻度（1分）	中度（2分）	重度（3分）
发热	无	37.2～37.5℃	37.6～38℃	38.1℃以上
神疲乏力	无	稍感倦怠乏力	容易乏力，四肢乏力	四肢乏力，瞌睡懒言
食欲不振	无	食量不减，但觉乏味	食量减少1/3	食量减少1/2
口干咽燥	无	稍觉口干，少饮水	口干较明显，饮水量较平常增加0.5至1倍	口干明显，饮水量较平常增加1倍以上
心悸	无	偶感心悸	常有心悸，1日3次以上	严重心悸，需药物治疗
自汗盗汗	无	偶有自汗盗汗	动则出汗，有盗汗	不活动亦自汗，盗汗量较多
心烦失眠	无	偶有情绪不宁及失眠	有时情绪不稳定，易烦躁发愁，夜眠易醒	易烦躁发怒，易失眠
疼痛	无	偶有发作，隐隐作痛，不影响正常工作	发作频繁，疼痛严重，影响工作	反复发作，疼痛剧烈，难以忍受
胸闷	无	轻微胸闷	胸闷明显，时见太息	胸闷如窒
恶心呕吐	无	偶有恶心呕吐	常有恶心，每日呕吐1～2次	每日呕吐3次以上
腹泻	无	便软或稍烂，成堆不成形，2～3次/日	烂便，便溏，4～5次/日或稀便1～2次/日	稀便，3次/日以上
便秘	无	大便干结，每日一行	大便秘结，两日一行	大便艰难，数日一行
舌象	无	舌质偏红、偏淡，舌苔薄黄	舌质红、舌体胖、边有齿印、舌苔腻	舌质红绛、边有齿印、舌苔黄、少津
脉象	无	弦细、濡	弦细数、濡滑	细弱、濡细、细数

表3-9-5　肿瘤患者生存质量评定量表

1. 食欲：①几乎不能进食；②食量＜正常的1/2；③食量为正常的1/2；④食量略少；⑤食量正常。

2. 精神：①很差；②较差；③有影响，但时好时坏；④尚好；⑤正常，与病前相同。

3. 睡眠：①难入睡；②睡眠很差；③睡眠差；④睡眠略少；⑤大致正常。

4. 疲乏：①经常疲乏；②自觉无力；③有时疲乏；④有时轻度疲乏；⑤无疲乏感。

5. 疼痛：①剧烈疼痛伴被动体位或疼痛时间超过6个月；②重度疼痛；③中度疼痛；④轻度疼痛；⑤无痛。

6. 家庭理解与配合：①完全不理解；②差；③一般；④家庭理解及照顾较好；⑤好。

7. 同事的理解与配合（包括领导）：①全部理解，无人照顾；②差；③一般；④少数人理解关照；⑤多数人理解关照。

8. 自身对癌症的认识：①失望，完全不配合；②不安，勉强配合；③不安，配合一般；④不安，但能较好配合；⑤乐观，有信心。

9. 对治疗的态度：①对治疗不抱希望；②对治疗半信半疑；③希望看到疗效，又怕有副作用；④希望看到疗效，尚能配合；⑤有信心，积极配合。

10. 日常生活：①卧床；②能活动，多半时间需卧床；③能活动，有时卧床；④正常生活，不能工作；⑤正常生活工作。

11. 治疗的副作用：①严重影响日常生活；②影响日常生活；③经过对症治疗可以不影响日常生活；④未对症治疗可以不影响日常生活；⑤不影响日常生活。

12. 面部表情：分①～⑤个等级。

目前试用的生存质量分级：生存质量满分为60分，生存质量极差为＜20分，差为21～30分，一般为31～40分，较好为41～50分，良好为51～60分。

（二）管理人员自我评价

见表3-9-6。

表3-9-6　乳腺疾病慢性病管理评价表

姓名		年龄		性别		病历号	
诊断		分期		病理类型			
管理方案		管理措施			完成情况		
饮食管理方案	饮食指导	营养评估					
		优质蛋白饮食					
		根据电解质情况调整饮食					
运动管理方案		运动与体力活动评估					
		运动指导（患肢活动情况评估）					
情绪管理方案		情绪评估					
		情绪指导：心理疏导、中药调理等					
睡眠管理方案		睡眠评估					
		睡眠指导：药物治疗、心理行为干预、中医特色方法（针灸、耳穴、按摩等）					
烟酒管理方案		烟酒摄入评估					
		戒烟限酒评估					

（三）满意度评价

见表3-9-7。

表3-9-7　满意度评价

一、总体情况评价

您对本次乳腺疾病健康教育的总体感觉是：1.很满意（　）；2.满意（　）；3.一般（　）；4.不满意（　）。

二、单项情况评价

序号	评价项目	评分标准				
		很满意	满意	一般	不满意	意见与建议
1	您对本次健康教育的选题（主题）满意吗？					
2	您对本次健康教育的形式满意吗？					
3	您对本次健康教育老师的表现满意吗？					
4	您对本次健康教育的效果满意吗？					
5	本次健康教育中，您有满意的收获吗？					

三、既往情况评价

您对近期乳腺疾病健康教育的总体感觉是：1.很满意（　）；2.满意（　）；3.一般（　）；4.不满意（　）；5.未参加（　）。

四、您对今后工作有什么建议？

第十节 贫血中医防控治未病服务规范

一、概述

（一）概念

贫血是指单位容积循环血液中的血红蛋白、红细胞数和血细胞比容低于正常的病理状态。中医学中虽没有"贫血"独立的病名，但对贫血与相关病证的论述古已有之，且在治疗的某些方面远早于西医药的临床应用。贫血属于中医学"血虚""萎黄""虚劳""血证"范畴，以面色无华或萎黄、甲色淡、头晕目眩、心悸失眠、疲劳乏力、手足发麻、女子月经量少或愆期而至、舌质淡、脉沉细无力为常见临床表现。

（二）诊断标准

平原地区，海拔不超过2 000 m，成年男女：

男性：血红蛋白<120 g/L，红细胞<4.5×10^{12}/L，红细胞比容<0.42；

女性：血红蛋白<110 g/L，红细胞<4.0×10^{12}/L，红细胞比容<0.37；

孕妇：血红蛋白<100 g/L，红细胞比容<0.3。

贫血严重程度分级（g/L），见表3-10-1。

表3-10-1 贫血严重程度分级

0级（正常）	血红蛋白[1] 正常值	血红蛋白[2] ≥ 110	血红蛋白[3] 正常值
1级（轻度）	100～< 正常值	95～<110	90～< 正常值
2级（中度）	80～100	80～95	60～<90

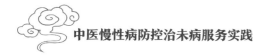

| 3级（重度） | 65～＜80 | 65～＜80 | 30～＜60 |
| 4级（极重度） | ＜65 | ＜65 | ＜30 |

注：1）美国国立癌症研究所（NCI）标准；
　　2）世界卫生组织（WHO）标准；
　　3）中国标准。

二、服务内容

1. 贫血高危人群的病情评估及防控

（1）详细、系统地询问病史并记录，特别注意与贫血有关的病史。①出血史，鼻出血、呕血、咯血、黑便、血尿及月经过多，提示失血贫血。②厌食、舌痛、感觉异常、呕吐、腹泻及便秘等，提示巨幼细胞贫血。③发热、消瘦、骨痛及肿块，提示可能为癌性贫血。④发热、黄疸、酱油样尿，提示可能有溶血性贫血。⑤肿瘤、慢性感染或炎症的病史，可能为慢性病贫血。⑥既往病史。⑦服药史，是否服用引起贫血的药物。⑧家族史：家族中有无类似贫血者，常见于溶血性贫血。⑨营养史，婴幼儿、青少年、育龄妇女等营养史，老人有无偏食习惯。

（2）记录相应检验检查数值及结果，以及病史采集情况，评估急危重症，是否需行急诊处理及专科筛查诊治。

（3）签署纳入慢性病管理知情同意书，血液科医生诊治评估患者的一般情况及目前的病情，在专科护士的指导下建立慢性病管理档案、病历并完成相应量表，评估患者的营养、饮食、运动、心理等指标。

（4）医生根据患者贫血的症状和体征、贫血的严重程度分级、生活饮食情况、有无慢性失血情况、辅助检查及既往服药治疗情况，为患者制订饮食、运动、养生及调摄指导方案，并制订下次复诊计划，按期随访。

2. 贫血相关疾病的筛查

贫血是指单位容积循环血液中的血红蛋白、红细胞数和血细胞比容低于正常的病理状态。临床表现为乏力，怕冷，皮肤、黏膜苍白，毛发干枯。呼吸循环系统可见呼吸急促，心悸、气短，贫血性心脏病。神经系统可见头痛，头晕，耳鸣，记忆力减退，严重时可晕厥。消化系统可见纳差，恶心，腹胀，黄疸。泌尿生殖系统可见蛋白尿，夜尿，性欲减退，月经失调。

临床常见的贫血病因及分类大有不同。可以通过慢性病防控管理，针对患者的病情进行疾病的筛查及管理。图3-10-1为贫血鉴别流程。

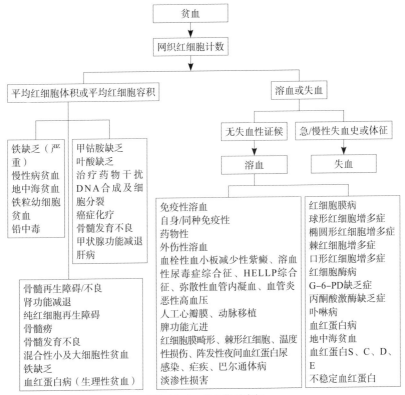

图3-10-1　贫血鉴别流程

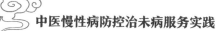

3. 贫血慢性病防控的三级管理及监测

（1）针对贫血发生高危人群（暂未发生贫血或贫血已纠正患者）：门诊规律（2～4周/次，部分可1～3月/次）监测疾病指标，定期评估生活质量、生活习惯、疾病负荷等相关指标，结合患者整体的评估情况由专业人员进行相应的慢性病指导。

（2）针对轻、中度贫血患者：对于长期轻、中度贫血患者（主要是慢性贫血，如缺铁性贫血、巨幼细胞贫血、慢性失血性贫血、地中海贫血、肿瘤相关性贫血、MDS、AA等），如不影响日常生活，可门诊治疗专科疾病（如痔疮、月经过多、消化系统疾病、肿瘤、血液病等），定期完善生活质量评估、疾病情况评估及病历资料、检验资料等相关指标的采集，协助医生评估患者的疾病控制情况及慢性病指导方案的有效性及适用性，再制订和安排回访的时间、频率及指导方案。但对于贫血进行性加重患者，即检测血常规情况，患者在短期内（1天～2周内）由轻度贫血突发进展至中度或重度贫血，需立即前往医院急诊就诊，由专科医生评估是否需行急诊处理或住院进一步治疗，住院具体管理流程同重度贫血患者。

（3）针对重度贫血患者：需住院进行治疗。针对患者贫血病因的不同，首先积极治疗诱发贫血的原发病，如缺铁性贫血、溶血性贫血、慢性失血性贫血、肿瘤相关性贫血及恶性血液病等；积极纠正患者的贫血情况；结合患者的病情、体质及辨证情况，加以住院期间和病情康复出院后的指导。

三、实施流程

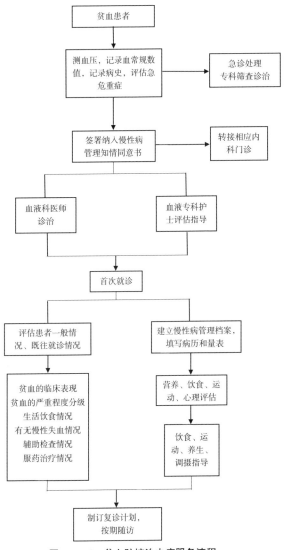

图3-10-2　贫血防控治未病服务流程

四、档案管理

1. 一般情况

贫血常见症状：

（1）困倦乏力、懒动、懒言。

（2）心悸、气促、活动后明显。

（3）头痛、头晕、耳鸣、注意力不集中、嗜睡。

（4）食欲不振、恶心、呕吐、腹胀甚至腹泻。

（5）低热、月经量少、肢体麻木、感觉障碍、舌炎、尿色加深。

贫血常见体征：

（1）最主要体征：皮肤黏膜苍白，包括皮肤、口唇、睑结膜、口腔黏膜、手掌、指甲等。

（2）心率过快：部分有心脏扩大、心尖部可闻及轻柔收缩期吹风样杂音。

（3）下肢轻度浮肿：严重贫血或心衰时多见。

2. 专科特点

（1）皮肤检查：皮肤是否有黄疸、出血、结节。

（2）口腔检查：注意是否存在口角炎、舌炎、镜面舌。

（3）胸骨压痛及肝脾肿大、淋巴结肿大，可能有急性白血病。

3. 相关检验检查项目

（1）血常规、网织红细胞、外周血细胞形态、二便常规。

（2）必要的生化检查，如肝功能，铁代谢，血清叶酸、维生素B_{12}，自身免疫指标，溶血性贫血指标。

（3）彩超、CT、胃肠镜。

（4）骨髓检查。

五、服务周期

根据各病种的管理情况设定服务周期，原则上至少0.5～1年，根据不同贫血类型及相关疾病情况，适当调整周期。

1. 建立中医慢性病管理档案

对符合慢性病纳入标准的患者进行管理。

（1）收集一般资料信息（包括基本信息、既往史、家族史、生活环境等相关信息）。通过多种获取途径收集信息，包括通过门诊数据筛选自动导入（慢性病管理系统中符合病种纳入的数据），通过二维码或微信小程序自助建档，或者通过电话、微信及发送邀请函等方式，协助建立初级档案。

（2）签署慢性病服务知情同意书。制订慢性病服务的知情告知内容，告知患者权利与义务。可通过系统设定相关慢性病知情同意服务模板。一式两份，双方予以确认签名。在微信小程序提供服务须知确认并上传至慢性病管理系统。

（3）体质辨识。通过体质调查问卷、微信小程序等方式收集体质辨识资料，录入系统后，判定其体质状态。

（4）开展中医治未病服务检查项目。结合患者本身的需要及本院的情况，开展治未病服务项目，包括但不限于：身体成分分析、脏腑功能检测、无创动脉硬化检测、肺通气功能、经络检测、脉图诊断检测等。相关的专科检查可在一般检查项目的基础上添加（如血、尿常规，肝、肾功能，血脂检查，细胞形态学，溶血相关检查，肿瘤指标，胸片，心电图，消化系统、泌尿系统B超，全腹部CT或胃肠镜，骨髓穿刺检查等）。

（5）提供检验检查结果。医院内所做的相关检验检查由慢性病管理系统自动在检验检查系统中调取；非院内项目或未与慢性病管理系统对接的相关慢性病专科检验检查项目，可通过扫描设备扫描或手机拍摄其检查结果，通过微信小程序等方式上传至慢性病管理系统。

（6）提供慢性病服务手册（建档报告）。包括患者慢性病的相关检验检查信息、体质情况、健康评估报告等内容。

2. 调养干预方案

将体质调养与慢性病调养相结合，制订个性化调养方案，予以实施并记录。

（1）体质调养方案。参照《广州市中医"治未病"工作手册》制订，内容包括：药膳、茶疗调养等生活方式干预内容；中医传统疗法、针灸康复等中医适宜技术干预内容。

（2）慢性病调养方案。根据病种特点制订调养内容，可结合四诊资料制订中药汤方；开展具有专科特色的诊疗服务项目；明确观察指标，观察疗效，定期随访。

3. 慢性病随访管理

（1）对慢性病患者进行随访，建立评估指标及疗效评价；以电话、问卷、微信小程序等方式推送相关评价问卷；每3个月进行1次体质辨识并复查相关检验检查指标。

（2）通过慢性病管理系统管理慢性病数据，定期以电话及微信小程序等形式进行回访并做好记录。

见表3-10-2。

表3-10-2　贫血患者随访登记表

天数	生活方式干预	中医适宜技术干预	饮食调养	运动锻炼	情志调养	药膳食疗	自我保健	贫血程度			
								无	轻	中	重
1	☐	☐	☐	☐	☐	☐	☐	☐	☐	☐	☐
2	☐	☐	☐	☐	☐	☐	☐	☐	☐	☐	☐
3	☐	☐	☐	☐	☐	☐	☐	☐	☐	☐	☐

（续表）

天数	生活方式干预	中医适宜技术干预	饮食调养	运动锻炼	情志调养	药膳食疗	自我保健	贫血程度			
								无	轻	中	重
4	□	□	□	□	□	□	□	□	□	□	□
5	□	□	□	□	□	□	□	□	□	□	□
6	□	□	□	□	□	□	□	□	□	□	□
7	□	□	□	□	□	□	□	□	□	□	□
8	□	□	□	□	□	□	□	□	□	□	□
9	□	□	□	□	□	□	□	□	□	□	□
10	□	□	□	□	□	□	□	□	□	□	□
11	□	□	□	□	□	□	□	□	□	□	□
12	□	□	□	□	□	□	□	□	□	□	□
13	□	□	□	□	□	□	□	□	□	□	□
14	□	□	□	□	□	□	□	□	□	□	□
15	□	□	□	□	□	□	□	□	□	□	□
16	□	□	□	□	□	□	□	□	□	□	□
17	□	□	□	□	□	□	□	□	□	□	□
18	□	□	□	□	□	□	□	□	□	□	□
19	□	□	□	□	□	□	□	□	□	□	□
20	□	□	□	□	□	□	□	□	□	□	□
21	□	□	□	□	□	□	□	□	□	□	□
22	□	□	□	□	□	□	□	□	□	□	□
23	□	□	□	□	□	□	□	□	□	□	□
24	□	□	□	□	□	□	□	□	□	□	□
25	□	□	□	□	□	□	□	□	□	□	□
26	□	□	□	□	□	□	□	□	□	□	□
27	□	□	□	□	□	□	□	□	□	□	□
28	□	□	□	□	□	□	□	□	□	□	□
29	□	□	□	□	□	□	□	□	□	□	□
30	□	□	□	□	□	□	□	□	□	□	□
31	□	□	□	□	□	□	□	□	□	□	□

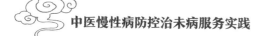

六、治未病服务规范

贫血作为中国人群常见、多发的临床疾病，从发病的病因病机变化并结合人体的体质特征来讲，主要好发于气虚、阳虚、阴虚、痰湿、湿热、气郁体质人群，其余体质人群亦可见。

（一）体质辨识

1. 气虚质

总体特征：元气不足，以疲乏、气短、自汗等气虚表现为主要特征。

形体特征：肌肉松软不实。

常见表现：平素语音低弱，气短懒言，容易疲乏，精神不振，易出汗，舌质淡红，边有齿痕，脉弱。

心理特征：性格内向，不喜冒险。

对外界环境适应能力：不耐受风、寒、暑、湿邪。

2. 阳虚质

总体特征：阳气不足，以畏寒怕冷、手足不温等虚寒表现为主要特征。

形体特征：肌肉松软不实。

常见表现：平素畏冷，手足不温，喜热饮食，精神不振，舌质淡，舌体胖嫩，脉沉迟。

心理特征：性格多沉静、内向。

对外界环境适应能力：耐夏不耐冬；不耐受感风、寒、湿邪。

3. 阴虚质

总体特征：阴液亏少，以口燥咽干、手足心热等虚热表现为主要特征。

形体特征：体形偏瘦。

常见表现：手足心热，口燥咽干，鼻微干，喜冷饮，大便干燥，舌质红，舌体少津，脉细数。

心理特征：性情急躁，外向好动，活泼。

对外界环境适应能力：耐冬不耐夏；不耐受暑、热、燥邪。

4. 痰湿质

总体特征：痰湿凝聚，以形体肥胖、腹部肥满、口黏苔腻等痰湿表现为主要特征。

形体特征：体形肥胖，腹部肥满松软。

常见表现：面部皮肤油脂较多，多汗且黏，胸闷，痰多，口黏腻或甜，喜食肥甘甜黏，舌苔腻，脉滑。

心理特征：性格偏温和、稳重，多善于忍耐。

对外界环境适应能力：对梅雨季节及湿重环境适应能力差。

5. 湿热质

总体特征：湿热内蕴，以面垢油光、口苦、舌苔黄腻等湿热表现为主要特征。

形体特征：形体中等或偏瘦。

常见表现：面垢油光，易生痤疮，口苦口干，身重困倦，大便黏滞不畅或燥结，小便短黄，男性易阴囊潮湿，女性易带下增多，舌质偏红，舌苔黄腻，脉滑数。

心理特征：容易心烦急躁。

对外界环境适应能力：对夏末秋初湿热气候，湿重或气温偏高环境较难适应。

6. 气郁质

总体特征：气机郁滞，以神情抑郁、忧虑脆弱等气郁表现为主要特征。

形体特征：形体瘦者为多。

常见表现：神情抑郁，情感脆弱，烦闷不乐，舌质淡红，舌苔薄白，脉弦。

心理特征：性格内向不稳定、敏感多虑。

对外界环境适应能力：对精神刺激适应能力较差；不耐受阴雨天气。

（二）治未病检查项目

患者可通过医院门诊开展的贫血慢性病防控项目，填写体质辨识问卷，进行身体成分分析、脏腑功能检测、无创动脉硬化检测、肺通气功能检查、脉图诊断检测。通过检验检查结果，结合患者的体质情况及部分患者的病情需要，掌握相关基础疾病情况，选择性地开展生活调摄及健康指导，同时收集患者的检测结果进行对比分析，达到身体调养、防病治病、慢性病系统管理的目的。

（三）辨证论治

中医认为五脏一体化，血液的化生与肝心脾肺肾五脏密切相关；脾胃与生血相关，血由营气、津液组成。《灵枢·决气》曰："中焦受气取汁，变化而赤，是谓血。"肾主骨，藏精生髓，与血的生成最为密切，精血同源。《景岳全书》曰："肾之精液入心化赤而为血。"肝藏血。《灵枢》曰："食气入胃，散精于肝，淫气于筋。"《张氏医通》曰："气不耗，归精于肾而为精，精不泄，归精于肝而化清血。"肺主一身之气，合成宗气，气能生血。《灵枢》曰："中焦亦并胃中，出上焦之后，此所受气者……上注于肺脉，乃化而为血。"心生血。《血证论》曰："食气入胃，脾经化汁，上奉心火，心火得之，变化而赤是为血。"五脏一体，相辅相成，共同构成一个完整的血液体系。因此五脏的功能失调，生化变动异常，盈亏转化失调，均会影响血液的化生。

中医根据贫血临床表现的不同，将其命名为"黄劳""血虚""虚劳""萎黄""髓枯""黄肿"等。病因方面多为先天禀赋不足、劳倦过度、饮食失调、情志因素、血证转变、湿盛于内、钩虫稽留等。根据发病的病因病机并参照内科相关教材，贫血的辨证分型主要包括以下七大证型。

1. **气血亏虚证**

主症：面色苍白无华或萎黄，唇甲色淡，乏力懒言。

次症：头晕目眩，心悸眠差，神疲乏力，纳呆，手足发麻，女子月经量少或推后。

舌脉：舌质淡，舌苔薄白，脉细弱无力。

治法：益气养血。

方药：八珍汤加减，熟地黄、白芍、川芎、当归、党参、茯苓、白术、炙甘草、黄芪、制何首乌、枸杞子等。

2. **心脾两虚证**

主症：心悸气短，面色萎黄，倦怠乏力，纳差，腹胀便溏。

次症：头晕多梦，健忘，食欲不振，神疲乏力，女子月经量少色淡或淋漓不尽。

舌脉：舌质淡，舌苔薄白，脉细。

治法：补益心脾。

方药：归脾汤加减，黄芪、白术、党参、茯苓、远志、龙眼肉、木香、酸枣仁、当归、炙甘草、陈皮等。

3. **脾胃虚弱证**

主症：面色萎黄，纳呆，脘腹痞满，少气懒言，纳少便溏。

次症：神疲倦怠，形体消瘦，食后腹胀，可伴腹部隐痛，少气懒言，大便次数增多伴不消化食物。

舌脉：舌质淡或边有齿痕，舌苔薄白，脉细弱。

治法：健脾和胃。

方药：香砂六君子汤、补中益气汤，人参、白术、茯苓、甘草、陈皮、半夏、砂仁、木香、生姜、黄芪、升麻、柴胡、当归等。

4. 肝肾阴虚证

主症：唇甲色淡，眩晕耳鸣，两目干涩，五心烦热，盗汗，腰膝酸软。

次症：胁肋隐痛，面部烘热，咽干口燥，爪甲不荣，女子月经量少或推后，经行腰膝酸软。

舌脉：舌质红，舌苔少，脉弦细数。

治法：滋养肝肾。

方药：杞菊地黄汤加减、当归补血汤，熟地黄、当归、白芍、女贞子、墨旱莲、山茱萸、山药、枸杞子、牡丹皮、茯苓、杭白菊等。

5. 脾肾阳虚证

主症：面色萎黄或苍白无华，形寒肢冷喜温，腰膝酸软，大便溏或五更泻，下肢浮肿。

次症：唇甲色淡，周身虚浮，纳差，形寒肢冷，腰膝冷痛，夜尿清长。

舌脉：舌质淡，舌体胖，边有齿痕，舌苔白，脉沉迟而细。

治法：温补脾肾。

方药：附子理中汤加减、右归丸，炮附片、白术、黄芪、党参、山药、山茱萸、熟地黄、菟丝子、鹿角胶、当归、牛膝、补骨脂等。

6. 肾阴阳两虚证

主症：腰膝酸软，畏寒肢冷，五心烦热，盗汗自汗，便溏。

次症：头晕耳鸣，心悸失眠健忘，面色苍白，形寒肢冷，浮肿，腰膝冷痛，小便清长，便溏，或伴五心烦热，盗汗，尿黄便干。

舌脉：舌质淡，舌苔白或少，脉细数或虚大而数。

治法：滋阴补阳。

方药：金匮肾气丸加减，炮附片、牡丹皮、泽泻、桂枝、熟地黄、山茱萸、干姜、补骨脂、肉豆蔻、菟丝子等。

7. 湿热内蕴证

主症：身黄，目黄，尿黄，或尿色如茶。

次症：倦怠乏力，纳少，口干口苦，口中黏腻，不欲饮水，或午后发热，或伴茶色或酱油色尿，大便干结。

舌脉：舌质淡，舌苔黄腻，脉濡数。

治法：清热利湿退黄。

方药：茵陈五苓散加减，茵陈、茯苓、猪苓、白术、栀子、白花蛇舌草、田基黄、板蓝根、郁金、甘草等。

（四）生活方式监测指标

表3-10-3 生活方式监测

住院号/门诊号		姓名		性别		年龄	
是否化疗治疗（是/否）		（化疗患者必填）第（ ）程治疗，化疗日期（ 年 月 日）					
基础疾病情况及控制情况：							
疾病诊断情况及既往/当前服药情况：							
管理方案	指导方案			完成情况			
服药情况							
生活起居							
运动锻炼							
自我保健							
饮食习惯							

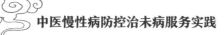

（五）贫血体质调养方案

《黄帝内经》云："上古之人，其知道者，法于阴阳，和于术数，食饮有节，起居有常，不妄作劳，故能形与神俱。而尽终其天年，度百岁乃去。"更有《素问·四气调神大论》曰："是故圣人不治已病治未病，不治已乱治未乱，此之谓也。夫病已成而后药之，乱已成而后治之，譬犹渴而穿井，斗而铸锥，不亦晚乎。"因此中医讲，未病先防、既病防变、瘥后防复，治疗贫血的时机应当前移，需结合患者的体质情况及病情的不同阶段来辨证施治。

1. 气虚质

具体内容见第三章第一节（P46）。

2. 阴虚质

具体内容见第三章第五节（P159）。

3. 阳虚质

具体内容见第三章第一节（P48）。

4. 痰湿质

具体内容见第三章第一节（P50）。

5. 湿热质

具体内容见第三章第一节（P51）。

6. 气郁质

具体内容见第三章第四节（P133）。

七、贫血防控调养方案

（一）远离危险因素，改变生活方式

根据疾病特点，远离或避免相关的不良嗜好，改变影响疾病发生、发展的不良生活方式，包括环境、饮食、起居、情志及运动等内容。

（二）健康干预

1. 生活方式干预

（1）起居调养：①顺从人体的生物钟调理起居，规律安排日常生活，避免熬夜等不良生活习惯。②根据季节变换和个人的具体情况制订出符合自己生理需要的起居作息制度，并养成按时作息的良好习惯，使身体的生理功能保持稳定平衡的状态，以适应生活、社会和自然环境等各方面的需要。③平素应注意保暖，避免劳汗当风，防止外邪侵袭。

（2）运动调养：①积极主动，兴趣广泛；运动适度，不宜过量；循序渐进，适可而止；经常锻炼，持之以恒；全面锻炼，因时制宜。②运动应使身体各个部位、各个器官系统的功能，以及各种身体素质和活动能力得到全面协调的发展，因此运动要全面、多样，均衡发展各项身体素质。

（3）情志调养—五音疗法：①舒心—徵音，五线谱中为"So"，五行属火，通于心，心志为喜。若出现神疲力衰、心悸怔忡、胸闷气短、情绪低落、形寒肢冷等证候，可听徵调式乐曲。徵音曲调轻松欢快，旋律热烈，如火焰跳动，热力四射，可养阳助心，振作精神。代表曲目有《紫竹调》《山居吟》《文王操》《步

305

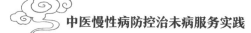

步高》等。②养肝—角音，五线谱中为"Mi"，五行属木，通于肝，肝志为怒。若出现胁胀胸闷、食欲不振、月经不调、胆小易惊等证候，可听角调式乐曲。角音曲调舒展悠扬、高而不亢、低而不臌，可调节肝胆疏泄，疏肝解郁。代表曲目有《姑苏行》《江南丝竹乐》《春风得意》《胡笳十八拍》等。③健脾—宫音，五线谱中为"Do"，五行属土，通于脾，脾志为思。若出现脾胃虚弱、饮食不化、恶心呕吐、消瘦乏力、神衰失眠等证候，可听宫调式乐曲。宫音的曲调柔和流畅、敦厚庄重，犹如大地蕴含万物、辽阔宽厚，可养脾健胃、补肺利肾。代表曲目有《春江花月夜》《平湖秋月》《塞上曲》《十面埋伏》等。④补肾—羽音，五线谱中为"La"，五行属水，通于肾，肾志为恐。若出现虚火上炎、失眠多梦、腰膝酸软、肾不藏精、小便不利等证候，可听羽调式乐曲。羽音曲调清幽柔和，清澈光彩，如天垂晶幕，行云流水。可养阴、保肾藏精，安神助眠。代表曲目有《梁祝》《二泉映月》《梅花三弄》《汉宫秋月》等。⑤润肺—商音，五线谱中为"Re"，五行属金，通于肺，肺志为悲。出现肺气不足、自汗盗汗、咳嗽气短、头晕目眩等证候，可听商调式乐曲。商音曲调铿锵有力、高亢雄伟，可养阴保肺，补肾利肝。代表曲目有《将军令》《黄河》《阳春白雪》等。

2. 中医适宜技术干预

（1）针灸治疗：①对于气血亏虚、肝脾肾阴阳虚损的患者，一般不宜行针刺，部分患者可行温针灸，以任脉及足阳明、足太阴经穴为主。取双侧足三里、三阴交、肾俞、关元穴交替使用。足三里健脾祛湿、补益气血，滋养脑髓；三阴交健脾滋阴，调节阴阳；关元为任脉及足三阴经交会穴，灸之可扶助元气，温中散寒；肾俞滋阴填精。肝肾阴虚者，加太冲、太溪、照海；气血两虚者，加气海、脾俞、胃俞；脾肾阳虚者，加肾俞、命门。

②对于湿热内蕴的患者，可选用针灸治疗，以泻法为主，以足太阴脾经、手太阴肺经、足阳明胃经穴位为主。取肺俞、中脘、足三里、阴陵泉、八髎穴。肺俞疏风清热祛湿，能清膀胱经水湿；中脘、足三里健脾和胃，助脾胃运化水湿；阴陵泉可健脾祛湿；八髎穴可清热利湿。

（2）耳穴疗法。耳穴压豆以心、肝、脾、肾为重点，用王不留行籽贴于耳穴，将其粘牢压紧，放置3～5日，每日自行按压2～3次，5次为1个疗程。对于脾胃虚弱、气血亏虚、脾肾虚损患者，可取双侧足三里配合胃肠点、脾肾点等。

（3）中药硬膏贴敷疗法。百灵贴或髓灵贴贴敷1～2 h。对于脾肾阳虚或气血亏虚、脾胃虚损等患者，可取髓灵贴进行贴敷治疗，以健脾益肾，固本培元，取期门、关元、气海、委中、涌泉、脾俞、肾俞等穴。对于湿热内蕴患者，可选用百灵贴贴敷治疗，以达到清热祛湿解毒之功效，取肺俞、脾俞、日月、期门、八髎等穴。

（4）中药沐足疗法：根据患者症状体质的不同，选取相应的中药进行中药沐足，以达到防病治病、提高生活质量的效果。每日或隔日1次，每次15～20 min为宜。①气血亏虚证。黄芪、五指毛桃，丹参、当归、酸枣仁、艾叶。②心脾两虚证。丹参、当归、酸枣仁、首乌藤、茯神、鸡血藤、香附。③脾胃虚弱。五指毛桃、白术、艾叶、红花、干姜、花椒。④湿热内蕴证。黄芩、茯苓、徐长卿、白芷、大黄、茵陈。⑤肝肾阴虚证。杜仲、牛膝、鸡血藤、首乌藤、独活。⑥脾肾阳虚证。附片、花椒、八角（小茴香）、肉桂、干姜、艾叶、桂枝。⑦肾阴阳两虚证。肉桂、杜仲、牛膝、巴戟天、千金拔、艾叶、附片、花椒。

注意事项：忌空腹时沐足；忌餐后立即沐足；儿童不宜；忌沐足当风；忌水温过高；忌用力搓擦皮肤；忌在水中久泡。

（三）健康指导

1. 健康指导原则

注意起居，调和心情；防治病因；饮食调理；谨慎用药；合理保健。

根据患者的基本情况并结合患者的疾病评估情况，提供如生活质量评估、疾病观察量表及随访记录表等相关记录表格，由患者本人填写反馈，再施以慢性病指导。

2. 饮食指导方法

（1）三餐指导。

①早餐推荐食物：

蛋白食物：铁强化奶粉，牛奶加糖，酸奶，豆浆加糖，鸡蛋羹，煮鸡蛋，卤鸡蛋，酱瘦肉片，豆腐干等。

主食：小馒头，小笼包，三鲜包，麻酱花卷，小蛋糕，面包，豆包，椰蓉包，两面枣丰糕，大米红枣粥，小米粥，红豆粥等。

②午、晚餐推荐食物：

菜类：清蒸鱼，卤猪肝，菜末炒肝末，鲜虾肉泥，什锦猪肉菜末，虾末菜花，猪肝丸子，胡萝卜泥，番茄鱼泥，碎菜牛肉，肉末番茄，肉末卷心菜，炒碎青菜，麻酱拌茄泥，清蒸肝糊，胡萝卜炒肉丝，海带丝炒肉丝，青椒炒肝丝，番茄熘丸子，芹菜炒肉丝，莴笋炒肉丝，扁豆炒肉丝，蒜薹炒肉丝，青椒炒肉丝，海米香菇油菜，香干海米拌芹菜，卤猪肝，拌鱼肉，三色鱼丸等。

主食类：赤小豆粥，菜肉馄饨，牛肉水饺，虾肉小笼包，豆沙包，芝麻包，什锦糖包（核桃仁、花生仁、芝麻、果脯、葡萄干、蜜枣、瓜条、京糕、桂花、白糖），小笼包，麻酱花卷，肉末菜粥，鸡肉末粥，肉松饭，疙瘩汤，蛋黄粥，鱼肉松粥，小肉卷，菜肉小包子，鱼肉水饺，两米芸豆粥，玉米面黄豆粥，肉末软饭，鸡蛋面条，肉末面条，葱油虾仁面等。

（2）家常参考食疗处方。

①韭菜炒猪肝：

【原料】猪肝100 g，韭菜50 g，洋葱80 g，食用油3 g。

【制作】洗净猪肝，切成5 mm薄片，先下锅煮至七成熟，然后与新鲜韭菜、洋葱同炒，调味。

【功效】益血补肝，明目。

【适应证】血虚萎黄、贫血等。

②龙眼枸杞粥：

【原料】龙眼肉、枸杞子各15 g，黑米、粳米各50 g。

【制作】将龙眼肉、枸杞子、黑米、粳米洗净，入锅加水适量，大火煮沸后改小火煨煮，至米烂汤稠即可。

【功效】益气补虚，养肝益血，补血生血。

【适应证】脾胃虚弱，气血亏虚。

③当归羊肉汤：

【原料】当归30 g，生姜50 g，羊肉150 g。

【制作】将羊肉、生姜分别洗净，切片，与当归同入锅，加水2碗，煎煮30 min，加盐、作料少许调味。

【功效】补气益血，祛寒止痛。

【适应证】气血亏虚，产后血虚不足所致诸证。

（3）药食同源的中药材。

①龙眼肉：龙眼含有丰富的铁和蛋白质，且含有能被人体直接吸收的葡萄糖，体弱贫血、年老体衰、久病体虚者经常吃些龙眼很有补益；龙眼对于产后妇女来说，也是重要的调补食品。龙眼含铁量也比较高，可在提高热能、补充营养的同时促进血红蛋白再生，从而达到补血的效果。研究发现，龙眼肉除了对人体有补益作用外，还能增强记忆力，消除疲劳。

②枸杞子：枸杞子性平，味甘，含有丰富的维生素和胡萝卜素，具有补血养肝、益精明目、壮筋骨、除腰痛等功效，久服能延年益寿。《本草通玄》记载："枸杞子，补肾益精，水旺则骨强，而消渴、目昏、腰疼膝痛无不愈矣。"《本草经疏》中也说："枸杞子，为肝肾真阴不足，劳乏内热补益之要药，老人阴虚者十之七八，故服食家为益精明目之上品。"

③桑椹：桑椹有补肝、益肾、滋阴的作用。《滇南本草》云："桑椹益肾脏而固精，久服黑发明目。"亦可用桑椹、枸杞子、桂圆等组方做茶泡饮，效果更佳。"桑椹滋肝肾，充血液，健步履。"故肾虚之人，尤其是肾阴不足者，食之最宜。桑椹含有丰富的活性蛋白、维生素、氨基酸、胡萝卜素、矿物质等成分。桑椹滋阴补血，生津润肠，适用于久病体虚，肝肾阴亏，腰膝酸软，目暗耳鸣等症。

④黄精：黄精中富含多糖、甾体皂苷、生物碱、强心苷、木脂素、维生素及对人体有益的多种氨基酸，可以补气养阴，健脾养血，润肺益肾。黄精适用于阴虚、脾虚乏力，食少口干，肾虚腰膝酸软，耳鸣目暗，须发早白等症。

另临床对于贫血患者的不同证型，可选中药材参考如下：气血亏虚证用五指毛桃、黄芪；心脾两虚证用莲子、扁豆、山药、陈皮；脾胃虚弱证用参类（党参、红参等）；湿热内蕴证用薏苡仁、赤小豆、粉葛、木棉花等；肝肾阴虚证用枸杞子、菊花、熟地黄、沙参、玉竹、清补凉等；脾肾阳虚证用花椒、八角（小茴香）、肉桂粉、生姜；肾阴阳两虚证用杜仲、巴戟天、鹿茸、紫河车。

（4）药膳处方：①枣参丸。大枣10个，蒸软去核后，加人参3 g，同蒸至烂熟，捣匀为丸，分1～2次服用。②代参膏。龙眼肉30 g，放碗内，加白糖少许，一同蒸至稠膏状，分3～4次服用，用沸水冲服。③荔枝红枣汤。荔枝干15 g，大枣30 g，加水煎汤服。

以上三方适用于心脾两虚、气血亏虚证。④桑椹膏。鲜桑椹（或干品）600 g，煎熬成稀膏，加蜂蜜300 g，一同熬至稠厚，待冷备用。每次10 g，以沸水冲服。⑤杞圆膏。枸杞子、龙眼肉各等份，加水，用小火多次煎熬至枸杞子、龙眼肉无味，去渣后继续煎熬成膏，每次10~20 g，沸水冲服。⑥樱桃龙眼羹。龙眼肉10 g（或鲜龙眼15 g），枸杞子10 g，加水适量，煮至充分膨胀后，放入樱桃30 g，煮沸，加白糖调味服食。樱桃每100 g含铁量为5.9 mg，适用于缺铁性贫血患者。肝肾阴虚、心脾两虚证可从上述④⑤⑥三方中择一方服用。⑦参归鸽肉汤。鸽1只，党参25 g，当归12 g，加水煨汤服。此方适用于气血亏虚、脾肾阳虚证。⑧仙人粥。制何首乌30~60 g，粳米60 g，红枣3~5枚，红糖适量。将制何首乌煎取浓汁，去渣，同粳米、红枣入砂锅内煮粥，粥将成时放入红糖以调味，再煮1~2沸即可。此方适用于肝肾阴虚、精血亏虚证。⑨糯米阿胶粥。糯米60 g，阿胶30 g，红糖少许。先用糯米煮粥，待粥将熟时，放入捣碎的阿胶，边煮边搅匀，稍煮2~3沸即可。此方适用于心脾两虚、气血亏虚证。⑩鱼胶（花胶）当归汤。鱼胶、当归各10 g，北芪10 g，红枣10枚，水煎，每天2次。此方适用于再生障碍性贫血，临床亦可适用于脾肾阳虚、肾阴阳两虚证。

3. 自我保健指导

营养不良（尤其是缺铁）、慢性失血及机体衰弱等均可导致造血不良，从而形成贫血。贫血患者可见一系列全身症状，如头晕、眼花、疲乏无力、夜寐不安、面色苍白、心慌或心动过速、注意力不易集中、食欲缺乏、月经失调等。贫血患者通过自我保健配合治疗，可以改善和控制症状，逐步恢复健康。

（1）注意起居，调和心情：贫血患者应做到起居有常、劳逸结合，病重者须注意休息，保证充足的睡眠，保持良好的心态，避免情绪波动。

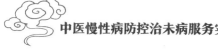

（2）防治病因：针对引起贫血的原发病，应积极治疗，这是贫血患者进行自我保健的关键。如防治钩虫病、控制和根治慢性失血性疾病，如胃溃疡出血、月经过多等。

（3）饮食调理：饮食要有规律，平时应避免过饥过饱或暴饮暴食。忌生冷、荤腥油腻或煎炸食品，忌饮浓茶等。饮食要合理，食物必须多样化，食谱要广，不应偏食，否则会因某种营养素的缺乏而引起贫血。饮食应有规律、有节制，严禁暴饮暴食。多食富有营养及易于消化的食物，多食含铁丰富的食物，多饮茶能补充叶酸及维生素B_{12}，有利于巨幼细胞贫血的治疗。但缺铁性贫血则不宜饮茶，因为饮茶不利于人体对铁剂的吸收，适当补充酸性食物则有利于铁剂的吸收。忌辛辣、生冷不易消化的食物。酌情选用一些中医药膳食疗方，可起到较好的调治效果。

（4）谨慎用药：不同类型的贫血，用药是不一样的。同时服用某些药物时，可能会引起不良反应。因此，患者在明确诊断后除遵循医嘱选择合适的防治药物外，还应考虑各种药物在体内是否会引起相互作用，如补血药不能与四环素一起服用，它们会相互妨碍吸收；并发胃病用抗酸剂时，应与补铁补血药错开时间服用；某些药物有抑制造血的作用，如氯霉素、西咪替丁、保泰松等，故应尽量避免使用。

（5）自我穴位保健：①理三焦。坐或卧位，两手十指相交叉，横置按于膻中穴（胸上，两乳头连线中点）上，两掌根按置胸内侧，自上而下，稍用力推至腹尽处，计推20次。②揉血海。坐位，双手拇指分按于两侧腿部的血海穴（大腿内侧，膝关节内上方约2寸，屈膝时肌肉隆起处）上，旋转按揉1 min。③荡胃腑。坐或卧位，以右手掌按置于中脘穴（脐上正中4寸处，剑突与肚脐之正中）上，先用掌根稍用力将胃脘向左推荡，继之再以五指将胃脘稍用力推荡向右，往返计做10次。④搅沧海。舌在口腔上、下齿龈外周从左向右，从右向左各转动10次，产生津液分3口缓缓咽下。⑤疏肋间。坐位，两手掌横置于两腋下，手指张开，指距与肋间的间隙等宽，先用右掌向左分推至胸骨，再用左掌向右分推至胸骨，由上而下，交替分推至脐水平，重复10次。注意手指应紧贴肋间，用力宜均匀，以胸肋有温热感为佳。⑥摩脘腹。双掌相叠，置于神阙穴，即脐眼，先逆时针，从小到大摩脘腹30圈，然后再顺时针，从大到小摩动30圈。⑦按三里。双手示、中指相叠，按揉足三里穴（人体强壮穴，膝关节髌骨下，外膝眼直下四横指处）50次。⑧振中脘。坐或仰卧，双掌相叠于中脘穴处，以振动手法操作1 min。

（6）运动保健：平时根据病情，经常到户外做广播操、打太极拳等，以提高免疫功能，增强抵抗力。避免强度较大的运动项目，运动前要做准备活动，运动中应穿舒适的鞋以减缓地面对脚的冲击，运动后要做整理运动。

八、贫血应急方案

1. 营养不良性贫血

营养不良性贫血主要指体内严重缺铁，其次是缺少维生素B_{12}而引起的贫血。

（1）病因：许多女性过分控制饮食，对肉类、鸡蛋和牛奶不敢沾，甚至连植物油也吃得少，长期与青菜、萝卜之类的素食为伍，从而导致贫血。

（2）症状：患者除有头晕、耳鸣、眼花、倦怠、头发干枯脱落等一般贫血症状外，还可伴发食欲不振、腹泻、口疮、舌炎等症。

（3）防治：营养不良性贫血的防治关键是调整膳食营养结构、科学进餐。早餐摄取足够的热量和优质蛋白，如豆浆、鸡蛋、牛奶等；中餐能从菜肴中广泛摄取各种营养素；晚餐少吃脂肪多的食物和甜食，避免出现消化不良和肥胖等。紫菜头、胡萝卜、柑橘、番茄等宜多食，患有肠炎、溃疡病应积极治疗，以改善全身的营养状况。

2. 缺铁性贫血

缺铁性贫血是指体内贮存铁不足，影响血红蛋白合成所引起的一种小细胞低色素性贫血，是贫血中最常见的一种。本病发病率甚高，几乎遍及全球。

（1）病因：铁是造血的重要微量元素，膳食中缺铁是贫血的主要原因。另外钩虫感染、胃肠吸收不良、胃和十二指肠溃疡病出血、痔疮出血及妇女月经过多、青春期功能性子宫出血等均可造成缺铁性贫血。

（2）症状：与营养不良性贫血的症状类似，可通过测验头发中的微量元素加以鉴别。

（3）防治：治疗缺铁性贫血可用硫酸亚铁或10%枸橼酸铁铵5～20 mL，每日3次。同时还需同服维生素C 100～200 mg，每日3次，以促进铁的吸收。贫血症状消失后，为巩固疗效还需继续服药1～2个月。

（4）辅助治疗：①高蛋白饮食。蛋白质是合成血红蛋白的原料，应注意膳食补充，每日进食80 g的动物肝脏、瘦肉类、蛋、奶及豆制品等富含优质蛋白的食物。②适量摄入脂肪，每日以50 g左右为宜。脂肪不可摄入过多，否则会使消化吸收功能降低并抑制造血功能。③进食含铁丰富的食物，如菠菜、紫菜头、动物肝脏、动物血及山楂等，提倡使用铁锅。④膳食中应包含维生素丰富的食物，特别是B族维生素和维生素C对防治贫血有很好的效果。⑤纠正不良的饮食习惯，如偏食、长期素食等。

3. 失血性贫血

失血是贫血最常见的原因，可分为急性和慢性两种。慢性失血常引起缺铁性贫血；由于外伤或疾病过程造成的血管破裂或止血机制缺陷，在短时间内大量失血而引起的贫血称为急性失血性贫血。

（1）病因：严重的功能性子宫出血（血崩）；宫外孕、前置胎盘或分娩时的各种妇产科大出血；性交创伤大出血；支气管扩张或肺肿瘤引起的大咯血；溃疡病或肝病所致的食道下段静脉曲张破裂呕血；各种手术外伤及外科手术时的出血等。

（2）症状：如果出血量达到1 500～2 000 mL（总血量的40%左右），即使出血前患者很健康，出血后卧床休息，仍不免有口渴、恶心、气促、极度头晕甚至短暂意志丧失。由于血循环的重新分布，患者手足厥冷，面色苍白，尿量减少。血压、心输出量及中心静脉压均降低，脉搏快而无力，并逐渐出现休克症状，如烦躁不安、呼吸困难、脉搏细数、皮肤湿冷、恶心呕吐，最后昏迷。

（3）防治：应针对出血的原因先予以止血和输血，然后治疗原发病。重要的治疗措施是迅速输入全血、血浆、右旋糖酐和生理盐水等，以补充血量和抢救休克状态。有慢性出血史或原来铁贮量已较低甚至已耗尽的患者，在出血停止后1～2月开始给予口服铁剂，以促进红细胞的生成和补足铁贮量。

（4）辅助治疗：在度过急性期后应及早给予高蛋白、富含维生素和微量元素的饮食。

4. 巨幼细胞贫血

巨幼细胞贫血是脱氧核糖核酸（DNA）合成的生物化学障碍及DNA复制速度减缓所致的疾病。其影响到骨髓造血细胞-红细胞系、粒细胞系及巨核细胞系而形成贫血，甚至全血细胞减少。骨髓造血细胞的特点是胞核与胞质的发育及成熟不同步，前者较后者迟缓，结果形成了形态、质和量及功能均异常的细胞，即细胞的巨幼变。体内其他增生速度快的细胞，如消化道上皮细胞等也可受到侵犯。

（1）病因：巨幼细胞贫血绝大多数是由于叶酸或维生素B_{12}或两者均缺乏所致。

（2）症状：巨幼细胞贫血起病隐匿，特别是维生素B_{12}缺乏者常需数月发病。由于体内叶酸储存量少，患者可较快出现缺乏症状。某些接触氧化亚氮者、血液透析患者及妊娠妇女可在短期内出现缺乏，临床上一般表现为中度至重度贫血，除贫血的症状如乏力、头晕、活动后气短心悸外，严重贫血者可有轻度黄疸，同时伴有白细胞和血小板减少，偶有感染及出血倾向。

（3）防治：轻证不伴其他系统疾病的患者可门诊维持口服药治疗，补充叶酸或维生素B_{12}等造血原料，监测血常规及相应贫血指标水平；若维持1个月好转不明显或贫血症状加重，建议住院，完善相关检查，评估病情后系统治疗。

5. 再生障碍性贫血

再生障碍性贫血简称再障，是一组由多种病因所致的骨髓造血功能衰竭性综合征，以骨髓造血细胞增生降低和外周血全血细胞减少为特征，临床以贫血、出血和感染为主要表现。

（1）病因：再障的病因尚未明确，可能与化学药物、放射线、病毒感染及遗传因素有关，根据骨髓衰竭的严重程度和临床病程进展情况可分为重型和非重型再障，以及急性和慢性再障。

（2）症状：慢性再障的特点为起病缓，病程进展较慢，病程较长，贫血为首起和主要表现，输血可改善乏力、头晕、心悸等贫血症状，出血一般较轻，多为皮肤、黏膜等体表出血，深部出血甚少见，病程中可有轻度感染，发热，以呼吸道感染为多见，较易得到控制；如感染较重并持续高热，往往导致骨髓衰竭加重而转变为重型再生障碍性贫血。

（3）防治：对于高度可疑的再生障碍性贫血患者，立即住院完善相关检查并进行专科评估，再拟订治疗方案。初诊应系统评估患者的骨髓造血功能并检测相应免疫学、基因指标，在排查可能病因及评估预后转归情况后拟订方案；慢性再生障碍性贫血患者，血常规水平相对稳定，可门诊监测血常规水平，调整用药；对于突发血常规下降的情况，应立即急诊就诊入院，积极排查病因，给予相应支持治疗及对症处理。

6. 免疫性溶血性贫血

免疫性溶血性贫血是指由于免疫功能紊乱而产生某种抗体，能与自身正常红细胞表面的抗原结合或激活补体，引起红细胞过早破坏而导致的一组获得性溶血性贫血。

（1）病因：免疫性溶血性贫血可分为温抗体型和冷抗体型。温抗体型者的自身抗体在37℃时呈现最大活性，根据有无病因可寻分为原发性和继发性两种。继发性者约占55%，常见病因包括结缔组织病，如系统性红斑狼疮（SLE）和类风湿关节炎，以及淋巴细胞增生性疾病（如慢性淋巴细胞白血病和淋巴瘤、感染性疾病和免疫性疾病等）。冷抗体型较为少见，多见于冷凝集素综合征和阵发性冷性血红蛋白尿症。

（2）症状：免疫性溶血性贫血患者常出现肝脾肿大、腹水及黄疸等症状。

（3）防治：怀疑免疫性溶血性贫血患者或既往有免疫性溶血性贫血史并考虑急性加重的患者，应立即评估病情，专科就诊治疗。

九、服务评价方法

1. 满意度评价

参考慢性病管理系统满意度评价表，见表3-10-4。

表3-10-4　慢性病管理系统满意度评价表

内容	是否做	满意度评价
1.医生或护士是否向您讲解与您疾病相关的健康知识？您满意吗？	□是　□否	□非常不满意　□不满意　□一般 □满意　□非常满意
2.医生或护士是否对您进行活动和休息方面的健康指导？您满意吗？	□是　□否	□非常不满意　□不满意　□一般 □满意　□非常满意
3.医生或护士是否对您进行饮食方面的健康指导？您满意吗？	□是　□否	□非常不满意　□不满意　□一般 □满意　□非常满意
4.医生或护士是否对您进行日常护理方面的健康指导？您满意吗？	□是　□否	□非常不满意　□不满意　□一般 □满意　□非常满意
5.医生或护士是否对您进行用药方面的健康指导？您满意吗？	□是　□否	□非常不满意　□不满意　□一般 □满意　□非常满意
6.医生或护士是否向您讲解控烟、限酒对身体的好处？您满意吗？	□是　□否	□非常不满意　□不满意　□一般 □满意　□非常满意
7.医生或护士是否给您发了健康教育的材料？您满意吗？	□是　□否	□非常不满意　□不满意　□一般 □满意　□非常满意

8.您更希望接收到哪些方面的健康教育与健康宣传？
□疾病知识　□与疾病相关的饮食知识　□活动运动知识　□用药知识　□心理疏导知识
□疾病护理知识　□医学知识　□其他：＿＿＿＿＿＿

2. 相关检查指标评价

结合患者相关检查指标情况是否好转或加重评估疗效。

3. 疗效评价

见表3-10-5。

表3-10-5 中医证候评分量表

临床症状	正常（0分）	轻度（1分）	中度（2分）	重度（3分）
神疲乏力	无	精神不振，劳则即乏，日常生活自理	精神疲倦，动则即乏，勉强坚持日常工作	精神萎靡不振，不动亦乏，不能坚持日常活动
心悸气短	无	偶感心悸，活动后气短	时有发生，稍活动即气短	经常发生，不动即气短
头晕目眩	无	偶尔发生	经常发生	反复发作，不易缓解
自汗盗汗	无	偶尔发生	经常发生，汗出量中	经常发生，汗出量大
纳呆食少	无	食量不减，饮食无味	饮食量减少1/3	饮食量减少1/2
腰膝酸软	无	偶尔发生	经常发生，可以缓解	经常发生，不易缓解

注：参照《中药新药临床研究指导原则（试行）》，参考脾肾两虚证的症状，依据症状的有无、轻、中、重度分别评分为0、1、2、3分，根据治疗前后积分比例情况来进行疗效评价。

积分比例＝［（治疗前总积分 － 治疗后总积分）/治疗前总积分］×100%。

疗效评价：临床痊愈为积分比≥95%，显效为积分比≥70%，有效为积分比≥30%，无效为积分比＜30%。

第十一节　骨质疏松症中医防控治未病服务规范

一、概述

骨质疏松症是一种以骨量低下，骨微结构破坏，导致骨脆性增加，易发生骨折为特征的全身性骨病。骨质疏松症以疼痛剧烈、背部弯曲、形体变矮、骨脆易折为临床症状。诊断依据以双能X线吸收检测法（DXA）骨密度测量结果和（或）脆性骨折评判。患者入院后即予以分流，明确骨科专科疾病的患者，按实施流程进行中医慢性病评判。

二、实施流程

应严格按照中医慢性病防控指导服务规范的要求制定本慢性病团队的规范服务流程（图3-11-1）。

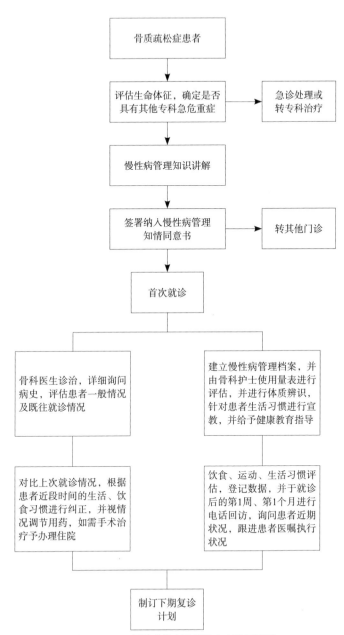

图3-11-1 骨质疏松症防控治未病服务流程

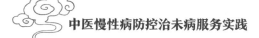
三、档案管理

1. 一般情况（四诊特点）

症状方面或腰背冷痛，酸软乏力；或腰膝酸痛，手足心热；或腰膝冷痛，食少便溏；或腰脊刺痛，腰膝酸软；或形体瘦弱，肌软无力；或骨节刺痛，痛有定处。

舌脉方面或舌质淡，舌苔白，脉弱；或舌质红，舌苔少，脉细数；或舌质淡，舌体胖，舌苔白滑，脉沉迟无力；或舌质淡紫，脉细涩；或舌质淡，舌苔白，脉细弱；或舌质紫黯，有瘀点或瘀斑，脉涩或弦等。

2. 专科特点

根据DXA骨密度检测的T值，＞-1.0 SD为正常；＜-1.0且＞-2.5 SD为骨量降低；≤-2.5 SD可诊断为骨质疏松；≤-2.5 SD，同时发生了脆性骨折，为重度骨质疏松。

重度骨质疏松发生脆性骨折的患者多有轻微受伤史，有的甚至只是打喷嚏、咳嗽或发力时闪挫。脆性骨折的部位多为髋部、胸腰椎及桡骨远端。

3. 相关检验检查项目

（1）常规检查：血、尿常规，肝、肾功能，血脂检查，胸片，心电图，消化系统、泌尿系统B超等，血钙、磷和碱性磷酸酶水平，血清蛋白电泳，尿钙、钠、肌酐和骨转换标志物等。原发性骨质疏松症患者的血钙、磷和碱性磷酸酶值通常在正常范围，当发生骨折时血碱性磷酸酶水平可有轻度升高。如以上检查发现异常，需要进一步检查，或转至相关专科做进一步鉴别诊断。

（2）核心检测项目：DXA骨密度检测。

（3）骨骼X线影像：虽可根据常规X线影像骨结构稀疏情况评

估骨质疏松情况，但X线影像显示骨质疏松时其骨质已丢失达30%以上。胸腰椎侧位X线影像可作为骨质疏松椎体压缩性骨折及其程度判定的首选方法。另外，X线影像所示的骨质密度受投照条件和阅片者主观因素等的影响，且不易量化评估，故X线影像不用于骨质疏松症的早期诊断。但根据临床症状和体征选择性地进行相关部位的骨骼X线影像检查，可反映骨骼的病理变化，为骨质疏松症的诊断和鉴别诊断提供依据。

（4）酌情检查项目：为进一步鉴别诊断的需要，可酌情选择性地进行以下检查，如血沉、C-反应蛋白、性腺激素、血清泌乳素、25羟维生素D（25OHD）、甲状旁腺激素、甲状腺功能、尿游离皮质醇或小剂量地塞米松抑制试验、血气分析、尿本周蛋白、血尿轻链，甚至放射性核素骨扫描、骨髓穿刺或骨活检等检查。

（5）推荐治未病检查项目：如中医体质辨识、中医健康调养咨询、身体成分分析、电子扫描整合系统功能检测（脏腑功能检测）、经络检测等，可以更具指向性、精准性地为骨质疏松症的防治提供个体化方案。此外，红外热成像及心率差异分析（精神压力分析）在体质脏腑功能分析及情志疾病的干预方面也具有广阔的应用前景。

见表3-11-1。

表3-11-1　骨质疏松症患者相关检验检查项目记录表

姓名：		年龄：		性别：	
科室：		诊断：		门诊号：	
病史摘要：					
四诊摘要：					
必做项目					
检查项目		检查结果		完成情况	
DXA骨密度检测					
血常规					

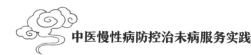

（续表）

心电图		
肝功能		
肾功能		
选做项目		
检查项目	检查结果	完成情况
尿常规		
大便常规+粪便潜血检查		
泌尿系统B超		
胸片		
性腺激素		
25OHD		
身体成分分析		
脏腑功能检测		
经络检测		

四、服务周期

制订复诊计划，每月电话回访跟进治疗，半年后进行一次骨密度检查，作为治疗评价的依据。

若明确以"改善临床症状"为目的，用药1个月后可评估临床症状改善情况，用药3个月后可检测骨转换标志物，监测治疗前后各指标的变化，评估中药治疗原发性骨质疏松症的临床疗效。

若明确以"延缓骨量丢失或增加骨量"为目的，临床用药时间不宜少于半年，可延长至1年以上，利用DXA骨密度检测患者腰椎及髋部骨密度，评估治疗前后骨密度的变化。

若明确以"降低骨折风险，提高生存质量"为目的，可用药1~3年，评估骨折发生率。

五、治未病服务规范

根据地域及生活方式的不同，患者体质可分为气虚质，阳虚质，阴虚质，血瘀质，亦有多种体质兼存。

（一）体质辨识

1. 气虚质

体质描述：气短懒言，精神不振，疲劳易出汗，目光少神，唇色少华，毛发不泽，头晕健忘，大便正常，小便或偏多。性格内向不稳。

形成原因：元气虚弱，先天不足，后天失养或病后气亏。

疾病倾向：易患感冒，胃下垂，直肠脱垂，营养不良，贫血，神经性尿频，重症肌无力，心律失常，过敏性鼻炎或鼻咽癌，脑萎缩，骨质疏松症，胃肠道疾病，肺病；女性易患生殖道脱垂，易流产。

2. 阳虚质

体质描述：平素畏冷，喜热饮食，精神不振，睡眠偏多，口唇色淡，毛发易落，易出汗，大便溏薄，小便清长。性格内向沉静，发病多为寒证。

形成原因：元阳不足，先天禀赋不足，如属父母老年得子或母体妊娠调养失当等。

疾病倾向：肺病，冠心病，水肿，性功能低下，窦性心动过缓，骨质疏松症，腹泻，慢性胃肠道疾病，失眠。

3. 阴虚质

体质描述：手足心热，口燥咽干，大便干燥，两目干涩，唇红微干，皮肤偏干，易生皱纹，眩晕耳鸣，睡眠差，小便短。性情急躁，外向好动。

形成原因：真阴不足，与先天本弱，后天久病、失血、积劳伤阴有关。

疾病倾向：肺咳，高血压，糖尿病，脑血管疾病，失眠，甲亢，口腔溃疡，慢性咽炎。

4. 血瘀质

体质描述：面色晦暗，易有瘀斑，易患疼痛，口唇黯淡或紫，眼眶黯黑，发易脱落，肌肤干燥，女性多见痛经、闭经等。性格内郁，心情易烦。

形成原因：血脉瘀滞不畅，先天遗传、后天损伤，起居失度或久病血瘀。

疾病倾向：冠心病，脑血管疾病，血管神经性头痛，慢性疼痛性疾病，肿瘤，黄褐斑，闭经，痛经。

（二）治未病检查项目

1. 身体成分分析

具体内容见第三章第一节（P44）。

2. 脏腑功能检测

具体内容见第三章第一节（P44）。

骨质疏松症与肝、脾、胃等脏腑功能有关，通过对脏腑功能的虚实寒热等进行检测，了解身体脏腑失衡状态，为治未病调养服务提供了辅助依据。

3. 经络检测

具体内容见第三章第三节（P112）。

（三）体质调养方案

1. 气虚质

具体内容见第三章第一节（P46）。

2. 阳虚质

具体内容见第三章第一节（P48）。

3. 阴虚质

具体内容见第三章第五节（P159）。

4. 血瘀质

具体内容见第三章第一节（P53）。

（四）辨证论治

1. 肾阳虚证

主症：腰背冷痛，酸软乏力。

次症：驼背弯腰，活动受限，畏寒喜暖，遇冷加重，尤以下肢为甚，小便频多，舌质淡，舌苔白，脉弱等。

治法：补肾壮阳，强筋健骨。

推荐方剂：右归丸加减。虚寒证候明显者，可加用仙茅、肉苁蓉、淫羊藿、骨碎补等以温阳散寒。

常用中成药：淫羊藿总黄酮胶囊、右归丸。

2. 肝肾阴虚证

主症：腰膝酸痛，手足心热。

次症：下肢抽筋，驼背弯腰，两目干涩，形体消瘦，眩晕耳鸣，潮热盗汗，失眠多梦，舌质红，舌苔少，脉细数等。

治法：滋补肝肾，填精壮骨。

推荐方剂：六味地黄汤加减。阴虚火旺证明显者，可加知母、黄柏；腰膝酸痛明显者，可加桑寄生、牛膝等。以此方为基础，已

327

制成院内制剂"补骨膏",根据岭南地区发病特点加减,凭借临床的显著疗效,深受患者喜爱。

常用中成药:芪骨胶囊、六味地黄丸。

3. 脾肾阳虚证

主症:腰膝冷痛,食少便溏。

次症:腰膝酸软,双膝行走无力,弯腰驼背,畏寒喜暖,腹胀,面色㿠白,舌质淡,舌体胖,舌苔白滑,脉沉迟无力等。

治法:补益脾肾,强筋壮骨。

推荐方剂:补中益气汤合金匮肾气丸加减。

常用中成药:补中益气丸合右归丸或济生肾气丸。

4. 肾虚血瘀证

主症:腰脊刺痛,腰膝酸软。

次症:下肢痿弱,步履艰难,耳鸣。舌质淡紫,脉细涩等。

治法:补肾活血化瘀。

推荐方剂:补肾活血方加减。

常用中成药:仙灵骨葆胶囊、骨疏康胶囊(颗粒)。

5. 脾胃虚弱证

主症:形体瘦弱,肌软无力。

次症:食少纳呆,神疲倦怠,大便溏泄,面色萎黄,舌质淡,舌苔白,脉细弱等。

治法:益气健脾,补益脾胃。

推荐方剂:参苓白术散加减。

常用中成药:参苓白术散(丸)。

6. 气滞血瘀证

主症:骨节刺痛,痛有定处。

次症:痛处拒按,筋肉挛缩,骨折,多有骨折史,舌质紫黯,有瘀点或瘀斑,脉涩或弦等。

治法：理气活血，化瘀止痛。

推荐方剂：身痛逐瘀汤加减。骨痛以上肢为主者，加桑枝、姜黄；下肢为甚者，加独活、防己、鸡血藤以通络止痛；久病关节变形、痛剧者，加全蝎、蜈蚣以通络活血。

常用中成药：活血止痛散。

此外，在临床上亦可见症状较轻或感受风寒湿邪或兼夹证者，辨证施治时需灵活应用。

六、骨质疏松症防控调养方案

根据患者体质调养方案制订符合本病种特点的中医调养规范，要求具有可操作性、规范性及依从性。

（一）远离危险因素，改变生活方式

戒烟限酒，避免过量饮用咖啡和碳酸饮料，尽量避免或少用影响骨代谢的药物。

（二）健康干预

1. 生活方式干预

（1）加强营养，均衡膳食：建议摄入富含钙、适量蛋白质和低盐的均衡膳食，推荐每日蛋白质摄入量为0.8～1.0 g/kg，每日摄入牛奶300 mL或相当量的奶制品。

（2）充足日照：建议上午11时至下午3时，尽可能多地暴露皮肤于阳光下晒15～30 min（暴露时间取决于日照时间、纬度、季节等因素），每周两次，以促进体内维生素D的合成，尽量不涂抹防晒霜，以免影响日照效果。但需注意避免强烈阳光照射，以防灼伤皮肤。

（3）规律运动：建议进行有助于骨健康的体育锻炼和康复治疗。运动可改善机体的敏捷性、力量性及平衡性等，减少跌倒风险，还有助于增加骨密度。适合于骨质疏松症患者的运动包括负重运动，推荐规律的肌肉力量练习，以减少跌倒和骨折风险。肌肉力量练习包括重量训练、抗阻运动及快走、慢跑、太极拳、瑜伽、舞蹈和乒乓球等。运动应循序渐进、持之以恒。骨质疏松症患者开始新的运动训练前应咨询临床医生，进行相关评估。

2. 中医适宜技术干预

（1）运动疗法：运动疗法简单实用，不仅可增强肌力与肌耐力，改善平衡性、协调性与步行能力，还可改善骨密度、维持骨结构，降低跌倒与脆性骨折风险等，发挥综合防治的作用。运动疗法需遵循个体化、循序渐进、长期坚持的原则。治疗性运动包括有氧运动（如慢跑、游泳）、抗阻运动（如负重练习）、冲击性运动（如体操、跳绳）、振动运动（如全身振动训练）等。我国传统健身方法如八段锦、太极拳等可增加髋部及腰椎骨密度，增强肌肉力量，改善韧带及肌肉、肌腱的柔韧性，提高本体感觉，加强平衡能力，降低跌倒风险。运动锻炼要注意少做躯干屈曲、旋转动作。骨质疏松性骨折早期应在保证骨折断端稳定的前提下，加强骨折邻近关节的被动运动（如关节屈伸等）及骨折周围肌肉的等长收缩训练等，以预防肺部感染、关节挛缩、肌肉萎缩及废用性骨质疏松；后期应以主动运动、渐进性抗阻运动、平衡协调及核心肌力训练为主。

（2）物理因子治疗：脉冲电磁场、体外冲击波、全身振动、紫外线等物理因子治疗可增加骨量；超短波、微波、经皮神经电刺激、中频脉冲等治疗可减轻疼痛；对骨质疏松性骨折或骨折延迟愈合者可选择低强度脉冲超声波、体外冲击波等治疗以促进骨折愈合。神经肌肉电刺激、针灸等治疗可增强肌力，促进神经修复，改善肢体功能。联合治疗方式与治疗剂量的选择需依据患者的病情与自身的耐受程度。

（3）中医外治疗法：①中药贴敷疗法。温通膏，双肾俞外敷，每日1次。②中药熏洗疗法。根据不同的辨证分型，将煎煮好的中药汤剂，先以热气熏蒸患处，待水温适应时再用药水浸洗患处。每日1次，每次15～20 min。

（4）针灸疗法：主穴取督脉穴、夹脊穴、足太阳膀胱经穴等，可辅助温针灸治疗。急性疼痛期每日1次，以泻法为主；缓解期及康复期可隔日1次，以补法泻法相互结合，配合患者证型辨证取穴。腹针及平衡针治疗应根据急性期、缓解期、康复期辨证取穴。灸法可选直接灸、艾条灸、温针灸、雷火灸等。

（5）物理治疗：加蜡疗、激光、红外线照射、电磁疗法等，可根据患者情况每日予以单项或多项选择性治疗。

（6）康复治疗：行动不便者可选用拐杖、助行架等辅助器具，以提高行动能力，减少跌倒发生的概率。此外，可进行适当的环境改造，如将楼梯改为坡道、浴室增加扶手等，以增加安全性。骨质疏松症骨折患者可佩戴矫形器，以缓解疼痛，矫正姿势，预防骨折再次发生。

总之，骨质疏松症是慢性病，涉及骨骼、肌肉等多种组织、器官，需要综合防治。在常规药物、手术等治疗的同时，积极、规范、综合的康复治疗除可改善骨强度、预防骨折发生外，还可促进患者生活、工作能力的恢复。

（7）根据疾病特点提供相关的健康指导内容：①指导原则。循序渐进，持之以恒，稳重而缓，忌急躁。②指导方法。提供饮食指导、健康宣教及自我保健方法（包括自我穴位保健、运动保健等）等服务内容并细化。

注意制订个体化的运动处方，因人而异地选择运动方式、频率、时间及强度。

七、骨质疏松症应急方案

卧床休息，尽早就医，必要时手术治疗。对于骨质疏松性腰椎压缩性骨折患者，首选经皮穿刺椎体成形术（PVP）或经皮穿刺椎体后凸成形术（PKP）。对于股骨粗隆间骨折或股骨颈骨折患者，主张尽早行内固定或人工关节置换手术，避免长期卧床，提高生活质量。

八、服务评价方法

1. 体质干预疗效评价

见表3-11-2。

表3-11-2　治未病预防保健服务效果
——健康情况改善和服务满意度评价

您好！我们真诚地邀请您参加一次调查活动，目的是了解治未病服务对您身体健康的帮助情况，以及您对治未病服务的客观看法，以帮助我们更好地改进工作，为您提供更好的服务，请您根据实际情况客观地填写本调查表（回答以下问题）。

非常感谢您的大力支持！

说明：本调查表适用于在中医健康状态辨识与评估基础上进行过中医健康干预［自助干预和（或）他助干预］满6个月的服务对象。

姓名		联系电话	
性别	□男　　□女	职　业	
年龄	□≤20岁　□20～29岁　□30～39岁　□40～49岁 □50～59岁　□60岁及以上		
学历	□小学及以下 □初中 □高中或中专 □大专 □本科 □硕士及以上		
月均收入	□≤2000元　□2001～3000元　□3001～5000元 □5001～10000元　□>10000元		
医疗付费方式 （可多选）	□公费医疗　□城镇职工基本医疗保险　□城镇居民基本医疗保险 □新型农村合作医疗　□商业性医疗保险　□自费　□其他		

（续表）

过去半年就医次数	□0次　□<6次　□≥6次
过去一年住院次数	□0次　□1次　□≥2次
过去三年接受 健康体检次数	□0次　□1次　□2次　□≥3次
接受治未病预防保健服 务的时间	□6个月～1年　□1～2年　□≥2年
了解治未病预防保健服 务的途径（可多选）	□报纸　□杂志　□电视　□网络　□朋友介绍　□书籍 □"治未病"服务单位宣传　□其他（请注明）：＿＿＿＿＿＿

一、请根据您接受治未病预防保健服务以来，身体原有不适近半年来变化的实际情况，在对应选项内打"√"。

序号	不适表现	选项					
		无	有				
			比半年前 差多了	比半年前 差一些	和半年前 差不多	比半年前 好一些	比半年前 好多了
1	神疲乏力						
2	困倦						
3	精神不振						
4	少气懒言						
5	闷闷不乐						
6	急躁易怒						
7	头昏或眩晕						
8	头痛						
9	胸闷不适						
10	心慌心悸						
11	失眠						
12	多梦						
13	注意力不集中						
14	记忆力减退						
15	关节肌肉疼痛						

（续表）

序号	不适表现	选项					
		无	有				
			比半年前差多了	比半年前差一些	和半年前差不多	比半年前好一些	比半年前好多了
16	腰膝酸软						
17	气短						
18	盗汗或多汗						
19	易受到惊吓						
20	反应减慢						
21	工作效率低						
22	头发早白						
23	牙齿松动						
24	手足发冷						
25	手足心热						
26	手足麻木						
27	口干咽痛						
28	脘腹痞满						
29	食欲不振						
30	面色萎黄或㿠白						
31	担心自己的健康						
32	性欲减退						
33	月经先后不定期						
34	经量时多时少						
35	易感冒						
36	大便稀溏						
37	大便秘结						
38	小便增多或清长						

（续表）

二、在您接受的服务措施中，按照对您健康改善的作用大小，在对应选项内打"√"。

服务措施		选 项			
		无	有（重要程度）		
			重要	一般	不重要
健康档案建立					
中医体质辨识					
健康指导					
自助干预（经过指导，采用中医方法进行自我调理）	饮食调理				
	运动调理（如太极拳等）				
	情志调理				
	手法调理（如穴位按摩等）				
	设备、器具（材）调理				
	其他（请注明）：＿＿＿＿＿				
他助干预（采用中医方法进行干预）	内服药物调理（包括膏方等）				
	外用药物调理（如药浴、贴敷等）				
	非药物调理 针灸				
	推拿				
	拔罐				
	刮痧				
	足疗				
	熏蒸				
	点穴				
	耳穴				
	其他（请注明）：＿＿＿＿＿				

三、请根据您在本机构接受治未病预防保健服务的体会，在对应选项内打"√"。

项目	满意程度
服务场所的设施环境	□非常不满意 □不满意 □一般 □满意 □非常满意
服务项目的丰富程度	□非常不满意 □不满意 □一般 □满意 □非常满意

（续表）

项目	满意程度				
服务过程的设计安排	□非常不满意	□不满意	□一般	□满意	□非常满意
服务人员的技术水平	□非常不满意	□不满意	□一般	□满意	□非常满意
服务人员的服务态度	□非常不满意	□不满意	□一般	□满意	□非常满意
服务项目的收费情况	□非常不满意	□不满意	□一般	□满意	□非常满意
服务的总体感觉	□非常不满意	□不满意	□一般	□满意	□非常满意

2. 疗效评价

（1）中医证候疗效评价。

疗效指数＝［（治疗前积分－治疗后积分）/治疗前积分］×100%。

临床痊愈：主要症状、体征消失或基本消失，疗效指数≥95%。

显效：主要症状、体征明显改善，70%≤疗效指数<95%。

有效：主要症状、体征明显好转，30%≤疗效指数<70%。

无效：主要症状、体征无明显改善，甚或加重，疗效指数<30%。

见表3-11-3和表3-11-4。

表3-11-3 中医证候分级量化标准及评分

主症	量化分级				评分
	0分	3分	6分	9分	
全身多处疼痛	无	轻度	明显	严重	
驼背	无	轻微	明显	严重	
骨折	无	一处	两处	多处	
次症	0分	1分	2分	3分	
食少纳呆	无	偶有	时有	频有	
大便稀溏或黏	无	偶有	时有	频有	

（续表）

倦怠乏力	无	偶有	时有	频有	
气短懒言	无	偶有	时有	频有	
口苦口干	无	偶有	时有	频有	
恶心呕吐	无	偶有	时有	频有	
手足心热	无	偶有	时有	频有	
腰膝酸软	无	偶有	时有	频有	
症状总评分					
舌象	舌质淡红，舌苔薄白	舌质淡，舌苔薄白	其他异常舌象：		
脉象	脉平	脉弦细或细弱	其他异常脉象：		

表3-11-4　中医证候疗效评定标准

姓名：		年龄：		性别：	
科室：		诊断：		门诊号：	
疗效评定		评价标准	疗效情况		
			1个月	2个月	3个月
临床痊愈		主要症状、体征消失或基本消失，疗效指数≥95%			
显效		主要症状、体征明显改善，70%≤疗效指数<95%			
有效		主要症状、体征明显好转，30%≤疗效指数<70%			
无效		主要症状、体征无明显改善，甚或加重，疗效指数<30%			

（2）主要症状疗效评价。

主要症状（全身多处疼痛）的记录与评价。

症状改善百分率＝［（治疗前总积分－治疗后总积分）/治疗前总积分］×100%。

痊愈：症状消失。

显效：症状改善百分率≥80%。

进步：50%≤症状改善百分率<80%。

无效：症状改善百分率<50%。

恶化：症状改善百分率为负值。

根据痊愈和显效病例数计算总有效率。见表3-11-5。

表3-11-5　主要症状疗效评价标准表

姓名：	年龄：		性别：		
科室：	诊断：		门诊号：		
疗效评定	评价标准		疗效情况		
			1个月	2个月	3个月
痊愈	症状消失				
显效	症状改善百分率≥80%				
进步	50%≤症状改善百分率<80%				
无效	症状改善百分率<50%				
恶化	症状改善百分率为负值				

（3）相关检查指标评价。

DXA骨密度检查疗效评定：根据DXA骨密度检查T值的变化，评估改善程度。

痊愈：骨密度检查T值恢复正常。

显效：骨密度检查T值改善50%以上。

有效：骨密度检查T值稳定或缩小。

无效：骨密度检查T值增大。

见表3-11-6。

表3-11-6 骨密度检查疗效评定表

姓名:		年龄:		性别:		
科室:		诊断:		门诊号:		
疗效评定		评价标准		疗效情况		
				1个月	2个月	3个月
痊愈		骨密度检查T值恢复正常				
显效		骨密度检查T值改善50%以上				
有效		骨密度检查T值稳定或缩小				
无效		骨密度检查T值增大				

第四章

中医慢性病防控治未病服务适宜技术

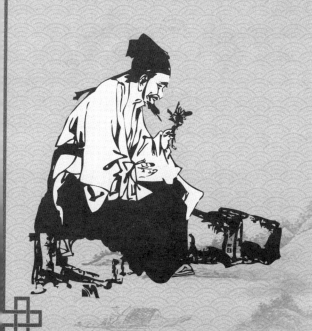

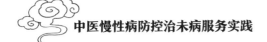

第一节 艾 灸

一、术语和定义

1. 艾灸

艾灸是指用艾绒或以艾绒为主要成分制成的灸材，点燃后悬置或放置在穴位或病变部位，进行烧灼、温熨，借灸火的热力及药物的作用，达到治病、防病和保健目的的一种外治方法。

2. 艾绒

艾绒是指艾叶经加工制成的淡黄色细软绒状物。

3. 艾条

艾条是指以艾绒为主要成分卷成的圆柱形长条。根据内含药物的有无，分为药艾条和清艾条。

4. 艾炷

通过手工或器具将艾绒制作成小圆锥体，称作艾炷。每燃1个艾炷，称灸1壮。

5. 温针灸

温针灸是指毫针留针时在针柄上置以艾绒（艾团或艾条段）施灸，是针刺与艾灸结合应用的方法。

6. 直接灸

直接灸是指将艾炷直接放置在穴位皮肤上施灸的一种方法。根据对皮肤刺激程度的不同，又分为化脓灸法和非化脓灸法。

7. 间接灸

间接灸是指在艾炷与皮肤之间垫隔适当的中药材后施灸的一种

方法。根据选用中药材的不同又分为不同的间接灸，如隔姜灸、隔蒜灸等。

8. 温灸器

温灸器是指专门用于施灸的器具。目前临床常用的温灸器有灸架、灸筒和灸盒等。

9. 晕灸

晕灸是指患者在接受艾灸治疗过程中发生身体不适甚则晕厥的现象。表现为突然出现头晕目眩、面色苍白、恶心呕吐、汗出、心慌、四肢发凉、血压下降等症状。重者出现神志昏迷、跌仆、唇甲青紫、二便失禁、大汗、四肢厥逆、脉微欲绝。

二、操作步骤与要求

（一）施术前准备

1. 灸材选择

艾条灸应选择合适的清艾条或药艾条，检查艾条有无霉变、潮湿，包装有无破损。

艾炷灸应选择合适的清艾绒，检查艾绒有无霉变、潮湿。

间接灸应准备好所选用的药材，检查药材有无变质、发霉、潮湿，并适当处理成合适的大小、形状、平整度、气孔等。

温灸器灸应选择合适的温灸器，如灸架、灸筒、灸盒等。准备好火柴或打火机、线香、纸捻等点火工具，以及治疗盘、弯盘、镊子、灭火管等辅助用具。

2. 穴位选择及定位

穴位的选择依据各疾病的诊疗标准，根据病症选取适当的穴位或治疗部位。

穴位的定位应符合GB/T 12346—2021及GB/T 13734—2008的规定。

3. 体位选择

选择患者舒适、医者便于操作的治疗体位。

4. 环境要求

应注意环境清洁卫生，避免污染。

5. 消毒

（1）针具消毒：应用温针灸时所使用的针具可选择高压消毒法。可选择一次性针具。

（2）部位消毒：应用温针灸时所采用的针刺部位可用含75%乙醇或0.5%～1%碘伏的棉球在施术部位由中心向外做环形擦拭。强刺激部位宜用含0.5%～1%碘伏棉球消毒。

（3）医者消毒：医者双手应用肥皂水清洗干净，再用含75%乙醇棉球擦拭消毒。

（二）施术方法

1. 艾条灸法

（1）悬起灸法。包括温和灸、回旋灸、雀啄灸。医者手持艾条，将艾条的一端点燃，直接悬于施灸部位之上，与之保持一定距离，使热力较为温和地作用于施灸部位。其中将艾条燃着端悬于施灸部位上距皮肤2～3 cm处，灸至患者有温热舒适且无灼痛的感觉、皮肤稍有红晕为温和灸；将艾条燃着端悬于施灸部位上距皮肤2～3 cm处，平行往复地回旋熏灸，使皮肤有温热感而不至于灼痛者为回旋灸；将艾条燃着端悬于施灸部位上距皮肤2～3 cm处，对准穴位，上下移动，使之像鸟雀啄食样，一起一落，忽近忽远地施灸为雀啄灸。

（2）实按灸法。在施灸部位上铺设6～8层绵纸、纱布、绸布或棉布；医者手持艾条，将艾条的一端点燃，艾条燃着端对准施灸部位直按其上，停1～2 s，使热力透达深部。待患者感到按灸局部灼烫、疼痛即拿开艾条。每次每穴可按3～7次，移去艾条和铺设的纸或布，见皮肤红晕为度。

2. 温针灸法

首先在选定的腧穴上针刺，毫针刺入穴位得气并施行适当的补泻手法后，在留针时将2～3 g艾绒包裹于毫针针柄顶端捏紧成团状，或将1～3 cm长短的艾条段直接插在针柄上，点燃施灸，待艾绒或艾条燃尽无热度后除去灰烬。艾灸结束，将针取出。

3. 艾炷灸法

（1）直接灸法。首先在穴位皮肤局部涂增加黏附或刺激作用的液汁，如大蒜汁、凡士林、甘油等，然后将艾炷粘贴其上，自艾炷尖端点燃艾炷。

在艾炷燃烧过半，局部皮肤潮红、灼痛时，医者即用镊子移去艾炷，更换另一艾炷，连续灸足应灸的壮数。因此法刺激量小且灸后不引起化脓、不留瘢痕，故称为非化脓灸法（无瘢痕灸）。

在艾炷燃烧过半，局部皮肤潮红、灼痛时，医者用手在施灸穴位的周围轻轻拍打或抓挠，以分散患者注意力，减轻施灸时的痛苦。待艾炷燃毕，即可以另一艾炷粘上，继续燃烧，直至灸足应灸的壮数。因此法刺激量大，局部组织经灸灼后产生无菌性化脓现象（灸疮）并留有瘢痕，故称为化脓灸法（瘢痕灸）。

（2）间接灸法。将选定备好的中药材放置灸处，再把艾炷放在药物上，自艾炷尖端点燃艾炷。艾炷燃烧至局部皮肤潮红，患者有痛觉时，可将间隔药材稍许上提，使之离开皮肤片刻，旋即放下，再行灸治，反复进行。需刺激量小者，在艾炷燃至2/3时即移去艾炷，或更换另一艾炷续灸，直至灸足应灸的壮数；需刺激量大者，在艾炷燃至2/3时医者可用手在施灸穴位的周围轻轻拍打或抓挠，以分散患者注意力，减轻施灸时的痛苦，待艾炷燃毕，再更换另一艾炷续灸，直至灸足应灸的壮数。

4. 温灸器灸法

（1）灸架灸法。将艾条点燃后插入灸架顶孔，对准穴位固定好灸架；医者或患者可通过上下调节插入艾条的高度以调节艾灸温度，以患者感到温热略烫可耐受为宜；灸毕移去灸架，取出艾条并熄灭。

（2）灸筒灸法。首先取出灸筒的内筒，装入艾绒后安上外筒，点燃内筒中央部的艾绒，放置室外，待灸筒外面热烫而艾烟较少时，盖上顶盖取回。医者在施灸部位上隔8～10层棉布或纱布，将灸筒放置其上，以患者感到舒适、热力足而不烫伤皮肤为宜；灸毕移去灸筒，取出灸艾并熄灭灰烬。

（3）灸盒灸法。将灸盒安放于施灸部位的中央，点燃艾条段或艾绒后，置放于灸盒内中下部的铁纱上，盖上盒盖。灸至患者有温热舒适无灼痛的感觉、皮肤稍有红晕为度。如患者感到灼烫，可略掀开盒盖或抬起灸盒，使之离开皮肤片刻，旋即放下，再行灸治，反复进行，直至灸足应灸量；灸毕移去灸盒，取出灸艾并熄灭灰烬。

（三）施术后处理

施灸后，患者皮肤多有红晕灼热感，不需处理，可自行消失。灸后如对表皮基底层以上的皮肤组织造成灼伤可发生水肿或水疱。如水疱直径在1cm左右，一般不需任何处理，待其自行吸收即可；如水疱较大，可用消毒针剪刺破或剪开疱皮放出水疱内容物，并剪去疱皮，暴露被破坏的基底层，涂搽消炎膏药以防止感染，创面的无菌脓液不必清理，直至结痂自愈。灸疱皮肤可以在5～8日内结痂并自动脱落，愈后一般不留瘢痕。

灸后有时会破坏皮肤基底层或真皮组织，发生水肿、溃烂、体液渗出，甚至形成无菌性化脓。轻者仅破坏皮肤基底层，受损伤的皮肤在7～20日内结痂并自动脱落，留有永久性浅在瘢痕；重者真皮组织被破坏，创面在20～50日结厚痂并自动脱落，愈后留有永久性瘢痕，即古代医著所记载的灸疮。在灸疮化脓期间，不宜从事体力劳动，要注意休息，严防感染。若感染发生，轻度发红或红肿，可在局部做消炎处理，一般短时间内可消失；如出现红肿热痛且范围较大，在进行上述处理的同时口服或外用消炎药物；化脓部位较深，则应请外科医生协助处理。

三、注意事项

（1）艾灸火力应先小后大，灸量应先少后多，程度应先轻后重，以使患者逐渐适应。

（2）需采用瘢痕灸时，必须先征得患者同意。

（3）直接灸操作部位应注意预防感染。

（4）注意晕灸的发生。

（5）患者在精神紧张、大汗后、劳累后或饥饿时不宜应用本疗法。

（6）注意防止艾灰脱落或艾炷倾倒而烫伤皮肤或烧坏衣被。尤其幼儿患者更应认真守护观察，以免发生烫伤。艾条灸毕后，应将剩下的艾条套入灭火管内或将燃头浸入水中，以彻底熄灭，防止再燃。如有绒灰脱落床上，应清扫干净，以免复燃烧坏被褥等物品。

四、禁忌证

（1）颜面、心前区、大血管部和关节、肌腱处不可用瘢痕灸；乳头、外生殖器官不宜直接灸。

（2）中暑、高血压危象、肺结核晚期大量咯血等患者不宜使用艾灸疗法。

（3）妊娠期妇女腰骶部和少腹部不宜用瘢痕灸。

五、适应证

（1）内科疾病：感冒、头痛、失眠、腹泻、过敏性鼻炎、慢性支气管炎、慢性胃炎、中风、面瘫等。

（2）生殖系统相关疾病：月经失调、子宫脱垂、功能性子宫出血、痛经、慢性盆腔炎、阳痿、早泄、不孕不育、精液异常、慢性前列腺炎等。

（3）外科疾病：颈椎病、腰扭伤、腰椎间盘突出症、肩周炎、狭窄性腱鞘炎、肱骨外上髁炎、骨关节炎、乳腺增生病、前列腺肥大症等。

（4）皮肤科疾病：带状疱疹、冻疮、神经性皮炎、黄褐斑等。

六、常用艾条

1. 清艾条
取纯净艾绒20～30 g，用绵皮纸等包裹卷成圆柱形长条。

2. 普通药艾条
取肉桂、干姜、木香、独活、细辛、白芷、雄黄、苍术、没药、乳香、川椒各等份，研成细末。将药末混入艾绒中，每支艾条加药末6 g。

3. 太乙神针
其药物配方历代医家记载各异。近代处方为：人参250 g，参三七250 g，山羊血62.5 g，千年健500 g，钻地风500 g，肉桂500 g，川椒500 g，乳香500 g，没药500 g，炮甲250 g，小茴香500 g，蕲艾2 000 g，甘草1 000 g，防风2 000 g，人工麝香少许，经加工炮制后共研为末，将药末混入艾绒中，每支艾条加药末25 g。

4. 雷火神针

其药物配方历代医家记载各异。近代处方为：沉香、木香、乳香、茵陈、羌活、干姜、炮甲各9 g，人工麝香少许，经加工炮制后共研为末，将药末混入94 g艾绒，用绵皮纸卷成圆柱形长条，外涂蛋清，以桑皮纸厚糊6～7层，阴干勿令泄气，待用。

七、常用间接灸

1. 隔姜灸

用鲜姜切成直径2～3 cm、厚0.4～0.6 cm的薄片，中间以针刺数孔，然后置于应灸的腧穴部位或患处，再将艾炷放在姜片上点燃施灸。当艾炷燃尽，易炷再灸，直至灸完应灸的壮数。此法常用于因寒而导致的呕吐、腹痛、腹泻及风寒痹痛等。

2. 隔蒜灸

用鲜大蒜头切成厚0.3～0.5 cm的薄片，中间以针刺数孔，然后置于应灸腧穴部位或患处，再将艾炷放在蒜片上点燃施灸。当艾炷燃尽，易炷再灸，直至灸完应灸的壮数。此法多用于治疗瘰疬、肺结核及初起的肿疡等。

3. 隔盐灸

用纯净的食盐填敷于脐部，或于盐上再置一薄姜片，上置大艾炷施灸。当艾炷燃尽，易炷再灸，直至灸完应灸的壮数。此法多用于治疗伤寒阴证或吐泻并作、中风脱证等。

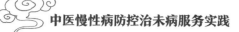

4. 隔附子饼灸

将附子研成粉末，用酒调和做成直径2～3 cm、厚0.5～0.8 cm的薄饼，中间以针刺数孔，然后置于应灸的腧穴部位或患处，再将艾炷放在附子饼上点燃施灸。当艾炷燃尽，易炷再灸，直至灸完应灸的壮数。此法多用于治疗命门火衰而致的阳痿、早泄或疮疡久溃不敛等。

5. 隔椒饼灸

用白胡椒末加面粉和水，制成直径2～3 cm、厚0.5～0.8 cm的薄饼。饼的中心放置药末（丁香、肉桂、人工麝香等）少许，然后置于应灸的腧穴部位或患处，再将艾炷放在椒饼上点燃施灸。当艾炷燃尽，易炷再灸，直至灸完应灸的壮数。此法多用于风湿痹痛及局部麻木不仁。

6. 隔豉饼灸

用黄酒将淡豆豉末调和，制成直径2～3 cm、厚0.5～0.8 cm的薄饼，中间以针刺数孔，然后置于应灸的腧穴部位或患处，再将艾炷放在豉饼上点燃施灸。当艾炷燃尽，易炷再灸，直至灸完应灸的壮数。此法多用于痈疽发背初起或溃后久不收口。

7. 隔黄土灸

用水调黄土，制成直径2～3 cm、厚0.5～0.8 cm的薄饼，贴在应灸腧穴或患处，再将艾炷放在黄土饼上点燃施灸。当艾炷燃尽，易炷再灸，直至灸完应灸的壮数。此法用于发背疔疮初起、白癣、湿疹等。

八、常用温灸器

1. 灸架

一种特制的圆桶形塑料制灸具，四面镂空，顶部中间有一置放和固定艾条的圆孔，灸架内中下部距底边3～4 cm处安装铁窗纱一块。灸架两边有一底襻，另有一根橡皮带和一灭火管。施灸时将艾条点燃后插入孔中，以可上下自由移动为度，再将灸架固定在某一穴位上，用橡皮带套在灸架两边的底襻上，即可固定而不脱落；升降艾条调节距离，以微烫而不疼痛为适中。灸治完毕后，将剩余艾条插入灭火管中。

2. 灸筒

由内筒和外筒两部分相套而成，均用2～5 cm厚的铁片或铜片制成。内筒和外筒的底、壁均有孔，外筒上用一活动顶盖扣住，内筒安置一定的架位，使内筒与外筒的间距固定。外筒上安置一手柄便于把持。点燃艾绒放入内筒，将内筒放回外筒，盖上顶盖，即可使用。

3. 灸盒

一种特制的木制长方形盒形灸具。灸盒下面无底，上面有一个可随时取下的与灸盒外径大小相同的盒盖，灸盒内中下部距底边4～6 cm处安装铁窗纱一块。施灸时把灸盒安放于施灸部位，将点燃的艾绒或艾条置于铁纱上，盖上盒盖即可。

九、艾灸相关处理办法

1. 艾灸量

艾灸量是运用艾灸治疗时所用艾量及局部达到的温热程度，不同的灸量产生不同的治疗效果。艾炷灸的灸量一般以艾炷的大小和壮数的多少计算，炷小、壮数少则灸量小，炷大、壮数多则灸量大；艾条温和灸、温灸器灸则以时间计算；艾条实按灸是以熨灸的次数计算。

艾灸部位如在头面胸部、四肢末端皮薄而多筋骨处，灸量宜小；在腰腹部、肩及两股等皮厚而肌肉丰满处，灸量可大。

病情如属沉寒痼冷、阳气欲脱者，灸量宜大；若属外感、痈疽痹痛，则应适度，以灸量小为宜。凡体质强壮者，灸量宜大；久病、体质虚弱、老年和小儿患者，灸量宜小。

2. 艾灸治疗时间及疗程

每次施灸时间为10～40 min，依病证辨证确定。5～15次可为一个疗程。瘢痕灸两次间隔6～10日。

3. 晕灸的处理办法

若发生晕灸，应立即停止艾灸，使患者头低位平卧，注意保暖，轻者一般休息片刻或饮温开水后即可恢复；重者掐按人中、内关、足三里穴即可恢复；严重时按晕厥处理。

第二节　穴 位 贴 敷

一、术语和定义

1. 穴位贴敷

穴位贴敷是指在穴位上贴敷某种药物的治疗方法。

2. 敷脐疗法

敷脐疗法是指将药物贴于脐部的治疗方法。

3. 助透剂

助透剂是指能够增加药物透皮速度或增加药物透皮量的物质。

4. 巴布剂

巴布剂是指以水溶性高分子材料或亲水性物质为基质与药物制成的外用贴敷剂。

5. 赋形剂

赋形剂是指赋予药物适当形态和体积的物质。

二、操作步骤与要求

（一）施术前准备

1. 药物选择

药物常用剂型参见"六、常用剂型"（P357）。

2. 部位选择

根据患者病情，按GB/T 12346—2021的规定选择相应的穴位。

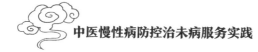

3. 体位选择

以患者舒适、医者便于操作的治疗体位为宜。

4. 环境要求

应选择清洁卫生的环境。

5. 消毒

（1）部位：用75%乙醇或0.5%～1%碘伏棉球或棉签在施术部位消毒。

（2）医者：医者双手应用肥皂水清洗干净。

（二）施术方法

1. 贴法

将已制备好的药物直接贴压于穴位上，然后外覆医用胶布固定；或先将药物置于医用胶布粘面正中，再对准穴位粘贴。硬膏剂可直接或温化后将中心对准穴位贴牢。

2. 敷法

将已制备好的药物直接涂搽于穴位上，外覆医用防渗水敷料贴，再以医用胶布固定。使用膜剂者可将膜剂固定于穴位上或直接涂于穴位上成膜。使用水（酒）浸渍剂时，可用棉垫或纱布浸蘸，然后敷于穴位上，外覆医用防渗水敷料贴，再以医用胶布固定。

3. 填法

将药膏或药粉填于脐中，外覆纱布，再以医用胶布固定。

4. 熨贴法

将熨贴剂加热，趁热外敷于穴位。或先将熨贴剂贴敷于穴位上，再用艾火或其他热源在药物上温熨。

（三）施术后处理

1. 换药

贴敷部位无水疱、破溃者，可用消毒干棉球或棉签蘸温水、植物油或石蜡油清洁皮肤上的药物，擦干并消毒后再贴敷。贴敷部位起水疱或破溃者，应待皮肤愈后再贴敷。

2. 水疱处理

小的水疱一般无须特殊处理，让其自然吸收。大的水疱应以消毒针具挑破其底部，排尽液体，消毒以防感染。破溃的水疱应做消毒处理后，外用无菌纱布包扎，以防感染。

三、注意事项

（1）久病、体弱、消瘦及有严重心肝肾功能障碍者慎用。

（2）孕妇、幼儿慎用。

（3）颜面部慎用。

（4）糖尿病患者慎用。

（5）对于所贴敷之药，应将其固定牢稳，以免移位或脱落。

（6）凡用溶剂调敷药物时，需随调配随敷用，以防挥发。

（7）若用膏剂贴敷，膏剂温度不应超过45℃，以免烫伤。

（8）对胶布过敏者，可选用脱敏胶布或用绷带固定贴敷药物。

（9）对于残留在皮肤上的药膏，不宜用刺激性物质擦洗。

（10）贴敷药物后注意局部防水。

（11）掌握好贴敷时间并观察皮肤反应。

（12）贴敷后若出现范围较大、程度较重的皮肤红斑、水疱、瘙痒现象，应立即停药，进行对症处理。出现全身性皮肤过敏症状

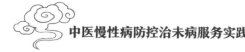

者，应及时到医院就诊。

四、禁忌证

（1）贴敷部位有创伤、溃疡者禁用。

（2）对药物或敷料成分过敏者禁用。

五、适应证

（1）消化系统疾病：功能性胃肠病（胃食管返流病、功能性消化不良、肠易激综合征、功能性便秘、慢性胃肠炎）、溃疡性结肠炎、慢性肝炎、慢性胆病、脂肪肝等。

（2）呼吸系统疾病：上呼吸道感染、支气管炎、支气管哮喘。

（3）循环系统疾病：高血压、冠心病。

（4）代谢疾病和营养疾病：糖尿病、高脂血症、肥胖症。

（5）五官科疾病：慢性鼻炎、过敏性鼻炎。

（6）妇科疾病：月经失调、痛经、慢性盆腔炎、附件炎、子宫脱垂、功能性子宫出血等。

（7）男科疾病：阳痿、早泄、不育、精液异常、慢性前列腺炎等。

（8）皮肤疾病：带状疱疹、冻疮、神经性皮炎、黄褐斑等。

（9）骨科疾病：颈椎病、腰扭伤、狭窄性腱鞘炎、肱骨外上髁炎、骨关节炎、肩周炎、腰椎间盘突出等。

六、常用剂型

1. 膏剂

（1）软膏剂：将药物加入适宜基质中，制成容易涂布于皮肤、黏膜或创面的半固体外用制剂。

（2）硬膏剂：①铅硬膏。黑膏药是以食用植物油炸取药料，去渣后在高热下与红丹反应而成的铅硬膏。白膏药是以食用植物油与宫粉为基质，油炸药料，去渣后与宫粉反应而成的一种铅硬膏。松香膏药是用松香为基质制成的膏药。②橡胶硬膏。以橡胶为主要基质，与树脂、脂肪或类脂物质（辅料）和药物混匀后，摊涂于布或其他裱背材料上而制成的一种外用制剂。③中药巴布剂。以水溶性高分子化合物或亲水性物质为基质，与中药提取物制成的中药贴敷剂。

2. 丸剂

丸剂是指将药物细粉或药物提取物加适宜的黏合剂或辅料制成的球形制剂。

3. 散剂

散剂又称粉剂，是指一种或数种药物经粉碎、混匀而制成的粉状药剂。

4. 糊剂

糊剂是指将药物粉碎成细粉，或将药物按所含有效成分以渗漉法或其他方法制得浸膏，再粉碎成细粉，加入适量黏合剂或湿润剂，搅拌均匀，调成糊状。

5. 泥剂

泥剂是指将中药捣碎或碾成泥状物，可添加蜜、面粉、乙醇等物增加其黏湿度。

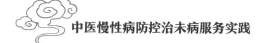

6. 熨贴剂

熨贴剂是指以中药研细末装于布袋中贴敷穴位，或直接将药粉或湿药饼敷于穴位上，再用艾火或其他热源在所敷药物上温熨。

7. 浸膏剂

浸膏剂是指将中药粉碎后用水煎熬浓缩成膏状，用时可直接将其敷于穴位上。

8. 膜剂

膜剂是指将中药成分分散于成膜材料中制成膜剂或涂膜剂，用时将膜剂固定于穴位上或直接涂于穴位上成膜即可。

9. 饼剂

饼剂是指将药粉制成圆饼形进行贴敷的一种剂型。其制作方法有两种：一种是将配好的各种药物粉碎、过筛混合，加入适量面粉和水搅拌后，捏成小饼形状，置于蒸笼上蒸熟，然后趁热贴敷穴位；另一种是加入适量蛋清或蜂蜜等有黏附性的赋形剂，捏成饼状进行敷贴。前者可用于贴敷时间较长者，并能起到药物和温热的双重刺激作用；后者制作较为简单。药饼与皮肤接触面积较大，故多用于脐部及阿是穴（多为病灶或其反应区域）。

10. 锭剂

锭剂是指将药物研为极细末，并经细筛筛后，加水或面糊适量，制成锭形，烘干或晾干备用。用时加冷开水磨成糊状，以此涂布穴位。锭剂多用于需长期应用同一方药的慢性病证，可以减少配药制作的麻烦，便于随时应用。锭剂药量较小，故常用对皮肤有一定刺激作用的药物。

11. 水（酒）渍剂

水（酒）渍剂是指用水、酒或乙醇等溶剂浸泡中药，使用时用棉垫或纱布浸蘸。

12. **鲜药剂**

鲜药剂是指采用新鲜中草药捣碎或揉搓成团块状，或将药物切成片状，再将其敷于穴位上。

七、贴敷时间和皮肤反应

1. **贴敷时间**

（1）刺激性小的药物，可每隔1～3日换药1次；不需溶剂调和的药物，还可适当延长至5～7日换药1次。

（2）刺激性大的药物，应视患者的反应和发疱程度确定贴敷时间，数分钟至数小时不等；如需再贴敷，应待局部皮肤愈后再贴敷，或改用其他有效穴位交替贴敷。

（3）敷脐疗法每次贴敷3～24 h，隔日1次，所选药物不应为刺激性大及发疱之品。

（4）冬病夏治穴位贴敷从每年入伏到末伏，每7～10日贴1次，每次贴3～6 h，连续3年为1个疗程。

2. **皮肤反应**

色素沉着、潮红、微痒、烧灼感、疼痛、轻微红肿、轻度出水疱均属于穴位贴敷的正常皮肤反应。

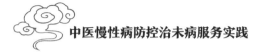

第三节　耳　　针

一、术语和定义

1. 耳针/耳穴疗法

耳针/耳穴疗法是指使用针刺或一定方法刺激耳穴以防治疾病的一种方法。

2. 耳穴压丸法

耳穴压丸法是指使用一定丸状物贴压耳穴以防治疾病的一种方法。

3. 耳穴埋针法

耳穴埋针法是指使用揿针埋入耳穴以防治疾病的一种方法。

4. 耳穴刺血法

耳穴刺血法是指使用一定针具点刺耳穴出血以防治疾病的一种方法。

二、操作步骤与要求

（一）施术前准备

1. 针具及压丸选择

针具针身应光滑、无锈蚀，针尖应锐利、无倒钩。压丸应大小适宜、不易碎、无毒。

2. 耳穴选择

根据病情选择耳穴，穴位的定位应符合GB/T 13734—2008的规定。

3. 体位选择

选择患者舒适、医者便于操作的体位。

4. 环境要求

应注意环境清洁卫生，避免污染。

5. 消毒

（1）针具消毒：应选择高压消毒法。宜使用一次性针具。

（2）部位消毒：应用75%乙醇或0.5%～1%碘伏在施术部位擦拭。

（3）医者消毒：医者双手应用肥皂水清洗干净，再用75%乙醇擦拭。

（二）施术方法

1. 耳穴毫针法

医者一手固定耳郭，另一手拇、示、中指持针刺入耳穴。针刺方向视耳穴所在部位灵活掌握，针刺深度宜为0.1～0.3 cm，以不穿透对侧皮肤为度。针刺手法与留针时间应视患者的病情、体质及耐受度综合考虑。宜留针15～30 min，留针期间宜间断行针1～2次。出针时一手固定耳郭，另一手将针拔出，应用无菌干棉球或棉签按压针孔。

2. 耳穴压丸法

医者一手固定耳郭，另一手用镊子夹取耳穴压丸贴片贴压耳穴并适度按揉，根据病情嘱患者定时按揉。宜留置2～4日。

3. 耳穴埋针法

医者一手固定耳郭，另一手用镊子或止血钳夹住揿针针柄刺入

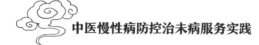

耳穴，用医用胶布固定并适度按压，根据病情嘱患者定时按压。宜留置1～3日后取出揿针，消毒埋针部位。

4. 耳穴刺血法

刺血前宜按摩耳郭使所刺部位充血。医者一手固定耳郭，另一手持针点刺耳穴，挤压使之适量出血。施术后以无菌干棉球或棉签压迫止血并消毒刺血部位。

三、注意事项

（1）施术部位应防止感染。

（2）紧张、疲劳、虚弱患者宜卧位针刺以防晕针。

（3）湿热天气，耳穴压丸、耳穴埋针留置时间不宜过长，耳穴压丸宜2～3日，耳穴埋针宜1～2日。

（4）耳穴压丸、耳穴埋针留置期间应防止胶布脱落或污染。对普通医用胶布过敏者宜改用脱敏胶布。

（5）耳穴刺血施术时，医者应避免接触患者血液。

（6）妊娠期间慎用耳针。

四、禁忌证

（1）脓肿、溃破、冻疮局部的耳穴禁用耳针。

（2）凝血机制障碍患者禁用耳穴刺血法。

（3）妇女怀孕期间须慎用耳针，有习惯性流产史的孕妇当禁用耳针。

五、适应证

（1）疼痛性疾病：如软组织损伤、手术后疼痛、头痛、面痛、胁痛、带状疱疹、腰腿痛、关节痛。

（2）内科疾病：如眩晕、失眠、哮喘、泄泻、便秘、瘿病、消渴、肥胖、小儿遗尿。

（3）热性疾病：如感冒、百日咳、丹痧、疟疾、痢疾等。

（4）皮肤科疾病和五官科疾病：如风疹、湿疹、目赤肿痛、牙痛、口疮、耳内流脓、乳蛾、喉痹、慢性鼻炎、过敏性鼻炎等。

（5）妇科疾病：月经失调、痛经、慢性盆腔炎、附件炎等。

（6）男科疾病：阳痿、早泄、不育、精液异常、慢性前列腺炎等。

（7）其他适应证：可用于戒烟、戒酒、戒毒和催产、催乳。

六、耳穴压丸贴片的制备

将医用胶布剪成约0.6 cm×0.6 cm大小，上置压丸制成耳穴压丸贴片。压丸直径约0.2 cm，应清洗消毒，宜选用植物种子，如王不留行籽、白芥子、急性子、莱菔子、油菜籽等；或选用聚苯珠、磁珠等。目前，临床上广泛使用的是王不留行籽和磁珠。

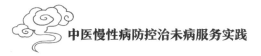

第四节 中药熏洗

一、术语和定义

中药熏洗疗法是将药物加水煮沸或用散剂冲泡，先熏后洗的一种治疗方法，具有清热解毒、消肿止痛、通经活络、收敛止血等作用。

二、分类

（1）熏洗（浴）疗法：以中医药理论为指导，煎煮中药，利用药液先熏蒸，后淋洗、浸浴全身或局部的一种疗法。

（2）坐浴疗法：用中药液对二阴部位进行熏洗的疗法。

（3）手熏洗法：用中药液对上肢进行熏洗的疗法。

（4）足熏洗法：用中药液对下肢进行熏洗的疗法。

（5）眼熏洗法：用中药液对眼部进行熏洗的疗法。

（6）全身熏洗法：用中药液进行全身药浴的熏洗（浴）疗法。

三、操作步骤与要求

（一）用药前评估

询问患者既往史、药物过敏史及熏洗局部皮肤状况等；若局部有伤口，需用碘伏清洁。熏洗（浴）疗法禁止空腹、餐前、餐后

30 min内熏洗，一般以饭后1～2 h进行为佳。

（二）用药前准备与处理

1. 用物准备

备好熏洗所需器物。若为眼部熏洗，应备消毒纱布。

2. 熏洗（浴）剂的制备

辨病与辨证相结合，配备熏洗用药。药液要在洁净、常温环境中制备。熏洗饮片加水浸泡30 min后煎煮，加水量以超过药面3～5 cm为宜。武火煮沸后转文火煮20～30 min，收集药液备用。也可将相应中药配方颗粒用沸水直接溶解后供熏洗用。药液质量浓度需在医师指导下根据病情状况确定，一般幼儿熏洗时，药液质量浓度可控制在0.02 g/mL左右。

（三）操作方法

1. 浴法

选择专用木盆进行熏洗。先将药液（50～70℃）加入已消毒的坐浴盆中，药量以能全部浸泡患处为宜，将患处对准木盖上的孔进行熏蒸，一般熏蒸10～20 min。待温度降至36～40℃后，缓慢坐入盆中，浸洗10～20 min。擦干患处后更换干净衣裤，卧位静养。也可采用自动熏洗椅熏洗，原液通过蒸汽雾化。

2. 手熏洗法

可选择日常所用脸盆进行熏洗。将药液（50～70℃）加入已消毒的脸盆中，药量以全部浸泡患处为宜。将患肢（手）放于脸盆上方并用浴巾覆盖患肢及脸盆进行熏蒸，一般熏蒸10～20 min。待温度降至38～45℃时，撤去浴巾，将患肢（手）浸泡于药液中，浸洗20～30 min。浸洗后擦干患肢（手）并注意保暖避风。

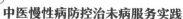

3. 足熏洗法

选择专用足浴盆进行熏洗。将药液（50～70℃）加入已消毒的足浴盆中，药量以全部浸泡患处为宜（药液高出患处2～3 cm）。将患足（下肢）放于盆上方，用浴巾覆盖，一般熏蒸10～20 min。待温度降至38～45℃时，撤去浴巾，将患足（下肢）浸泡于药液中，浸洗20～30 min。浸洗后擦干患足（下肢）并注意保暖避风。

4. 眼熏洗法

选用适宜器皿进行熏洗。将药液（50～70℃）加入消毒的器皿中，将器皿放置脸前，向前弯腰面向药液，距离10～20 cm，紧闭双眼进行熏蒸，一般熏蒸眼部10～20 min；待药液降至38～45℃时，将纱布在药液中浸润后反复擦拭患眼。也可在器皿下保持恒温，熏洗眼部10～20 min。熏洗结束后也可用消毒纱布包裹药渣（或浸药液），热敷患眼。

5. 全身熏洗法

选择浴桶进行全身熏洗。将部分药液（50～70℃）加入已消毒的浴桶中，坐于活动架上，使整体高于液面10 cm为宜，用浴巾盖住浴桶，仅露出头部，一般熏蒸10～20 min；待药液温度降至38～45℃时，撤去浴巾及活动架，加入剩余药液，总药液量以浸泡到肩膀以上为宜，全身浸泡于药液中，浸洗20～30 min。然后用温水洗去身上残留药液，擦干并更换干净衣物。

（四）熏洗温度

熏蒸时的药液温度一般为50～70℃，坐浴浸洗时的药液温度一般为36～40℃，其他熏洗法浸洗时的药液温度多为38～45℃。可根据患者对温度的耐受情况、体质等对熏洗温度进行适当调整，如糖尿病患者、婴幼儿、老年患者、肢体感觉障碍患者等，需要适当降低药液温度进行熏蒸，其中浸洗温度可控制在39℃左右。

（五）熏洗时间

熏洗时间过短无法充分发挥效果，熏洗时间过长则可导致局部组织发生渗透性水肿等。一般熏蒸10～20 min，熏蒸后浸洗20～30 min，坐浴则应控制在10～20 min。在实际操作过程中需根据患者实际情况对熏洗时间进行适当调整，如对于体质虚弱、婴幼儿或其他特殊患者应适当缩短熏洗时间，可在15～25 min，但建议以汗出为佳，从而保证疗效。

（六）熏洗频率

皮肤科、神经科、眼科、产科及周围血管类疾病等的熏洗频率多为1次/日。肛肠科、骨伤科疾病等熏洗频率多为2次/日。肛肠科疾病患者便后一般要再次熏洗，以保持患处清洁，促进伤口恢复。骨伤科疾病熏洗疗程一般为3～4周，肛肠科疾病熏洗疗程一般为1～2周，妇科疾病熏洗疗程一般为1周左右，周围血管类疾病如下肢静脉曲张等熏洗疗程为4周左右，神经类疾病熏洗疗程需12周左右。疗程＞7日时，建议1个疗程结束后停药1日再继续进行下1个疗程，以利于机体的自我调节。

（七）用药后处理及评估

熏洗结束后，应用温水清洗熏洗部位残留的药液，擦干熏洗部位。评估症状是否减轻及其所用的时间；是否有不良反应及不良反应的程度；应用过程是否影响了其他治疗等。

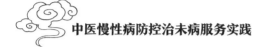

四、注意事项及不良反应

（一）注意事项

熏洗前应清洗熏洗部位，若熏洗局部存在破损，应停止熏洗。采用坐浴及全身熏洗（浴）疗法时，应提前排空大小便。熏洗过程中应根据患者实际情况对室内温度进行控制，一般部分熏洗保持室内温度在20～26℃，全身药浴时可保持在25～28℃，注意避风，以防感冒；注意水温，避免烫伤或温度偏低影响疗效。注意观察患者的整体反应，一旦出现异常，立即停止熏洗。熏洗结束后及时擦干熏洗部位，注意保暖；及时补充水分，以免因出汗过多造成脱水；熏洗出汗后，禁止用冷水冲洗；整个疗程中，禁食生冷食物。

（二）不良反应及应对措施

熏洗（浴）时应随时关注患者的整体反应，关注面部神色和出汗情况等，一旦发现异常，立即停止熏洗；必要时及时咨询医护人员。

（1）患处红肿明显。熏洗时间过长，会出现患处皮肤红肿加重。一般可自行恢复，后续熏洗时应缩短时间、减少频率。

（2）大汗淋漓、心慌、头晕、胸闷、低血糖休克等。在过饥或过饱状态下熏洗，会出现上述不适症状。应及时通风，注意卧床休息，头部略抬高15°～20°，并饮少许热水；若为低血糖休克，则立即掐点人中、百会、涌泉穴，喂以浓糖水，监测生命体征，及时对症处理。

（3）皮肤过敏反应。熏洗局部可能会出现瘙痒、刺痛感、烧灼感等，或出现干燥性红斑、脱屑等。症状轻者可自行恢复，重者应在医生的指导下应用抗过敏药物。避免过度搔抓皮肤造成破损而产生交叉感染。

（4）烧烫伤。对于感觉障碍的患者、婴幼儿、老年患者，在熏洗过程中若不慎发生烫伤，出现红肿、水疱等现象，立即用大量清水冲洗烫伤处，在医生的指导下外用湿润烧伤膏等，按照烧烫伤处理治疗。

五、禁忌证

（1）急性传染性疾病、出血性疾病、危重外科疾病、高血压患者血压不稳或血压偏高期、严重心肺疾病患者等禁止使用熏洗（浴）疗法。

（2）对于熏洗部位有破损、溃疡者慎用熏洗（浴）疗法。

（3）女性经期、妊娠期、产褥期、盆腔器官急性炎症期禁止坐浴。

（4）青光眼、重症贫血、眼部出血性疾病、化脓形成局限性病灶疾病、恶性肿瘤患者禁用眼部熏洗。

六、适应证

（1）骨伤科疾病：如膝关节骨性关节炎、肩周炎、颈椎病、腰椎间盘突出症等。

（2）肛肠科疾病：如痔、肛瘘、肛裂、肛周脓肿等。

（3）妇科疾病：如霉菌性阴道炎等。

（4）皮肤科疾病：如银屑病、急慢性湿疹等。

（5）周围血管类疾病：如动静脉内瘘、下肢静脉曲张等。

（6）神经科疾病：如中风后下肢感觉障碍等。

（7）眼科疾病：如干眼症、糖尿病视网膜病变等。

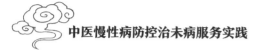

第五节 拔 罐

一、术语和定义

1. 拔罐

拔罐是以罐为工具，利用燃烧、抽吸、蒸汽等方法造成罐内负压，使罐吸附于腧穴或体表的一定部位，以产生良性刺激，达到调整机体功能、防治疾病目的的外治方法。

2. 火罐

火罐是指通过燃烧罐内空气的方法用来拔罐的器具。

3. 水罐

水罐是利用空气热膨胀原理，通过蒸汽、水煮等方法用来拔罐的器具。

4. 抽气罐

抽气罐是由一种特制的罐具和一个抽气装置构成并通过抽吸方法用来拔罐的器具。

5. 针罐法

针罐法是指针刺与拔罐相配合的治疗方法。

二、操作步骤与要求

（一）施术前准备

1. 罐具选择

根据病证、操作部位的不同可选择不同的罐具，罐体应完整无碎裂，罐口内外应光滑无毛糙，罐的内壁应擦拭干净。

2. 部位选择

应根据病证选取适当的治疗部位。以肌肉丰厚处为宜，常用肩、背、腰、臀、四肢近端及腹部等。

3. 体位选择

应选择患者舒适、医者便于操作的治疗体位。

4. 环境要求

应注意环境清洁卫生，避免污染，环境温度应适宜。

5. 消毒

（1）罐具：对不同材质、用途的罐具可用不同的消毒方法。玻璃罐用2 000 mg/L的84消毒药液浸泡（消毒液每周更换2次）或75%乙醇棉球反复擦拭；对用于刺络拔罐或污染有血液、脓液的玻璃罐应一罐一用，并用2 000 mg/L的84消毒药液浸泡2 h（疑有乙肝病毒者浸泡10 h）。塑料罐具可用75%乙醇棉球反复擦拭；竹制罐具可煮沸消毒。

（2）部位：一般拔罐的部位不需要消毒。应用针罐法时用75%乙醇或0.5%～1%碘伏棉球在针刺部位消毒。

（3）医者：医者双手可用肥皂水清洗干净。应用针罐法时应再用75%乙醇棉球擦拭消毒。

（二）施术方法

1. 吸拔方法

（1）火罐：①闪火法。用止血钳或镊子等夹住95%乙醇棉球，一手握罐体，罐口朝下，将棉球点燃后立即伸入罐内摇晃数圈随即退出，速将罐扣于应拔部位。②投火法。将易燃软质纸片（卷）或95%乙醇棉球点燃后投入罐内，迅速将罐扣于应拔部位。③贴棉法。将直径1～2 cm的95%乙醇棉片贴于罐内壁，点燃后迅速将罐扣于应拔部位。

（2）水罐：①水煮法。将竹罐放入水中或药液中煮沸2～3 min，然后用镊子将罐倒置（罐口朝下）夹起，迅速用多层干毛巾捂住罐口片刻，以吸去罐内的水液，降低罐口温度（但保持罐内热气），趁热将罐拔于应拔部位，然后轻按罐具30 s左右，令其吸牢。②蒸汽法。将水或药液在小水壶内（勿超过壶嘴）煮沸，至水蒸气从壶嘴或套于壶嘴的皮管内大量喷出时，将壶嘴或皮管插入罐内2～3 min后取出，速将罐扣于应拔部位。

（3）抽气罐。先将抽气罐紧扣在应拔部位，用抽气筒将罐内的部分空气抽出，使其吸拔于皮肤上。

（4）其他罐。如拔挤气罐、电磁罐、远红外罐、药物多功能罐等，可根据其说明书操作。

2. 应用方法

（1）单纯拔罐法：①闪罐。用闪火法将罐吸拔于应拔部位，随即取下，再吸拔、再取下，反复吸拔至局部皮肤潮红，或罐体底部发热为度。动作要迅速而准确。必要时也可在闪罐后留罐。②留罐。将吸拔在皮肤上的罐具留置一定时间，使局部皮肤潮红，甚或皮下瘀血呈紫黑色后再将罐具取下。③走罐。先于施罐部位涂上润滑剂（常用凡士林、医用甘油、液体石蜡或润肤霜等），也可用温水或药液，同时还可将罐口涂上油脂。用罐吸拔后，一手握住罐体，略用力将罐沿着一定路线反复推拉，至走罐部位皮肤紫红为度，推罐时应用力均匀，以防止火罐漏气脱落。④排罐。沿某一经脉或某一肌束的体表位置顺序成行排列，吸拔多个罐具。

（2）针罐法：①留针拔罐。在毫针针刺留针时，以针为中心拔罐，留置后起罐、起针。②出针拔罐。在出针后，立即于该部位拔罐，留置后起罐，起罐后再用消毒棉球将拔罐处擦净。③刺络拔罐。在用皮肤针或三棱针、粗毫针等点刺出血或用三棱针挑治后，再行拔罐、留罐。起罐后用消毒棉球擦净血迹。挑刺部位用消毒敷料或创可贴贴护。三棱针的技术操作规范见GB/T 21709.4—2008的规定，皮肤针的技术操作规范见GB/T 21709.7—2008的规定。

3. 起罐方法

（1）一般罐。医者一手握住罐体腰底部稍倾斜，另一手拇指或示指按压罐口边缘的皮肤，使罐口与皮肤之间产生空隙，空气进入罐内，即可将罐取下。

（2）抽气罐。提起抽气罐上方的塞帽使空气注入罐内，罐具即可脱落。也可用一般罐的起罐方法起罐。

（3）水（药）罐。为防止罐内有残留水（药）液漏出，若吸拔部位呈水平面，应先将拔罐部位调整为侧面后再起罐。

（三）施术后处理

1. 拔罐的正常反应

在拔罐处若出现点片状紫红色瘀点、瘀斑，或兼微热痛感，或局部发红，片刻后消失，恢复正常皮色，皆是拔罐的正常反应，一般不予处理。

2. 拔罐的善后处理

起罐后应用消毒棉球轻轻拭去拔罐部位紫红色罐斑上的小水

珠，若罐斑处微觉痛痒，不可搔抓，数日内自可消退。起罐后如果出现水疱，只要不擦破，可任其自然吸收。若水疱过大，可用一次性消毒针从疱底刺破，放出水液后，再用消毒敷料覆盖。若出血应用消毒棉球拭净。若皮肤破损，应常规消毒，并用无菌敷料覆盖其上。若用拔罐治疗疮痈，起罐后应拭净脓血，并常规处理疮口。

三、注意事项

（1）拔罐前应充分暴露应拔部位，有毛发者宜剃去，操作部位应注意防止感染。

（2）选好体位，嘱患者体位应舒适，局部宜舒展、松弛，勿移动体位，以防罐具脱落。

（3）老年、儿童、体质虚弱及初次接受拔罐者，拔罐数量宜少，留罐时间宜短。妊娠妇女及婴幼儿慎用拔罐方法。

（4）若留针拔罐，选择罐具宜大，毫针针柄宜短，以免吸拔时罐具碰触针柄而造成损伤。

（5）使用电罐、磁罐时，应注意询问患者是否戴有心脏起搏器等金属物体，有佩戴者应禁用。

（6）起罐操作时不可硬拉或旋转罐具，否则会引起疼痛，甚至损伤皮肤。

（7）拔罐手法要熟练，动作要轻、快、稳、准。用于燃火的乙醇棉球，不可吸含乙醇过多，以免拔罐时滴落到患者皮肤上而造成烧烫伤。若不慎出现烧烫伤，按外科烧烫伤常规处理。

（8）燃火伸入罐内的位置，以罐口与罐底的外1/3与内2/3处为宜。

（9）拔罐过程中如果出现拔罐局部疼痛，可采取减压放气、立即起罐等处理方法。

（10）拔罐过程中若出现头晕、胸闷、恶心欲呕、肢体发软、冷汗淋漓、甚者瞬间意识丧失等晕罐现象，处理方法是立即起罐，使患者呈头低脚高卧位，必要时可饮用温开水或温糖水，或掐水沟穴等。密切注意血压、心率变化，严重时按晕厥处理。

（11）应注意拔罐的留罐时间及治疗间隔与疗程。

四、禁忌证

（1）急性严重疾病、接触性传染病、严重心脏病、心力衰竭者。

（2）皮肤高度过敏、传染性皮肤病，以及皮肤肿瘤（肿块）部位、皮肤溃烂部位。

（3）血小板减少性紫癜、白血病及血友病等出血性疾病。

（4）心尖区体表大动脉搏动处及静脉曲张处。

（5）精神分裂症、抽搐、高度神经质及不合作者。

（6）急性外伤性骨折，中度和重度水肿部位。

（7）瘰疬、疝气处及活动性肺结核。

（8）眼、耳、口、鼻等五官孔窍部。

五、适应证

（1）消化系统疾病：功能性胃肠病（胃食管返流病、功能性消化不良、肠易激综合征、功能性便秘、慢性胃肠炎）、溃疡性结肠炎、脂肪肝等。

（2）呼吸系统疾病：上呼吸道感染、支气管炎、支气管哮喘等。

（3）神经系统疾病：中风后遗症、面瘫、肌无力等。

（4）代谢疾病和营养疾病：高脂血症、肥胖症等。

（5）五官科疾病：慢性鼻炎、过敏性鼻炎等。

（6）妇科疾病：月经失调、痛经、慢性盆腔炎、附件炎等。

（7）男科疾病：阳痿、早泄、不育、精液异常、慢性前列腺炎等。

（8）皮肤科疾病：带状疱疹、神经性皮炎、黄褐斑等。

（9）骨伤科疾病：颈椎病、腰扭伤、狭窄性腱鞘炎、肱骨外上髁炎、膝关节炎、肩周炎、腰椎间盘突出症等。

六、常用罐的种类

（一）按材质分类

1. 角罐

角罐是用牛角或羊角加工制成。

2. 竹罐

竹罐是用坚固的细毛竹制成，一端留节为底、一端为罐口，中间略粗，形同腰鼓。

3. 陶瓷罐

陶瓷罐是由陶土烧制而成，罐的两端较小，中间外展，形同腰鼓。

4. 玻璃罐

玻璃罐是由玻璃加工制成。其形如球状，下端开口，口小肚大，口边微厚，略向外翻而平滑。

5. 金属罐

金属罐分铜罐、铁罐，用铜或铁皮为原料制成。形状如竹罐，口径大小不一。

6. 橡胶罐

橡胶罐是依照玻璃罐的形状以橡胶为原料制作而成的一种罐具。

7. 生物陶瓷火罐

生物陶瓷火罐是选用多种氧化聚合物，配合其他辅助材料烧制成。

8. 塑料罐

塑料罐是用塑料或以塑料为主的原料制成。

（二）按排气方法分类

1. 抽气罐

抽气罐是由一种特制的罐具和一个抽气装置构成。分为连体式和分体式两种。

2. 注射器抽气罐

注射器抽气罐是用青、链霉素瓶或类似的小药瓶制成。

3. 空气筒抽气罐

（1）橡皮排气球抽气罐。用橡皮排气球连接罐具而成。分成简装式（排气球与罐具制成一体，不可拆开）、精装式（罐具与排气球可以拆开，可根据需要临时选用适当的罐具）、组合式（排气球只在排气时连接罐具，罐具拔住之后，可以随时取下排气球，并可装在其他罐具上继续应用）。

（2）电动抽气罐。通过电动抽气吸附，经穴电动拔罐治疗仪属此种。

4. 挤气罐

常见的挤气罐有组合式和组装式两种。组合式是由玻璃喇叭筒的细头端套一橡皮球囊构成；组装式是装有开关的橡皮囊和橡皮管与玻璃或透明工程塑料罐连接而成。

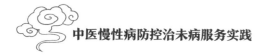

5. 双孔玻璃抽吸罐

双孔玻璃抽吸罐的外形和玻璃罐大致相同，呈椭圆球形。在罐之顶部两侧设有圆柱形的两个孔，一为注入孔，一为排气孔。

（三）按功能分类

1. 电罐

电罐是在传统火罐的基础上发展起来的。随着现代科学技术的发展电罐已从单纯的产生负压到集负压、温热、磁疗、电针等综合治疗方法于一体。负压及温度均可通过电流来控制，而且还可以连接测压仪器，可随时观测负压情况。

2. 磁罐

磁罐是磁疗与罐疗相结合的一种磁疗器械。用优质塑料制成罐筒，形状为圆形，一面开口，另一面为抽气装置，使用时连接罐筒。

3. 药物多功能罐

药物多功能罐的罐内凹斗可放入药液或药末、药片。

4. 远红外真空罐

远红外真空罐是以真空拔罐结合稀土元素制成的发热体进行拔罐。

5. HZ-Ⅲ型红外线真空治疗机

HZ-Ⅲ型红外线真空治疗机具有真空拔火罐及红外线的两种协调作用，可用于多种疾病的治疗。

6. 复合罐具

复合罐具是以罐具配用其他治疗仪而成。

七、留罐时间及治疗间隔

1. 拔罐的留罐时间

留罐时间可根据年龄、病情、体质等情况而定。一般留罐时间为5～20 min，若为肌肤反应明显者、皮肤薄弱者、年老者与儿童，则留罐时间不宜过长。

2. 拔罐的治疗间隔与疗程

治疗的间隔时间按局部皮肤颜色和病情变化来决定。同一部位拔罐一般隔日1次。急性病痊愈为止，慢性病以7～10次为1个疗程。2个疗程之间应间隔3～5日（或等罐斑痕迹消失）。

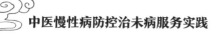

第六节 刮 痧

一、术语和定义

1. 刮痧

刮痧是用特制的器具,根据中医经络腧穴理论,在体表进行相应的手法刮拭,以防治疾病的方法。

2. 刮痧板

刮痧板是由牛角、陶瓷、玉石等质地坚硬的材质制成的板状器具,是刮痧的主要工具。

3. 刮痧介质

刮痧介质是指刮痧时涂抹在刮拭部位的润滑护肤增效制剂,如刮痧油、刮痧乳等。

4. 出痧

出痧是指刮痧后出现皮肤潮红、紫红色等颜色变化,或出现粟粒状、丘疹样斑疹,或出现片状、条索状斑块等形态变化,并伴有局部热感或轻微疼痛。

二、操作步骤和要求

(一)施术前准备

1. 器具选择

根据病证和刮痧部位的不同,选择相应的刮痧板和刮痧介质。

刮痧板材质应对人体无毒副作用，应符合GB/T 16886—2005的要求。

2. 部位选择

刮痧时选取适当的刮痧部位，以经脉循行和刮痧部位为主，常刮部位有头、颈、肩、背、腰和四肢等，施术部位应尽量暴露，便于操作。

3. 体位选择

根据病证特点、刮痧部位和患者体质等方面，选择患者舒适持久、医者便于操作的治疗体位。

4. 环境要求

刮痧室内应保持整洁卫生，温度适中，以患者感觉舒适为宜。

5. 消毒

（1）刮痧板。刮痧板使用后应及时消毒，不同材质的刮痧板应用不同的消毒方法，其中：①水牛角的刮痧板应用1∶1000的新洁尔灭或75%医用乙醇或0.5%的碘伏进行擦拭消毒。②矾石、陶瓷、玉石类刮痧板可按①进行消毒，还可高温、高压或煮沸消毒。

（2）部位。刮痧部位应用热毛巾、一次性纸巾、75%乙醇棉球或生理盐水棉球进行清洁或消毒。

（3）医者。医者双手应用肥皂水或洗手消毒液清洗干净，再用75%乙醇棉球擦拭消毒。

（二）施术方法

1. 刮痧基本方法

（1）握持刮痧板方法。根据所选刮痧板的形状和大小，使用便于操作的握板方法。一般为单手握板，将刮痧板放置于掌心，由拇指、示指和中指握住刮痧板，环指和小指紧贴刮痧板边角，从刮痧板的两侧和底部三个角度固定刮痧板。刮痧时应用指力和腕力调整刮痧角度，使刮痧板与皮肤之间的夹角约为45°，以肘关节为轴心，前臂做有规律的移动。

（2）涂抹刮痧介质。取适量刮痧介质，置于消毒后的拟刮拭部位，用刮痧板涂抹均匀。

（3）刮痧的顺序。刮痧顺序的总原则为先头面后手足，先背腰后胸部，先上肢后下肢，逐步按顺序刮痧。全身刮痧者的刮痧顺序为头、颈、肩上、肩前、肩后、上肢；背腰部位的刮痧顺序为背腰正中、脊柱两侧、双下肢。

（4）刮痧的方向。总原则为由上向下、由内向外，单方向刮拭，尽可能拉长距离。头部一般采用梳头法，由前向后，或采用散射法，由头顶中心向四周；面部一般为正中向两侧，下颌向外上刮拭；颈肩背腰正中、两侧由上往下，肩上由内向外，肩前、肩外、肩后由上向下；胸部正中应由上向下，肋间则应由内向外；腹部应由上向下，逐步向内向外扩展；四肢宜向末梢方向刮拭。

（5）刮痧的补泻方法。刮痧的补泻方法为临床应用的综合方法，可分为：①刮痧补法。刮痧时，刮痧板按压的力度小，刮拭速度慢，刮拭时间相对较长。此法宜用于体弱多病、久病虚弱的虚证患者，或对疼痛敏感者。②刮痧泻法。刮痧时，刮痧板按压的力度大，刮拭速度快，刮拭时间相对较短。此法宜用于身体强壮、疾病初期的实证患者及骨关节疼痛患者。③刮痧平补平泻手法。结合刮痧补法和刮痧泻法。刮痧时，刮痧板按压的力度和移动速度适中，时间因人而异。此法宜用于虚实夹杂特质的患者，尤其适用于亚健康人群或健康人群的保健刮痧。

（6）刮痧的时间。刮痧的时间包括每次的治疗时间、刮痧间隔和疗程。①每个部位一般刮拭20～30次，通常1名患者选3～5个部位；局部刮痧一般10～20 min，全身刮痧宜20～30 min。②两次刮痧之间应间隔3～6日，或以皮肤上痧退、手压皮肤无痛感为宜，若刮痧部位痧斑未退，不宜在原部位进行刮痧。③急性病应刮痧至痊愈为止，慢性病7～10次为1个疗程。

（7）刮痧程度。刮痧程度包括刮痧的力量强度和出痧程度。①刮痧时用力要均匀，由轻到重，先轻刮6～10次，然后力量逐渐加重，尤其是经过穴位的部位，以患者能够耐受为度，刮拭6～10次以后，再逐渐减力，轻刮6～10次。每个部位刮拭20～30次，使患者局部放松，有舒适的感觉为宜。②一般刮至皮肤出现潮红、紫红色等颜色变化，或出现粟粒状、丘疹样斑点，或出现片状、条索状斑块等形状变化，并伴有局部热感或轻微疼痛。对不易出痧或出痧较少的患者，不可强求出痧。

2. **刮痧手法**

根据病症和刮痧部位的不同，刮痧操作的力量大小、速度快慢、刮拭方向、刮痧板边角接触的部位及刮痧配合手法应有所不同，刮痧手法参见"八、刮痧手法"（P385）。

三、注意事项

（1）刮痧治疗时应注意室内保暖，尤其是在冬季应避免感受风寒；夏季刮痧时应避免风扇、空调直吹刮拭部位。

（2）刮痧后不宜即刻食用生冷食物，出痧后30 min内不宜洗澡。

（3）年老体弱、儿童、对疼痛较敏感的患者宜用轻刮法刮拭。

（4）凡肌肉丰满处（如背部、臀部、胸部、腹部、四肢）宜用刮痧板的横面（薄面、厚面均可）刮拭。对一些关节处、四肢末端、头面部等肌肉较少、凹凸较多的部位宜用刮痧板的棱角刮拭。

（5）下肢静脉曲张或下肢肿胀者，宜采用逆刮法，由下向上刮拭。

四、禁忌证

（1）严重心脑血管疾病、肝肾功能不全等疾病出现浮肿者。

（2）有出血倾向的疾病，如严重贫血、血小板减少性紫癜、白血病、血友病等。

（3）感染性疾病，如急性骨髓炎、结核性关节炎、传染性皮肤病、皮肤疖肿包块等。

（4）急性扭挫伤、皮肤出现肿胀破溃者。

（5）刮痧不配合者，如醉酒、精神分裂症、抽搐者等。

（6）特殊部位，如眼睛、口唇、舌体、耳孔、鼻孔、乳头、肚脐、前后二阴及大血管显现处等部位，孕妇的腹部、腰骶部。

五、适应证

（1）内科疾病：头痛、头晕、失眠、发热、胃痛、腹痛、便秘、腹泻、中暑、痹证、痿证、面瘫、哮喘、中风后遗症、胁痛、呃逆、疲劳、肥胖等。

（2）外科疾病：落枕、颈椎病、肩周炎、腰痛、膝关节痛、足跟痛、静脉曲张等。

（3）妇科疾病：痛经、月经不调、带下病、闭经等。

（4）皮肤科疾病：黄褐斑、痤疮、荨麻疹等。

（5）五官科疾病：耳鸣、耳聋等。

（6）男科疾病：前列腺炎、不育等。

六、常用刮痧板和介质

（一）常用刮痧板的种类

1. 按材质分类

（1）水牛角刮痧板。用天然水牛角加工制成，具有清热、解毒、化瘀、消肿的作用。

（2）砭石刮痧板。用特殊的砭石加工制成，具有镇惊、安神、祛寒的作用。

（3）陶瓷刮痧板。用陶瓷材料烧制而成，具有耐高温、防静电的作用。

（4）玉石刮痧板。用玉石材料加工而成，具有清热、润肤、美容的作用。

2. 按形状分类

（1）椭圆形刮痧板。呈椭圆形或月圆形，边缘光滑，宜用于人体脊柱两侧、腹部和四肢等肌肉较丰满部位刮痧。

（2）方形刮痧板。一侧薄而外凸为弧形，对侧厚而内凹为直线形，呈方形，宜用于人体躯干、四肢部位刮痧。

（3）缺口形刮痧板。边缘设置有缺口，以扩大接触面积、减轻疼痛，宜用于手指、足趾、脊柱部位刮痧。

（4）三角形刮痧板。呈三角形，棱角处便于点穴，宜用于胸背部、肋间隙、四肢末端部位刮痧。

（5）梳形刮痧板。呈梳子状，可以保护头发，宜用于头部刮痧。

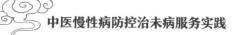

（二）常用刮痧介质的种类

1. 刮痧油

刮痧油是由中草药与医用油精炼而成的油剂，具有清热解毒、活血化瘀、解毒发表、缓解疼痛、帮助透痧及润滑护肤增效等作用。刮痧油宜用于成人刮痧，或刮痧面积大者，或皮肤干燥者。

2. 刮痧乳

刮痧乳是由天然植物合成的乳剂，具有改善血液循环、促进新陈代谢、润滑护肤增效的作用。刮痧乳宜用于儿童刮痧，或面部刮痧，或拔罐进行走罐时。

七、常用刮痧体位

1. 坐位

患者侧身坐于椅上，一只手扶于椅背上；或双腿分开，面向椅背坐于椅上，双手扶于椅背上；或坐于方凳、圆凳上，双手扶于桌边或床边，暴露头、颈、肩、上肢和背部。坐位宜用于头面部、颈项部、肩部、背部和上肢部位的刮痧。头痛、感冒、颈痛、肩痛等疾病刮痧治疗时多选择此种体位。

2. 仰靠坐位

患者坐于椅上，背部靠于椅背，暴露颈项前部及胸前部位。仰靠坐位宜用于面部、颈前、胸部、肩部和上肢部位的刮痧。咽部不适、慢性支气管炎、气管炎、肩痛等疾病刮痧，全身刮痧及面部美容时多选择此种体位。

3. 扶持站位

患者前倾稍弯腰站于床、桌或椅前，双手扶床边、桌边或椅背，使背部、下肢部暴露。扶持站位宜用于背部、腰部、臀部和下肢部位的刮痧。背痛、腰痛、腿痛及下肢不适等疾病刮痧治疗时多选择此种体位。

4. 仰卧位

患者面朝上仰卧于床上，暴露面、胸、腹及上肢内侧。仰卧位宜用于面部、胸部、腹部和上肢内侧部位的刮痧，尤其适用于老年人、妇女和全身刮痧者。腹泻、腹痛、肥胖等疾病刮痧，全身刮痧，面部美容及心肺不适者的胸部刮痧时多选择此种体位。

5. 俯卧位

患者面部朝下，俯卧于床上，暴露头、颈、背、臀及下肢后侧。俯卧位宜用于头后部、颈部、肩上、背腰、臀部和下肢内、外、后侧的刮痧。颈痛、肩痛、背痛、腰痛、疲劳、腿痛、失眠等疾病刮痧，全身刮痧及背部刮痧配合拔罐、走罐时多选择此种体位。

6. 侧卧位

患者侧身卧于床上，暴露侧半身及身体前后侧。侧卧位宜用于肩部、臀部和下肢外侧的刮痧，肩周疼痛、髋部疼痛及下肢一侧骨关节疼痛刮痧治疗时多选择此种体位。

八、刮痧手法

（一）刮痧手法分类

1. 按力量大小分类

（1）轻刮法。刮痧时刮痧板接触皮肤下压刮拭的力量小，被刮者无疼痛及其他不适的感觉。轻刮后皮肤仅出现微红，无瘀斑。此法宜用于年老体弱者及辨证属于虚证的患者。

（2）重刮法。刮痧时刮痧板接触皮肤下压刮拭的力量较大，以患者能承受为度。此法宜用于腰背部脊柱双侧、下肢软组织较丰富处、青壮年体质较强者及辨证属于实证、热证的患者。

2. **按移动速度分类**

（1）快刮法。刮拭的频率在30次/min以上。此法宜用于体质强壮者，主要用于刮拭背部、四肢及辨证属于急性、外感病证的患者。

（2）慢刮法。刮拭的频率在30次/min以内。此法宜用于体质虚弱者。主要用于刮拭头面部、胸部、腹部、下肢内侧等部位及辨证属于慢性、体虚内伤病证的患者。

（3）颤刮法。用刮痧板的边角与体表接触，向下按压，并做快速有节奏的颤动，100次/min以上；或在颤动时逐渐移动刮痧板。此法宜用于痉挛性疼痛的疾病，如胁痛、胃痛、小腹痛和小腿抽筋等。

3. **按刮拭方向分类**

（1）直线刮法。又称直板刮法，即用刮痧板在人体体表进行有一定长度的直线刮拭。此法宜用于身体比较平坦的部位，如背部、胸腹部及四肢部位。

（2）弧线刮法。刮拭方向呈弧线形，刮拭后体表出现弧线形的痧痕，操作时刮痧方向多循肌肉走行或由骨骼结构特点而定。此法宜用于胸背部、肋间隙、肩关节和膝关节周围等部位。

（3）逆刮法。指与常规的刮拭方向相反，从远心端开始向近心端方向刮试。此法宜用于下肢静脉曲张、下肢浮肿患者或按常规方向刮痧效果不理想的部位。

（4）旋转法。刮痧时做有规律的顺时针、逆时针方向旋转刮拭，力量适中，不快不慢，有节奏感。此法宜用于腹部肚脐周围、女性乳房周围和膝关节髌骨周围。

（5）推刮法。刮痧时，刮拭的方向与医者站立位置的方向相反。如医者在患者的右侧前方，刮拭患者左侧颈肩部时，宜采用此法。

4. 按刮痧板接触体表部位分类

（1）摩擦法。将刮痧板与皮肤直接紧贴，或隔衣布进行有规律的旋转移动，或直线式往返移动，使皮肤产生热感。此法宜用于麻木、发凉或绵绵隐痛的部位，如肩胛内侧、腰部和腹部；也可用于刮痧前，使患者放松。梳刮法是指使用刮痧板或刮痧梳从前额发际处及双侧太阳穴处向后发际处做有规律的单方向刮拭，刮痧板或刮痧梳与头皮成45°，动作宜轻柔和缓，如梳头状，故名梳刮法。此法宜用于头痛、头晕、疲劳、失眠和精神紧张等疾病。

（2）点压法。又称点穴手法，即用刮痧板的边角直接点压穴位，力量逐渐加重，以患者能承受为度，保持数秒后快速抬起，重复操作5～10次。此法宜用于肌肉丰满处的穴位，或刮痧力量不能深达处，或不宜直接刮拭的骨骼关节凹陷部位，如环跳、委中、犊鼻、水沟和背部脊柱棘突之间等。

（3）按揉法。刮痧板在体表经络穴位处做点压按揉，点压后做往返来回或顺逆旋转。操作时刮痧板应紧贴皮肤而不移动，按揉50～100次/min。此法宜用于太阳、曲池、足三里、内关、太冲、涌泉、三阴交等穴位。

（4）角刮法。使用角形刮痧板或使刮痧板的棱角接触皮肤，与体表成45°，自上而下或由里向外刮拭。手法要灵活、不宜生硬，避免用力过猛损伤皮肤。此法宜用于四肢关节、脊柱双侧经筋部位、骨突周围、肩部穴位，如风池、内关、合谷、中府等。

（5）边刮法。将刮痧板的长条边与体表接触成45°进行刮拭。此法宜用于对大面积部位的刮拭，如腹部、背部和下肢等。

（二）面部常用手法

1. 平抹法

将刮痧板平面接触皮肤，使用腕力做单方向刮拭，也可以双手持板向两侧刮拭。注意手法平稳、力量均匀、移动平滑、接触面积大。此法宜用于额部、颞部及颈部等。

2. 平推法

刮痧板与体表成5°～15°，单方向推动皮肤，也可单手持板，推动过程中用另一只手固定被推皮肤，或双手持板，用另一板压住皮肤，防止牵拉皮肤。注意手法柔和、力量一致。此法宜用于额部及颈部等，如推鱼尾纹。

3. 平压法

用刮痧板的端面或平面接触皮肤，压一下松一下，连续压4～6次。此法特点是着力即起、压而不实、力到即止，与点压法不同。此法宜用于区域较小、不适合刮拭的穴区，如迎香、四白等穴周围。

（三）刮痧特殊手法

1. 弹拨法

用刮痧板的边角在人体肌腱、经筋附着处或特定的穴位处，利用腕力进行有规律的点压、按揉，并迅速向外弹拨，状如弹拨琴弦，故名弹拨法。操作时手法轻柔，力量适中，速度较快，每个部位宜弹拨3～5次。此法宜用于治疗骨关节、韧带等处的疼痛。

2. 拍打法

拍打法又称击打法、叩击法。握住刮痧板一端，利用腕力或肘部关节之活动，使刮痧板另一端平面在体表上进行有规律的击打，速度均匀，力度和缓。此法宜用于腰背部、前臂、腘窝及其以下部位。

3. 双刮法

双刮法又称双板刮痧法。双手各握一板，在同一部位双手交替刮拭，或同时刮拭两个部位。双手均匀用力，平稳操作。此法宜用于脊柱双侧和双下肢。

4. 揪痧法

揪痧法又称扯痧法、挤痧法。五指屈曲，用示指、中指的第二指节或示指、拇指夹持施术部位，把皮肤与肌肉揪起，或撕扯特定部位，迅速用力向外推动再松开，一揪一放，直至皮肤出现紫红色或瘀点。此法宜用于头面部的印堂、颈部天突和背部夹脊穴等部位。

5. 挑痧法

挑痧法又称放痧法。刮痧后皮肤上出现明显凸起的瘀斑、痧疱或青紫肿块，用酒精棉球消毒后，用三棱针或一次性采血针头，紧贴皮肤平刺，放出瘀血少许，使瘀血、邪毒得泻。术后用碘伏消毒，并用胶布或创可贴加压固定。此法宜用于腘窝、太阳穴等处的浅表静脉曲张之放血，也可用于中暑、急性腰扭伤、下肢静脉曲张等疾病。三棱针的操作规范应符合GB/T 21709.4—2008的要求。

（四）与刮痧配合的方法

刮痧疗法与拔罐疗法配合使用，先刮痧，然后在刮痧部位留罐或走罐。此法宜用于背部和下肢部位的疾病，如颈肩痛、腰背痛及失眠、痤疮、疲劳等。拔罐的操作规范应符合GB/T 21709.5—2008的要求。

刮痧疗法与按摩疗法配合使用，可先按摩后刮痧。此法宜用于颈部、背腰部及四肢部位。按摩后刮痧，可以增强按摩效果；刮痧后按摩，可以增强血液循环和痧斑吸收，提高刮痧效果。

九、常用部位的刮痧方法

（一）头部

1. 头部两侧刮痧

从头前侧太阳穴附近向风池穴方向刮拭（胆经）。患者选用坐位，医者一手扶持患者头部右侧，保持头部相对稳定；另一手握持刮痧板刮拭头部左侧，从太阳穴附近开始，绕耳上，向头侧后部乳突和风池穴方向刮拭，先轻刮，然后力量逐渐加重，以患者能够耐受为度，最后再逐渐减力轻刮。每一侧刮拭10～20次为宜，以患者头部放松，有舒适的感觉为宜。

2. 头顶部向前刮痧

从头顶部的百会穴向前额方向刮拭（督脉及两侧膀胱经）。患者选用坐位，医者一手呈八字扶持患者前额，保持头部相对稳定，另一手握刮痧板，首先刮拭头顶部正中，从百会穴向前额方向刮拭，刮拭10～20次为宜，然后刮拭头顶部双侧，刮拭的力量和次数同正中部位刮拭。

3. 头顶部向后刮痧

从头顶部的百会穴向头后部至颈项方向刮拭（督脉及两侧膀胱经）。患者选用坐位，医者一手扶持患者头顶前部，保持头部相对稳定；另一手握持刮痧板，首先刮拭头后部正中，从百会穴向头后部至颈项过风府穴方向刮拭，刮拭10～20次为宜，然后刮拭头后部两侧，从头顶部向头后部至颈项过风池穴方向刮拭，其刮拭力量和次数同头后部正中部位刮拭。

（二）颈部

1. 颈部正中刮痧

从颈上的风府穴向大椎穴、陶道穴方向刮拭（督脉）。患者宜选用坐位，低头向前倾，医者一手扶持患者头顶部，保持头部相对稳定；另一手握持刮痧板从风府穴向下刮至大椎穴下的陶道穴，轻刮10～20次为宜，身体消瘦、颈椎棘突明显突出者宜用刮痧板的边角，由上向下依次点压按揉每一个椎间隙3～5次，以局部有酸胀感为宜。

2. 颈部脊柱两侧刮痧

颈部脊柱两侧分别从天柱穴向下刮至风门穴（膀胱经），宜用直线刮法、重刮法刮拭，每一部位刮拭20～30次为宜。风门穴可采用点压法、按揉法。

3. 颈部外侧刮痧

颈部左右两侧分别从风池穴、完谷穴刮至肩井穴（胆经），从肩上过肩井穴并延长至肩头。颈部外侧宜采用轻刮法、直线刮法和重刮法刮拭，每部位刮拭20～30次为宜。肩井穴可采用点压法、按揉法。

（三）肩部

1. 肩上部刮痧

从后发际两侧凹陷处的风池穴向肩井穴、肩髃穴方向刮拭，每侧刮拭20～30次为宜，风池穴、肩井穴可采用点压法、按揉法。

2. 肩胛内侧刮痧

从后发际天柱穴向大杼穴、膈腧穴方向刮拭（膀胱经），每侧从颈上一直刮至肩胛内侧膈腧穴以下，宜用直线刮法、重刮法刮拭，每侧刮拭20～30次为宜。

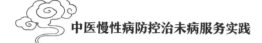

3. 肩后部刮痧

先用直线轻刮法由内向外刮拭肩胛冈上下，然后用弧线刮法刮拭肩关节后缘的腋后线，每一部位刮拭20～30次为宜。

4. 肩前部刮痧

采用弧线刮法刮拭腋前线，每侧从上向下刮拭20～30次为宜。

5. 肩外侧刮痧

医者一手握住患者前臂手腕处，使上肢外展45°，刮拭肩关节外侧的三角肌正中及两侧缘，用重刮法、直线刮法刮拭，每侧刮拭10～20次为宜。

（四）背腰部

1. 背腰部正中刮痧

从上向下刮拭背腰部正中（督脉）。采用轻刮法，刮拭10～20次为宜。身体消瘦且椎体棘突明显突出者，宜用刮痧板的边角，由上向下依次点压按揉每一个椎间隙3～5次，以局部有酸胀感为宜。

2. 背腰部脊柱两侧刮痧

从上向下刮拭背腰部膀胱经第一、第二侧线之间的区域。从上向下采用直线重刮法刮拭，每侧刮拭20～30次为宜。

（五）胸部

1. 胸部正中刮痧

从天突穴向下刮至剑突处（任脉）。采用轻刮法，刮拭10～20次为宜。

2. 胸部两侧刮痧

用刮痧板薄面边缘，采用轻刮法、角刮法由内向外刮拭，每一肋间隙刮拭10～20次为宜，从上向下依次刮至乳根，乳头部位跳过。

（六）腹部

1. 腹部正中刮痧

分别从上脘穴向下刮至中脘穴、下脘穴，从气海穴向下刮至关元穴、中极穴（任脉）。选用仰卧位，从上向下刮拭，中间绕开肚脐。用边刮法、重刮法刮拭20～30次为宜。

2. 腹部两侧刮痧

从肋缘向下刮至小腹部，由内向外依次刮拭肾经、胃经和脾经循行区域，每个部位用边刮法刮拭20～30次为宜。

（七）上肢

1. 上肢外侧刮痧

由上向下依次刮拭大肠经、三焦经和小肠经循行区域。每一部位刮拭10～20次为宜。合谷穴、外关穴可采用点压法、按揉法。

2. 上肢内侧刮痧

由上向下依次刮拭肺经、心包经和心经循行区域。每一部位刮拭20～30次为宜。内关穴、神门穴可采用点压法、按揉法。

（八）下肢

1. 下肢外后侧刮痧

以膝关节为界分上下两段分别刮拭，由上向下依次刮拭胃经、胆经和膀胱经循行区域。每一部位刮拭10～20次为宜。环跳穴、承山穴可采用点压法、按揉法、弹拨法，委中穴可采用击打法、挑痧法。

2. 下肢内侧刮痧

以膝关节为界分上下两段分别刮拭，由上向下依次刮拭脾经、肝经和肾经循行区域。每一部位刮拭10～20次为宜。三阴交、血海

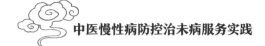

穴可采用点压法、按揉法。

十、刮痧后处理

1. 刮痧后正常情况的处理

刮痧后应用干净纸巾、毛巾或消毒棉球将刮拭部位的刮痧介质擦拭干净。刮痧过程中产生的酸、麻、胀、痛、沉重等感觉，均属正常反应。刮痧后皮肤出现潮红、紫红色等颜色变化，或出现粟粒状、丘疹样斑点，或出现片状、条索状斑块等形态变化，并伴有局部热感或轻微疼痛，都是刮痧的正常反应，数日后即可自行消失，一般不需进行特殊处理。刮痧结束后，最好饮一杯温开水，休息15～20 min即可。

2. 刮痧后异常情况的处理

若出现头晕、目眩、心慌、出冷汗、面色苍白、恶心欲吐，甚至神昏仆倒等晕刮现象，应立即停止刮痧，使患者呈头低脚高平卧位，饮用一杯温开水或温糖水，并注意保温，或用刮痧板点按患者百会穴、水沟穴、内关穴、足三里穴、涌泉穴。

第七节　穴　位　埋　线

一、术语和定义

1. 穴位
穴位是指人体脏腑经络之气输注于体表的特殊部位。

2. 穴位埋线
穴位埋线是指将可吸收性外科缝线置入穴位内，利用线对穴位产生的持续刺激作用以防治疾病的方法。

3. 线
线是指各种型号的可吸收性外科缝线。

4. 套管针
套管针是指内有针芯的管形针具。

5. 埋线针
埋线针是一种针尖底部有一小缺口的专用埋线针具。

二、操作步骤与要求

（一）施术前准备

1. 工具选择
根据病情需要和操作部位选择不同种类和型号的埋线工具和医用线。其中套管针一般可由一次性使用无菌注射针配适当粗细的磨平针尖的针灸针改造而成，或用适当型号的腰椎穿刺针代替，也可以选用一次性注射埋线针，或其他合适的替代物。一次性使用无菌注射针应符合GB 15811—2016的要求；针灸针应符合GB 2024—2016的要求；腰椎穿刺针应符合YY/T 91148—1999的要求；医用缝合针应符合YY 0043—2016的要求；可吸收性外科缝线应符合YY 1116—2020的要求。

2. 穴位选择

根据患者病情选取适当的穴位。

3. 体位选择

选择患者舒适、医者便于操作的治疗体位。

4. 环境要求

应注意环境清洁卫生，避免污染。

5. 消毒

（1）器械。根据材料选择适当的消毒或灭菌方法，应达到国家规定的医疗用品卫生标准及消毒与灭菌标准，参见GB/T 15981—2021。一次性使用的医疗用品还应符合GB 15980—2009的有关规定。

（2）部位。用0.5%的碘伏在施术部位由中心向外环形消毒。也可采用2%碘酒擦拭，再用75%乙醇脱碘的方法。

（3）医者。医者双手应用肥皂水清洗、流水冲净，再用75%乙醇或0.5%碘伏擦拭，然后戴无菌手套。

（二）施术方法

1. 套管针埋线法

对拟操作的穴位及穴周皮肤消毒后，取一段适当长度的可吸收性外科缝线，放入套管针的前端，后接针芯，用一手拇指和示指固定拟进针穴位，另一只手持针刺入穴位，达到所需的深度，施以适当的提插捻转手法，当出现针感后，边推针芯，边退针管，将可吸收性外科缝线埋植在穴位的肌层或皮下组织内。拔针后用无菌干棉球（签）按压针孔止血。

2. 埋线针埋线法

在穴位旁开一定距离处选择进针点，局部皮肤消毒后施行局部麻醉。医者取适当长度的可吸收性外科缝线，一手持镊子将线中央置于麻醉点上，另一手持埋线针，缺口向下压线，以15°～45°角刺入，将线推入皮内（或将线套在埋线针尖后的缺口上，两端用血管钳夹住。一手持针，另一手持钳，针尖缺口向下以15°～45°角刺入皮内）。当针头的缺口进入皮内后，持续进针直至线头完全埋入穴位的皮下，在适当进针后，把针退出，用无菌干棉球（签）按压针孔止血。宜用无菌敷料包扎，保护创口3～5日。

3. 医用缝合针埋线法

在拟埋线穴位的两侧1～2 cm处消毒皮肤后，施行局部麻醉。一手用持针器夹住穿有可吸收性外科缝线的皮肤缝合针，另一手捏起两局部麻醉点之间的皮肤，将针从一侧局部麻醉点刺入，穿过肌层或皮下组织，从对侧局部麻醉点穿出，紧贴皮肤剪断两端线头，放松皮肤，轻揉局部，使线头完全进入皮下。用无菌干棉球（签）按压针孔止血。宜用无菌敷料包扎，保护创口3～5日。

三、注意事项

（1）线在使用前可用适当的药液、生理盐水或75%乙醇浸泡一定时间，应保证溶液的安全无毒和清洁无菌。

（2）操作过程应保持无菌操作，埋线后创面应保持干燥、清洁，防止感染。

（3）若发生晕针应立即停止治疗，按照晕针处理。

（4）穴位埋线后，拟留置体内的可吸收性外科缝线线头不应露出体外，如果暴露体外，应给予相应处理。

（5）治疗间隔及疗程根据病情及所选部位对线的吸收程度而定，间隔时间可为1个星期至1个月，疗程可为1～5次。

（6）埋线后应该进行定期随访，并及时处理术后反应。

（7）孕妇的腹部和腰骶部，以及其他一些慎用针灸的穴位慎用埋线疗法。

（8）患者精神紧张、大汗、劳累后或饥饿时慎用埋线疗法。

（9）有出血倾向的患者慎用埋线疗法。

四、禁忌证

（1）埋线时应根据不同穴位选择适当的深度和角度，埋线的部位不应妨碍机体的正常功能和活动。应避免伤及内脏、脊髓、大血管和神经干，不应埋入关节腔内。

（2）不应在皮肤局部有皮肤病、炎症或溃疡、破损处埋线。

（3）由糖尿病及其他各种疾病导致的皮肤和皮下组织吸收和修复功能障碍者不应使用埋线疗法。

五、适应证

（1）消化系统疾病：慢性胃炎、萎缩性胃炎、功能性消化不良、溃疡性结肠炎等。

（2）呼吸系统疾病：过敏性鼻炎、支气管哮喘等。

（3）代谢疾病：糖尿病、单纯性肥胖等。

（4）神经科疾病：癫痫、顽固性失眠、抑郁性神经症、脑血管意外后遗症等。

（5）妇科疾病：多囊卵巢综合征、月经失调、痛经等。

（6）皮肤科疾病：黄褐斑、银屑病等。

六、常用麻醉方法

1. 常用药物

0.25%～0.5%盐酸利多卡因注射液，50～300 mg。

2. 方法

在拟操作的部位皮内注射药物形成一皮丘。如需扩大范围，则再从皮丘边缘进针注射药物形成第二个皮丘，最终形成一连串皮丘带。故局部麻醉药只有第一针刺入时才有痛感，此即为"一针技术"。必要时做分层注射，即由皮丘按解剖层次向四周及深部扩大浸润范围。每次注药前应回抽注射器，以免注入血管内。

七、线头暴露体外的处理

（1）如果采用的是套管针埋线，可将线头抽出重新操作。

（2）如果采用的是缝合针埋线，有一端线头暴露，可用持针器将暴露的线头适度向外牵拉，用剪刀紧贴皮肤剪断暴露的部分，再用一手手指按住未暴露一端的线头部位，另一手提起剪断线头处的皮肤，可使线头置于皮下。如果两端线头均暴露在外，可先用持针器将一端暴露的线头适度向外牵拉，使另一端线头进入皮下后，再按照上述方法操作，使两端线头均进入皮下。

八、术后反应的处理

（1）在术后1～5日内，由于损伤及线的刺激，埋线局部出现红、肿、热、痛等无菌性炎症反应，少数患者反应较重，伤口处有少量渗出液，此为正常现象，一般不需要处理。若渗液较多，可按

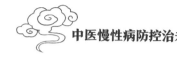

疖肿化脓处理，进行局部的排脓、消毒、换药，直至愈合。

（2）局部出现血肿一般先予以冷敷止血，再行热敷消瘀。

（3）少数患者可有全身反应，表现为埋线后4～24 h内体温上升，一般在38℃左右，局部无感染现象，持续2～4日后体温可恢复正常。如出现高热不退，应酌情给予消炎、退热药物治疗。

（4）由于埋线疗法间隔较长，宜对埋线患者进行不定期随访，了解患者埋线后的反应，及时给出处理方案。

（5）如患者对线过敏，治疗后出现局部红肿、瘙痒、发热等反应较为严重，甚至切口处脂肪液化，线体溢出，应适当做抗过敏处理，必要时切开取线。

第八节　腹　　针

一、术语和定义

1. 腹针

腹针是指在腹部针刺特定穴位治疗疾病的方法。

2. 天部、人部、地部

腹针在腹壁的进针深度分为天、人、地三个层次,天部是指刺至腹部真皮层和皮下;人部是指刺至腹部浅筋膜和脂肪层,位于天部和地部之间;地部是指刺至腹部肌层。

3. 腹纵线

腹纵线是指人体仰卧时,从中庭穴至曲骨穴的水平纵线。

4. 腹横线

腹横线是指人体仰卧时,由神阙穴通过两个天枢穴延伸的水平横线。

5. 定位穴点

定位穴点是指腹针中具有标志性作用的穴点,由部分传统经穴和腹针特定穴点组成,有规律地分布于以神阙穴为中心的上下左右处,定位穴点同时也具有治疗作用。

6. 对应穴点

在两个相邻的定位穴点取穴,依据病变部位和疾病的不同,选取相应的对应穴点,也是腹针的主要治疗点。

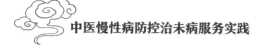

二、操作步骤和要求

（一）施术前准备

1. 针具选择

采用符合GB 2024—2016的毫针。

2. 体位选择

患者取仰卧位，暴露腹部。

3. 环境要求

应注意环境清洁卫生，避免污染。

4. 消毒

（1）针具。选用重复使用的毫针时应选择高压蒸汽灭菌法或符合GB 2024—2016的一次性无菌毫针。

（2）部位。用75%医用乙醇或碘伏在施术部位消毒。

（3）患者。医者双手应用肥皂水清洗干净，再用75%医用乙醇擦拭。

（二）取穴方法

1. 比例寸的确定

依据骨度分寸原则折量比例寸。其中：①上腹部。腹纵线由神阙穴至中庭穴为8寸；②下腹部。腹纵线由神阙穴至曲骨穴为5寸；③侧腹部。腹纵线由神阙穴通过一侧天枢穴至侧腹腋中线为6寸。

2. 方法

采用标准量尺在腹纵线和腹横线上按比例寸进行测量，先选取腹针定位穴点，然后根据病情和处方选取腹针对应穴点。

（三）施术方法

1. 进针

根据处方要求按照"先下后上，先内后外"的原则顺序进针，针尖垂直于皮肤刺入皮下。疼痛性疾病可采取腹针常用刺法。

2. 行针

在天部停留3 min后，根据处方要求将针刺深度调整至相应的天部或人部或地部，不要求患者"得气"，可根据病情对针刺的方向、角度进行微调，然后留针。

3. 留针

留针25～30 min。

4. 出针

根据进针顺序，缓慢将针捻转提出，用干棉球按压针孔。

三、注意事项

（1）操作部位应注意防止感染。

（2）过度饥饿、过度激动、大怒者慎用。

四、禁忌证

（1）有自发性出血或者损伤性出血不止者禁针。

（2）原因不明的急腹症者禁针。

（3）怀孕4个月以上的孕妇禁针。

（4）腹部皮肤有感染、溃疡、肿物、瘢痕者禁针。

五、适应证

（1）内科疾病：偏头痛、面神经麻痹、面肌痉挛、急性上呼吸道感染、哮喘、高血压、糖尿病、单纯性肥胖症、失眠、焦虑症、抑郁症、中风后遗症、痛风、癫痫。

（2）骨伤科疾病：颈椎病（椎动脉型、神经根型）、肩周炎、肱骨外上髁炎、腰椎间盘突出症、膝关节骨性关节炎、强直性脊柱炎。

（3）妇科疾病：月经不调、慢性盆腔炎、多囊卵巢综合征、产后尿潴留、乳腺增生。

六、腹针定位穴点

腹针定位穴点的名称、代码与部位（表4-8-1）。

表4-8-1 腹针定位穴点的名称、代码与部位

名称与代码	部位
中脘CV12	同GB/T 12346—2021腧穴名称与定位
阴都K119	同GB/T 12346—2021腧穴名称与定位
下脘CV10	同GB/T 12346—2021腧穴名称与定位
商曲K117	同GB/T 12346—2021腧穴名称与定位
水分CV9	同GB/T 12346—2021腧穴名称与定位
滑肉门ST24	同GB/T 12346—2021腧穴名称与定位
天枢ST25	同GB/T 12346—2021腧穴名称与定位
外陵ST26	同GB/T 12346—2021腧穴名称与定位
气海CV6	同GB/T 12346—2021腧穴名称与定位
关元CV4	同GB/T 12346—2021腧穴名称与定位
气穴K113	同GB/T 12346—2021腧穴名称与定位

（续表）

名称与代码	部位
上风湿点AB1	滑肉门穴向外5分向上5分
上风湿外点AB2	滑肉门穴向外1寸
上风湿点AB3	下脘穴（CV10）向外3寸
下风湿点AB4	外陵穴向下5分向外5分
下风湿内点AB5	外陵穴（ST26）向下5分
下风湿下点AB6	下风湿下点向下5分向外5分
气旁AB7	气海旁开5分

注：AB是腹针规定的部分定位穴点或对应穴点的代码。

七、常用腹针刺法

在治疗疼痛性疾病时，常用以下刺法，其中主穴是病灶在腹部的对应穴点。

1. 三角刺

三角刺是以主穴为顶点或上下，或左右各距0.3～0.5寸，加刺2针，使3针形成等腰或等边三角形的多针刺法。此法适用于肩关节疼痛、膝关节疼痛等疾病。

2. 三星刺

三星刺是以主穴为中点，向两侧各距0.3～0.5寸，加刺2针，使3针形成直线排列的多针刺法。此法适用于坐骨神经痛等疾病。

3. 梅花刺

梅花刺是以主穴为中点，上下左右各距0.3～0.5寸，加刺1针，共5针，形成梅花图案的多针刺法。此法适用于腰痛等疾病。

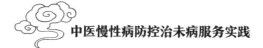

八、腹针处方原则

腹针处方是按照中医"君臣佐使"配方原则并结合针刺深度进行组方,具有一病一方的特点。

君穴、臣穴是根据病变脏腑主要病机所选的腧穴或穴点,应刺到地部;佐穴是根据病变次要病机所选的腧穴或穴点,应刺到人部;使穴是根据病变部位病机所选的腧穴或穴点,应刺到天部。腹针进针时,一般按"先下后上,先内后外"的顺序进针。

第九节　节气固元灸

一、术语和定义

节气固元灸是指在特定的时令节气，选择具有强壮作用的腧穴进行艾灸。

二、操作步骤与要求

（一）施术前准备

（1）器具选择：不锈钢托盘、容器碗、剪刀、镊子、打火机、勺子等。

（2）药物选择：隔姜灸和中药敷贴；其中外敷药物的组成有白芥子、甘遂、细辛、延胡索，研末，治疗当日用姜汁和凡士林调成膏状以备用。

（3）艾条选择：选择合适大小的艾条或艾炷。

（4）体位选择：选择医者便于操作的治疗体位。

（5）环境要求：应注意环境清洁卫生，避免污染。

（二）施术方法

（1）白芥子、甘遂、细辛、延胡索等研末，治疗当日用姜汁及凡士林调成膏状备用。

（2）患者选择便于医者操作的体位。

（3）治疗时间在春季时分别于"春分前10日、春分、春分后10日"3日集中治疗；夏至时分别于"夏至前10日、夏至、夏至后10日"3日集中治疗；秋分时分别于"秋分前10日、秋分、秋分后10日"3日集中治疗；冬至时分别于"冬至前10日、冬至、冬至后10日"3日集中治疗；选择对症治疗的穴位。

（4）点火：在施灸部位置大小约2.5 cm×3 cm，厚约0.3 cm的鲜生姜片，再于姜片上放置底面直径为1 cm的圆锥形艾炷（约为1.5 g），点火施灸，至局部皮肤潮红为度。然后分别敷贴外敷药至局部感到灼热刺痛，向皮下钻透时去除。

（5）留观：点燃后，需要专业医护人员在旁守候观察。既可以防止因艾炷火力强盛烫伤患者，又可以在艾炷将燃尽时及时更换以保持热力持久。

（6）更换艾炷：艾炷一次燃尽后称为"一壮"。一般患者连续灸治三壮为1个疗程。

三、注意事项

（1）艾灸火力应先小后大，灸量应先少后多，程度应先轻后重，以使患者逐渐适应。

（2）需采用瘢痕灸时，必须先征得患者同意。

（3）直接灸操作部位应注意预防感染。

（4）注意晕灸的发生。

（5）患者在精神紧张、大汗后、劳累后或饥饿时不适宜应用本疗法。

四、禁忌证

（1）凡属实热证或阴虚发热、邪热内炽等证，如高热、高血压危象、肺结核晚期、大量咯血、呕吐、严重贫血、急性传染性疾病、皮肤疮疖痈疽并有发热者，均不宜使用本疗法。

（2）器质性心脏病伴心功能不全，精神分裂症，孕妇的腹部、腰骶部，均不宜施灸。

（3）颜面部、颈部及大血管走行的体表区域、黏膜附近均不宜直接灸。

五、适应证

（1）内科疾病：感冒、头痛、失眠、腹泻、过敏性鼻炎、慢性支气管炎、慢性胃炎、中风、面瘫等。

（2）生殖系统相关虚寒性疾病：月经失调、子宫脱垂、功能性子宫出血、多囊卵巢综合征、痛经、慢性盆腔炎、阳痿、早泄、不孕不育、精液异常、慢性前列腺炎等。

（3）外科疾病：颈椎病、腰扭伤、狭窄性腱鞘炎、肱骨外上髁炎、骨关节炎、乳腺增生病等。

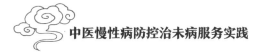

第十节 穴位注射

一、术语和定义

1. 穴位注射

穴位注射是以中西医理论为指导，依据穴位作用和药物性能，在穴位内注入药物以防治疾病的方法。

2. 揣穴

揣穴是指用手指以按压、揣摸或循切的方式探索穴位。

3. 爪切定位

爪切定位是指以指甲在穴位上按掐一"十"字痕，便于取穴准确。

二、操作步骤与要求

（一）施术前准备

1. 针具选择

根据病情和操作部位的需要选择不同型号的一次性使用无菌注射器和一次性使用无菌注射针。一次性使用无菌注射器和一次性使用无菌注射针应分别符合GB 15810—2019和GB 15811—2016的要求。

2. 药物选择

（1）药物种类。穴位注射疗法常用药物包括中药及西药肌肉注射剂，注射剂应符合《中华人民共和国药典》的规定。

（2）药物剂量。一次穴位注射的用药总量须小于该药一次的常规肌肉注射用量，具体用量因注入的部位和药物的种类不同而各异。肌肉丰厚处用量可较大；关节腔、神经根等处用量宜小；刺激性较小的药物如葡萄糖液、生理盐水等用量可较大；刺激性较大的药物如乙醇，特异性药物如阿托品、抗生素等用量宜小。

在一次穴位注射中各部位的每穴注射量宜控制在：耳穴0.1～0.2 mL，头面部穴位0.1～0.5 mL，腹背及四肢部穴位1～2 mL，腰臀部穴位2～5 mL。

（3）药物浓度。穴位注射用药浓度为该药肌肉注射的常规浓度。

（4）药物质量。药物的包装应无破损，安瓿瓶身应无裂缝，药液应无浑浊变色且无霉菌。

3. 体位选择

选择患者舒适、医者便于操作的治疗体位。

4. 穴位选择

根据疾病选取相应的穴位，穴位的定位应符合GB/T 12346—2021及GB/T 13734—2008的规定，揣穴并爪切定位。当穴位位于关节四周时，牵拉运摇或上下屈伸肢体，活动关节，使穴位开放。操作时用力要柔和，以免皮肤破损。确定穴位后，患者肢体姿势不可随意变换，以防穴位移位或消失。

5. 环境要求

应注意环境清洁卫生，避免污染。

6. 消毒

医者应用肥皂水清洗双手，继以清水冲净后用75%乙醇棉签或棉球擦拭。亦可直接用消毒啫喱干洗双手。患者的注射区域局部用止血钳夹无菌棉球或用无菌棉签蘸取安尔碘，按无菌原则自中心向外旋转涂擦5 cm×5 cm的区域，不留空隙。

（二）施术方法

1. 取药及穿刺进针

按注射卡或医嘱本仔细核对科室、患者姓名、年龄、药名、浓度、剂量、时间、用法及用药禁忌。从包装中取出注射器，将针头斜面与注射器刻度调到一个水平面旋紧，检查注射器是否漏气。遵医嘱取药，药液吸入针筒后再次核对。将注射器内空气排尽，依据穴位所在的部位、注射器的规格等因素选择不同的持针方式、进针方式及进针角度。医者用前臂带动腕部的力量，将针头迅速刺入患者穴位处皮肤。进针后要通过针头获得各种不同感觉、握持注射器的手指感应及患者的反应，细心分辨出针头在不同组织中的进针情况，从而调整进针的方向、角度。

2. 调整得气

针头刺入穴位后细心观察针下是否得气。针尖到达所定深度后若得气感尚不明显，可将针退至浅层，调整针刺方向再次深入，直至患者出现酸、胀的得气反应。

3. 注入药物

患者产生得气反应后回抽针芯，无回血、无回液时即可注入药物。在注射过程中随时观察患者的反应。

4. 出针

根据针刺的深浅选择不同的出针方式。浅刺的穴位出针时用左手持无菌棉签或无菌棉球压于穴位旁，右手快速拔针而出。深刺的穴位出针时先将针退至浅层，稍待后缓慢退出。针下沉紧或滞针时，不应用力猛拔，宜循经按压或拍打穴位外周以宣散气血，待针下感觉轻滑后方可出针。出针后如发现针孔溢液或出血，可用无菌棉签或无菌棉球压迫0.5～2 min。最后整理用物，嘱患者保持舒适的体位休息5～10 min，以便观察是否出现不良反应。

三、注意事项

（1）治疗前应对患者说明治疗的特点和治疗时会出现的正常反应。

（2）药物应在有效期内使用。

（3）注意药物的性能、药理作用、剂量及配伍禁忌、不良反应及过敏反应。注射操作均应在药敏试验结束并合格的前提下进行。

（4）回抽针芯见血或积液时应立即出针，用无菌棉签或无菌棉球压迫针孔0.5～2 min。更换注射器及药液后进行再次注射。

（5）初次治疗及年老体弱者注射点不应过多，药量亦应酌情减少。

（6）酒后、饭后及强体力劳动后不应穴位注射。

（7）体质过度虚弱或有晕针史的患者不应穴位注射。

（8）孕妇的下腹、腰骶部不应穴位注射。

（9）耳穴注射应选用易于吸收、无刺激性的药物。注射不应过深，以免注入骨膜内，同时也不应过浅而注入皮内。

（10）眼区穴位要注意进针角度和深度，不应做提、插、捻、转。

（11）胸背部穴位注射，应平刺进针，针尖斜向脊柱。

（12）下腹部穴位注射前应先令患者排尿，以免刺伤膀胱。

四、禁忌证

（1）禁止将药物注射在血管内。

（2）禁针的穴位及部位禁止穴位注射。

（3）表皮破损的部位禁止穴位注射。

五、适应证

（1）内科疾病：头痛、三叉神经痛、失眠、中风、面瘫等。

（2）生殖相关疾病：月经失调、多囊卵巢综合征、痛经、慢性盆腔炎、阳痿、早泄、不孕不育、精液异常、慢性前列腺炎等。

（3）外科疾病：颈椎病、腰扭伤、狭窄性腱鞘炎、肱骨外上髁炎、骨关节炎等。

六、持针与进针方式

1. 持针

（1）执笔式。如手持钢笔的姿势，以拇指和示指在注射器前夹持，以中指在后顶托扶，适用于各种注射器的操作。

（2）五指握持式。以拇指与其他四指对掌握持注射器，适用于短小或粗径注射器的操作。

（3）掌握式。用拇指、中指、环指握住注射器，将示指前伸抵按针头，小鱼际抵住活塞；或用同样的方法握持长穿刺针头，主要适用于穿刺、平刺。

（4）三指握持式。以拇指在内，示指、中指在外的方法握持注射器，主要适用于进针后的提插操作。

2. 进针

（1）单手进针法。以执笔式或五指握持式握持注射器，针尖离穴位0.5 cm，瞬间发力刺入，多用于短针。

（2）舒张进针法。对于皮肤松弛或有皱纹的部位，可将穴位两侧皮肤用左手拇指、示指向两侧用力绷紧，以便进针。操作时注意两指相对用力时要均衡固定皮肤，不能使锁定准的注射点移动位置。然后右手持针从两指之间刺入穴位，多用于腹部和颜面部的穴位进针。

（3）夹持进针法。戴无菌手套或用左手拇、示二指持捏无菌棉球，夹住针身下端，露出针尖，右手握注射器，将针尖对准穴位，在接近皮肤时，双手配合用力，迅速刺入皮肤内，主要用于长针或皮肤致密的部位。

（4）提捏进针法。左手拇、示二指按着所要刺入的穴位两旁皮肤，将皮肤轻轻提起，右手持针从捏起部位的前端刺入，多用于皮肉浅薄的部位。

各种进针法均要求速刺，手法需熟练。

3. 针刺方向

（1）直刺法。将针体垂直刺入皮肤，使针体与皮肤呈90°，适用于人体大多数穴位，浅刺和深刺都可应用。

（2）斜刺法。将针倾斜刺入皮肤，使针体与皮肤呈45°，适用于骨骼边缘和不宜深刺的穴位，为避开血管、肌腱及瘢痕组织也宜选择倾斜进针。

（3）横刺法。又称沿皮刺，是沿皮下进针横刺穴位的方法，针体与皮肤呈15°，适用于头面、胸背、腹部穴位及皮肉浅薄处的穴位。在施行透穴注药法时常用。

七、针下感觉与操作

1. 患者感觉

麻木感、触电感及放射感，表示刺中神经，医者应退针少许。

2. 医者感受

（1）弹性阻抗感，表示刺中肌鞘、筋膜层。

（2）硬性阻力感，表示刺中骨膜。

（3）落空感，表示针尖通过组织进入某种空隙或腔隙。在危险区域注射时，该感觉往往提示下面可能有重要脏器，继续进针时应小心谨慎。

（4）致密感，表示刺中韧带。

（5）突破感，表示针尖穿过筋膜、韧带、囊壁或病灶部位。此处上下往往是推注药物治疗的重点部位。

（6）搏动感，表示针尖位于大动脉近旁，当回抽有血时表明刺中血管，应退针调整。

八、注射方法

1. 探寻注药法

探寻注药法用于针下有危险或空隙的区域。进针到一定的预警深度，接近危险部位时，暂停进针，改为间断式进针，即停针后推注少许药物试探阻力，如果有阻力，则可再进针少许，再停针推药少许试压，如此数次，如果阻力变小或突然消失，则表明已抵达注射部位或已绝对靠近危险部位。注意间断式进针的距离不宜过大，防止直接刺入危险部位。进到预定注射部位后，可用止血钳紧贴表皮夹持固定针身，防止注药时针身滑动刺中危险部位。同时嘱患者固定身体姿势。

当针刺危险或重要部位时，为避免造成不必要的损伤和危险，可先进针到与穴位相邻的组织，如骨骼、韧带、神经等处，并以此为参照物测定进针深度、方向和探索周围情况，然后在周围反复试探进针，或根据参照物退针到浅层改变针尖方向再进针，直至所需部位。

2. 分层注药法

将针刺入穴位深部或病灶反应部位，待得气后推注大部分药液，然后退针少许，将剩余药液推入以扩大药物的渗透作用层面。注意分清主次层面，主要层面用药量较多，次要层面则用药量较少。

3. 快推刺激法

将针刺入穴位深部或病灶反应部位，待得气后增加压力快速推进药液，以加大刺激量。分离粘连一般选用较粗的针径，以便药液快速进入组织，增加内压。如果单纯为了分离粘连，药液剂量可以酌情加大。

4. 柔和慢注法

将针刺入穴位深部或病灶反应部位，待得气后缓慢柔和地推进药液。

5. 退针匀注法

针刺到穴位一定的深度或病灶部位，在得气后推注一定量的药物，然后在匀速缓慢退针的同时，均匀地推注药物直至浅部。退针与推药要同步协调，行走成一条直线，保持平稳，推药要有连贯性，不可时断时续。

6. 透穴注药法

先将针刺入某穴，再将针尖刺抵相邻的另一穴位，推注部分药物，然后在匀速缓慢退针的同时，均匀地推注药物直至浅部。在头面、背部、腹部操作时，多用横刺沿皮透穴，在四肢内外侧或前后侧相对穴位间，可沿组织间隙直透。

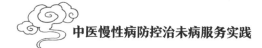

九、注射间隔时间及疗程

（1）同一组穴位两次注射间宜相隔1～3日。

（2）穴位注射两个疗程间宜相隔5～7日。

（3）穴位注射疗法1个疗程的治疗次数取决于疾病的性质及特点，以3～10次为宜。